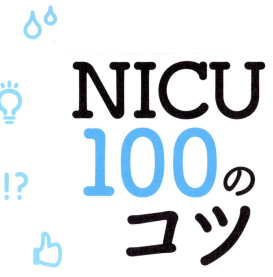

NICU 100のコツ

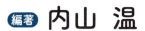

編著 内山 温
東海大学医学部総合診療学系
小児科学教授・診療科長

中外医学社

■執筆者（執筆順）

佐藤 雅彦	東京女子医科大学八千代医療センター新生児科 助教
西 江利子	東海大学医学部付属病院新生児集中ケア認定看護師
黒河 美和	東海大学医学部付属病院新生児集中ケア認定看護師
土屋 香織	東海大学医学部付属病院感染管理認定看護師
浅井さとみ	東海大学医学部基盤診療学系臨床検査学 教授
和田 美保	東海大学医学部付属病院感染管理認定看護師
髙久保圭二	大阪母子医療センター新生児科 診療主任
野崎 昌俊	大阪母子医療センター新生児科 副部長
斎藤 朋子	神奈川県立こども医療センター新生児科 医長
勝又 薫	神奈川県立こども医療センター新生児科 医長
水野 克己	昭和大学医学部小児科学 主任教授
村瀬 正彦	昭和大学横浜市北部病院こどもセンター 准教授
服部 透也	昭和大学横浜市北部病院こどもセンター 助教
井川 三緒	昭和大学横浜市北部病院こどもセンター 講師
寺澤 大祐	岐阜県総合医療センター新生児内科 医長
大曽根義輝	千葉大学医学部附属病院周産母子センター（NICU）センター長
山田 恭聖	愛知医科大学病院周産期母子医療センター 教授
村山 義史	東海大学医学部総合診療学系小児科学 助教
長 和俊	JCHO北海道病院 副院長
石田 宗司	北里大学医学部小児科学 診療講師
小田 新	長野県立こども病院新生児科 部長
下風 朋章	神奈川県立こども医療センター新生児科 医長
落合 成紀	東海大学医学部総合診療学系小児科学 助教
内山 温	東海大学医学部総合診療学系小児科学 教授・診療科長
大塚 康平	東海大学医学部総合診療学系小児科学 助教
増本 健一	東邦大学医学部新生児学 准教授
武岡 真美	三重大学医学部小児科学 医員
澤田 博文	三重大学医学部附属病院小児・AYAがんトータルケアセンター センター長・病院教授
山田 洋輔	東京女子医科大学附属足立医療センター新生児科 准教授
梅山 知成	東海大学医学部小児外科 助教
金子 幸裕	北多摩病院
宮地 鑑	北里大学医学部心臓血管外科 主任教授
藤井 隆成	昭和大学病院小児循環器・成人先天性心疾患センター 教授
増谷 聡	埼玉医科大学総合医療センター小児科 教授

中尾　厚	日本赤十字社医療センター新生児科　部長
德久琢也	鹿児島市立病院新生児内科　部長
森　昌玄	東海大学医学部小児外科　助教
小松崎尚子	東海大学医学部小児外科　助教
渡辺稔彦	東海大学医学部小児外科　教授
山田佳之	東海大学医学部総合診療学系小児科学　教授
柴崎　淳	神奈川県立こども医療センター新生児科　部長
藍原康雄	東京女子医科大学脳神経外科　准教授
千葉謙太郎	東京女子医科大学脳神経外科　助教
久保田哲夫	安城更生病院小児科　小児科代表部長
市川和志	神奈川リハビリテーション病院小児科　副部長
水野稚香	宮城県立こども病院整形外科　部長
髙世駿也	東海大学医学部総合診療学系精神科学
三上克央	東海大学医学部総合診療学系精神科学　教授
南谷幹史	帝京大学ちば総合医療センター小児科　病院教授
友滝清一	京都大学医学部附属病院総合周産期母子医療センター新生児部門　助教
内木康博	国立成育医療研究センター内分泌代謝科　医長
齋藤可奈	東海大学医学部総合診療学系小児科学　講師
水本　洋	医学研究所北野病院小児科　主任部長
杉山洋平	順天堂大学医学部附属順天堂医院小児科　助手
村山　圭	順天堂大学難病の診断と治療研究センター　教授
森内浩幸	長崎大学大学院医歯薬学総合研究科小児科学　教授
森岡一朗	日本大学医学部小児科学系小児科学分野　主任教授
伊藤嘉規	愛知医科大学医学部小児科学　教授
船木孝則	国立感染症研究所研究企画調整センター第一室　室長
細野茂春	自治医科大学附属さいたま医療センター　副センター長／小児科・周産期科　教授
川村大揮	東海大学医学部総合診療学系小児科学　助教
中川喜博	東海大学医学部専門診療学系眼科学　講師
日下俊次	近畿大学医学部眼科学教室　主任教授
豊島勝昭	神奈川県立こども医療センター周産期医療センター長（新生児科　部長）・臨床研究所　副所長
池田智文	青森県立中央病院新生児科　部長
運﨑　愛	東海大学医学部基盤診療学系医療倫理学　助教

はじめに

　近年，医療の標準化が叫ばれるようになり，新生児医療の領域でも多くの診療ガイドラインや手引きが作成されています．このおかげで，日常診療に不可欠な非常に有用な情報を，誰もが容易に手に入れることができるようになってきています．医療従事者が共通の認識で，科学的根拠に基づく医療を提供することができる機会が増えたことによって，日本の新生児医療の診療レベルも，より一層向上していきているのを実感しています．

　このような背景の中で，このたび，『NICU 100 のコツ』という書籍を企画しました．本書は「標準化のその先へ！」を，コンセプトに掲げています．科学的根拠に基づく医療を理解した上で，新生児のさらなる予後改善に繋がる可能性があると考えた NICU での診療の「コツ」を 100 項目厳選しました．直ちに診療に活かせる内容から，最新の知見まで，ピットフォールも含めて具体的に記載されています．診療行為の実際だけではなく，新生児科医が知識として知っておくべき内容も項目に加えました．各項目の執筆は，それぞれの専門家にお願いしました．ご多用中にもかかわらず，執筆にご快諾頂いた皆様に心より感謝申し上げます．

　本書は，最初から順番に読み進めても，興味がある項目から読み始めて頂いても構いません．読者の皆様が，本書の「コツ」の中から 1 つでも診療に活かせる「コツ」を習得して，日常診療で実際に活用して頂ければ，編著者としてこの上ない喜びです．それが，新生児のさらなる予後改善に繋がると信じているからです．

　最後になりますが，本書の企画から出版に至るまで，細やかな配慮とご助言を頂いた中外医学社の牧田里紗様，上村裕也様に深謝申し上げます．

　　　2024 年 9 月

　　　　　　　　　　　　　　　　　　　　　　　　　　　　内　山　温

目次

A 体温管理のコツ
1. 超早産児：蘇生開始から NICU 入室までの体温管理の実際 〈佐藤雅彦〉 1
2. 開放型保育器での体温管理の実際 〈西　江利子〉 5
3. 閉鎖型保育器での体温管理の実際 〈黒河美和〉 9
4. コットでの体温管理の実際 〈西　江利子〉 13
5. 超早産児：NICU 入院後から日齢 7 までの体温管理の実際 〈黒河美和〉 16

B 感染予防のコツ
6. 感染予防策の実際 〈土屋香織，浅井さとみ〉 20
7. 手指衛生の実際 〈和田美保，浅井さとみ〉 24
8. 極・超低出生体重児に対する真菌感染症予防の適応と実際
 〈髙久保圭二，野崎昌俊〉 27

C 栄養管理のコツ
9. 母乳開始のタイミングと増量の実際 〈斎藤朋子〉 30
10. 冷凍母乳の管理の実際 〈勝又　薫〉 34
11. 母乳バンクの意義：日本の現状と展望 〈水野克己〉 37
12. ドナーミルク利用の実際 〈村瀬正彦〉 40
13. プロバイオティクス使用の実際 〈服部透也，村瀬正彦〉 44
14. HMS-1, HMS-2 の使用の実際と使い分け 〈井川三緒，村瀬正彦〉 48
15. 母乳強化物質の利点：課題と展望 〈水野克己〉 52

D 新生児搬送のコツ
16. 新生児搬送用救急車による新生児搬送の実際と注意点 〈寺澤大祐〉 56
17. ドクターヘリによる新生児搬送の実際と注意点 〈寺澤大祐〉 60

E 呼吸管理のコツ
18. INtubation-SURfactant-Extubation (INSURE) 法の適応と実際 〈佐藤雅彦〉 64
19. Less invasive surfactant administration (LISA) の適応と実際 〈大曽根義輝〉 69

20	加温加湿器使用の実際	〈山田恭聖〉	72
21	Synchronized intermittent mandatory ventilation＋VG モードの適応と実際	〈村山義史〉	76
22	Assist-control ventilation の適応と実際	〈長　和俊〉	80
23	Pressure support ventilation の適応と実際	〈長　和俊〉	84
24	High frequency oscillatory ventilation（ピストン方式）の適応と実際	〈石田宗司〉	87
25	High frequency oscillatory ventilation（ダイアフラム方式）の適応と実際	〈村山義史〉	91
26	NAVA の使用の適応と実際	〈小田　新〉	95
27	急性期の鎮静薬：塩酸モルヒネ投与法の実際	〈下風朋章〉	99
28	急性期の鎮静薬：フェンタニルクエン酸塩投与法の実際	〈村山義史〉	102
29	急性期の鎮静薬：フェノバルビタールナトリウム投与法の実際	〈落合成紀〉	105
30	High-flow nasal cannula の適応と実際	〈内山　温〉	107
31	Nasal continuous positive airway pressure の適応と実際	〈大塚康平〉	110
32	Biphasic continuous positive airway pressure の適応と実際	〈大塚康平〉	113
33	Nasal intermittent positive pressure ventilation の適応と実際	〈長　和俊〉	115
34	NIV-NAVA の適応と実際	〈小田　新〉	117
35	慢性肺疾患に対するステロイド吸入療法の適応と実際	〈小田　新〉	120
36	慢性肺疾患に対するステロイド全身投与の適応と実際	〈増本健一〉	122
37	肺高血圧症合併慢性肺疾患の薬物療法の適応と実際	〈武岡真美，澤田博文〉	125
38	在宅酸素療法（home oxygen therapy：HOT）の適応と管理の実際	〈山田洋輔〉	129
39	在宅人工呼吸療法（home mechanical ventilation：HMV）の適応と管理の実際	〈山田洋輔〉	133
40	気管切開術の適応と実際	〈梅山知成〉	137

F 循環管理のコツ

41	未熟児動脈管開存症：薬物療法（インドメタシン，イブプロフェン）	〈下風朋章〉	141
42	未熟児動脈管開存症：外科治療を考慮するタイミング	〈増本健一〉	145
43	未熟児動脈管開存症：周術期管理の実際と注意点	〈石田宗司〉	148
44	未熟児動脈管開存症：外科手術（開胸）の実際	〈金子幸裕〉	151
45	未熟児動脈管開存症：内視鏡下動脈管閉鎖術の適応と実際	〈宮地　鑑〉	154

46 未熟児動脈管開存症：カテーテル治療の適応と実際 〈藤井隆成〉157
47 カテコラミン使用の適応と実際 〈増谷　聡〉160
48 経静脈血管拡張薬使用の適応と実際 〈増谷　聡〉164
49 経口血管拡張薬使用の適応と実際 〈増本健一〉168
50 一酸化窒素吸入療法の適応と実際 〈中尾　厚〉172
51 体外式膜型人工肺（ECMO）の適応と実際 〈德久琢也〉176
52 肺血流増加型先天性心疾患に対する低酸素療法の適応と実際 〈中尾　厚〉182

G 消化管疾患管理のコツ

53 胃食道逆流症：薬物療法の適応と実際 〈落合成紀〉186
54 胃食道逆流症：経鼻空腸カテーテル使用の適応と注意点 〈森　昌玄〉190
55 短腸症候群に対する栄養の進め方の実際 〈小松崎尚子〉193
56 短腸症候群に対する薬物療法と外科手術の実際 〈小松崎尚子〉198
57 IFALDの予防と治療の実際 〈渡辺稔彦〉202
58 新生児・乳児食物蛋白誘発胃腸症（ミルクアレルギー）：
　　診断と管理の実際 〈山田佳之〉207

H 中枢神経疾患管理のコツ

59 早産児脳室内出血のGrade分類と予防戦略の実際 〈柴崎　淳〉211
60 脳室内出血を認めた場合の対応の実際 〈柴崎　淳〉216
61 出血後水頭症に対する外科的治療の適応と実際 〈藍原康雄，千葉謙太郎〉219
62 新生児発作の診断と薬物療法の実際 〈久保田哲夫〉223
63 脳室周囲白質軟化症：発症のリスク因子と対応 〈久保田哲夫〉228
64 低体温療法実施中の注意点 〈柴崎　淳〉232
65 脳性麻痺：経口筋弛緩薬の適応と実際 〈市川和志〉236
66 脳性麻痺：ボツリヌス療法および外科的治療の適応と実際 〈水野稚香〉240
67 神経発達症：診断とマネジメントの実際 〈髙世駿也，三上克央〉243

I 内分泌・代謝疾患管理のコツ

68 遅発性高TSH血症：診断と治療の実際 〈南谷幹史〉247
69 早産児一過性低サイロキシン血症：診断と治療の実際 〈内山　温〉250
70 早産児骨代謝性疾患：診断と治療の実際 〈友滝清一〉253
71 晩期循環不全：早期診断と治療の実際 〈友滝清一〉257
72 外性器異常：鑑別と初期対応の実際 〈内木康博〉261

73	黄疸：交換輸血回避のためにできる治療	〈齋藤可奈〉265
74	低血糖：鑑別と治療介入の実際	〈水本　洋〉270
75	高血糖：鑑別と治療介入の実際	〈水本　洋〉273
76	先天代謝異常：鑑別と初期対応の実際	〈杉山洋平，村山　圭〉276

J 母子感染症管理のコツ

77	TORCH 症候群：先天性トキソプラズマ症―診断と管理の実際	〈森内浩幸〉280
78	TORCH 症候群：先天性風疹症候群―診断と管理の実際	〈内山　温〉284
79	TORCH 症候群：先天性サイトメガロウイルス感染症―診断と治療の実際	〈森岡一朗〉288
80	TORCH 症候群：新生児ヘルペス（先天性ヘルペスウイルス感染症）―診断と管理の実際	〈伊藤嘉規〉292
81	TORCH 症候群：先天梅毒―診断と管理の実際	〈船木孝則〉296
82	ヒト T 細胞白血病ウイルス 1 型：予防と管理の実際	〈森内浩幸〉300

K 血液疾患管理のコツ

83	輸血療法のタイミングと実際	〈細野茂春〉304
84	未熟児貧血：治療開始のタイミングと実際	〈齋藤可奈〉308
85	一過性異常骨髄増殖症：診断と治療の実際	〈大塚康平〉312
86	新生児同種免疫血小板減少症：診断と治療の実際	〈落合成紀〉316
87	免疫性血小板減少症の母体より出生した児：管理と治療の実際	〈川村大揮〉320

L 未熟児網膜症管理のコツ

88	眼底検査の適応と注意点	〈中川喜博〉323
89	網膜光凝固術の適応と実際	〈中川喜博〉326
90	抗 VEGF 抗体薬硝子体内注射投与（抗 VEGF 療法）の適応と実際	〈中川喜博〉329
91	硝子体手術の適応と実際	〈中川喜博，日下俊次〉333

M 検査・手技の適応とコツ

92	心エコー：Stress-Velocity 関係―評価と循環管理の実際	〈豊島勝昭〉337
93	心エコー：左房容積係数（LAVI）―評価と循環管理の実際	〈豊島勝昭〉341
94	頭部エコー：内大脳静脈血流―評価と循環管理の実際	〈池田智文〉345
95	aEEG 装着と解釈の実際	〈久保田哲夫〉349

96 喉頭気管気管支ファイバー検査（broncho fiberscopy: BF）の
適応と実際 〈山田洋輔〉353
97 胎便関連性腸閉塞症：ガストログラフィン注腸の適応と実際 〈森　昌玄〉357
98 胎便関連性腸閉塞症：ガストログラフィン胃内投与と開腹手術 〈森　昌玄〉361
99 染色体検査・遺伝子検査の適応と保護者への説明の実際 〈運﨑　愛〉363
100 胎盤血輸血 〈細野茂春〉366

索引 ……………………………………………………………………………… 371

A 体温管理のコツ

1 超早産児：蘇生開始から NICU 入室までの体温管理の実際

POINT

- 入院時低体温は新生児死亡，合併症を増加させる．
- 超早産児における入院時低体温予防方法の3つの柱：
    - 分娩室温度は26℃以上
    - ラジアントウォーマー下での蘇生処置
    - プラスチックラップ/バッグ＆帽子の使用
- 高体温にも注意が必要．

1 なぜ入院時体温を記録するのか

　入院時低体温は，新生児死亡だけでなく合併症（脳室内出血，呼吸障害，低血糖，後期敗血症）とも関連しており，NICU 入室までの体温管理はきわめて重要な診療手技である．実際 2015 年の国際蘇生法委員会（ILCOR: International Liaison Committee on Resuscitation）による科学的根拠と治療勧告コンセンサス（CoSTR: Consensus on Science and Treatment Recommendations）以来，入院時体温を記録し，低体温予防に努めることが強く推奨されている[1]．近年は低体温ほどではないものの，高体温も死亡や合併症に影響する（体温と U 字型の関係）とした報告があり[2]，高体温にも注意が必要と考えられる．新生児体温の WHO 分類を表1に示す[3]．

表1 WHO による新生児体温の分類

高体温 (hyperthermia)		>37.5℃
正常体温 (normothermia)		36.5〜37.5℃
低体温 (hypothermia)	軽度低体温 (mild hypothermia/cold stress)	36〜36.4℃
	中等度低体温 (moderate hypothermia)	32〜35.9℃
	重度低体温 (severe hypothermia)	<32℃

2 早産児における低体温発症メカニズム

　胎盤血流が規定する周囲組織（胎盤や子宮壁）温度によって子宮内の胎児温は母体よりも〜0.5℃ほど高く保たれる．しかし出生後環境温は急激に低下し，**表2**に示す4つの熱喪失メカニズムに晒される．成人では寒冷環境下，末梢血管収縮や立毛筋収縮によって放熱を防ぎ，基礎代謝上昇や随意または不随意の筋収縮（ふるえ），褐色脂肪細胞での非ふるえ熱産生（NST: non-shivering thermogenesis）によって熱産生を増加させる．一方新生児では，薄い角質層，少ない皮下脂肪，未熟な末梢血管運動，大きな表面積/体積比（成人の3倍）などの理由で熱を喪失しやすく，熱産生は主にNSTに依存する．NSTでは，寒冷による交感神経刺激が直接または間接的（甲状腺ホルモン脱ヨード酵素の活性化によるT3産生）に褐色脂肪細胞の脱共役蛋白であるサーモゲニン（thermogenin）を活性化し，ミトコンドリアにおける遊離脂肪酸の酸化によってATPではなく熱エネルギーが産生される．

　早産児の場合は，体表面積/体積比がさらに大きく，薄い角質層のために経表皮水分蒸散量（TEWL: transepidermal water loss）も多くなり，輻射・蒸散の影響が大きいことに加え，褐色脂肪細胞は存在するが，甲状腺ホルモン脱ヨード酵素やサーモニゲンが少なくNSTによる熱産生も足りない．つまり子宮外では熱収支は常に負のバランスとなっている．

表2　熱喪失の4つのメカニズム

伝導（conduction）	直接接するもの同士の温度勾配での熱エネルギー喪失 （例）体温よりも低いタオルの上に置かれる
対流（convection）	液体や気体などの流れに伴う熱エネルギー喪失 （例）体温よりも低い風が吹きつける
輻射（radiation）	直接接していないもの同士の電磁波による熱エネルギー喪失 （例）病棟の壁や窓，保育器の壁など新生児よりも温度の低い物質へ熱喪失
蒸散（evaporation）	液体が気体となる時に周囲から奪われる熱エネルギー （例）皮膚や気道からの水分蒸発に伴う熱喪失

3 低体温予防の方法

　表3に示す．

表3 低体温予防の方法

熱喪失を防ぐ	伝導	加温マットレス，skin-to-skin care
	対流	分娩室温度，閉鎖型保育器，プラスチックラップ/バッグ，帽子
	輻射	分娩室温度，閉鎖型保育器
	蒸散	羊水のふき取り，加温加湿ガス（呼吸補助療法時），分娩室湿度，プラスチックラップ/バッグ
熱を与える	輻射	ラジアントウォーマー

4 超早産児（28週未満）での分娩室体温管理の実際

2020 CoSTR[4]を踏まえた2020 NCPRにおいて，室温は26℃以上とし，事前に十分に加温されたラジアントウォーマー下でプラスチックラップ/バッグを用いて保温に努めることが推奨されている[5]．羊水ふき取りに関しては，ラジアントウォーマー下で気密の高いバッグ内にすぐに収容できる体制であれば，羊水は加温され蒸散後にバッグ内への加湿となるため低体温予防に有利とも考えられるが，エビデンスが現時点では不十分であるため，個々の施設での判断に委ねられている（羊水がすぐに冷えてしまう環境，密閉性が低いラップ/バッグ使用ではふき取る方がよい可能性もある）．

その他の低体温予防法や留意点に関して以下に列記する．

- 表面積に占める割合の大きな頭部を帽子で覆うことは，低体温予防に有効である．帽子が一体化したバッグが本邦でも入手できる（Neohelp®，Vygon Japan）．
- 分娩室や保育器湿度に関しての規定はないが，高いほど蒸散を防ぐことができる．
- 通常ボンベや分娩室配管からは乾燥した体温より低温のガスが供給されることから，可能であれば呼吸補助療法中に加湿加温ガスを使用することが望ましいが，実際には本邦で導入施設は少ないものと思われる．
- 加温マットレスは有用と考えるが，十分に加温されていない場合は逆に児の体温を奪うことに注意する．
- Skin-to-skin careに関しては母児愛着形成として重要であるが，母の体表温度や密着具合やケア時間，熱源からの距離や掛け物，室温など，特に超早産児では十分に配慮する．
- 分娩室からNICUへの移動に際しては，本邦では閉鎖型保育器や搬送用保育

器で移動する場合が多いが，ラジアントウォーマーと比較した研究は少なく，移動距離や環境温など，各施設の実情で選択されるべきである．移動中の電源確保，ラジアントウォーマー下での対流による熱喪失予防，閉鎖／搬送用保育器での処置窓からの対流による熱喪失などに留意する必要がある．当院ではラジアントウォーマーで移動しているが，Neohelp®を使用しつつ，その上からプラスチックラップでさらに覆うことが多い．Fukuyamaは，処置窓カバーの使用で，窓を開けた状態でも保育器内温度の低下を防ぐことを報告しており[6]，参考となる．

正常体温を維持するためにNICU入室よりも前に体温測定を行うことが望ましいが，蘇生処置を行いながら確認することは容易ではない．経験上，心拍数上昇（HR＞170〜180回/分）時は高体温となっていることが多く，ヒーター温度などの調整が必要となる．低体温予防に習熟するほど高体温発症のリスクが増すことから，自施設でのトレンドを把握し予防策を改変することが求められる．

参考文献

1) Perlman JM, Wyllie J, Kattwinkel J, et al; Neonatal Resuscitation Chapter Collaborators. Part 7: Neonatal Resuscitation: 2015 International Consensus on Cardiopulmonary Resuscitation and Emergency Cardiovascular Care Science With Treatment Recommendations. Circulation. 2015; 132（16 Suppl 1）: S204-41.
2) Lyu Y, Shah PS, Ye XY, et al; Canadian Neonatal Network. Association between admission temperature and mortality and major morbidity in preterm infants born at fewer than 33 weeks, gestation. JAMA Pediatr. 2015; 169: e150277.
3) World Health Organization. Thermal protection of the Newborn: a practical guide. 1997. https://www.who.int/publications/i/item/WHO_RHT_MSM_97.2.pdf
4) Berg KM, Bray JE, Ng KC, et al; and Collaborators. 2023 International Consensus on Cardiopulmonary Resuscitation and Emergency Cardiovascular Care Science With Treatment Recommendations: Summary From the Basic Life Support; Advanced Life Support; Pediatric Life Support; Neonatal Life Support; Education, Implementation, and Teams; and First Aid Task Forces. Resuscitation. 2024; 195: 109992.
5) 細野茂春, 監修. 日本版救急蘇生ガイドライン2020に基づく新生児蘇生法テキスト. 第4版. 東京: メジカルビュー社; 2021. p.137.
6) Fukuyama T, Arimitsu T. Use of access port covers in transport incubators to improve thermoregulation during neonatal transport. Sci Rep. 2023; 13: 3132.

〈佐藤雅彦〉

A 体温管理のコツ

2 開放型保育器での体温管理の実際

> **POINT**
> - 皮膚が成熟し不感蒸泄が少ない成熟児の管理に適している．
> - 開放式であるため，対流や蒸散による熱喪失の影響に配慮する．
> - 熱量の制御方式には2つあり，児の管理方法に合わせた選択を行う．
> - サーボコントロールを使用する場合は，体温プローブを正しく設置する．

1 開放型保育器の特徴

- 上部に設置された赤外線ヒーターからの輻射熱によって児を直接加温する．
- 比較的短時間で加温することが可能である．
- 開放型のため処置や観察を行いやすい．
- 対流や蒸散による熱喪失を起こしやすい．
- 温度の制御方法は，手動で出力を調節するマニュアルコントロールと，体温プローブを装着して自動的にヒーター出力を調節するサーボコントロールがある．

2 対象

- 在胎 35 週以上，体重 1,500g 以上で全身状態の観察が必要な新生児．
- 皮膚が成熟し不感蒸泄が比較的少ない成熟児を管理する際に使用する．

3 使用目的

A．処置を目的とした使用

- 出生直後の蘇生．
- 手術後の管理．
- 外科的な処置が頻回である場合．
- 眼科診察や眼科治療．

B．閉鎖型保育器内での管理が困難な場合
- 低体温療法の管理．
- 複数のルート管理が必要．

4 使用上の注意点

① キャノピが臥床台と平行になっているかを確認する．傾斜している状態では，マットレス上でのヒーター輻射熱量が異なる．
② 赤外線ヒーターからの輻射熱が，児の不感蒸泄を増加させる．
③ プラスチックフードの使用は避ける．開放型保育器では，ヒーターからの輻射熱をフードが遮断してしまう．
④ ベビーガードが低いため，体の動きが活発な児の使用は避ける．

5 熱量調節の制御方式

A．マニュアルコントロール
　手動でヒーター出力（％）を設定する方法．0〜100％（5％刻み）の範囲で児に適した出力を任意に調整できる．

B．サーボコントロール（体温を設定する）
　児の体温を体温プローブで測定し，設定体温との差分に応じてヒーターの出力を増減する方法．

6 体温管理

A．事前準備

1）事前にマットを温める
　コントロール方式をマニュアルに設定し，児を収容する前に十分に加温しておく．プレヒート機能がある場合は，事前にマットレスを温めておくことができる．サーボコントロールに切り替えてプレヒートを選択する．最初の15分間はヒーター出力100％でマットを温め，その後はヒーター出力を30％に抑えて保温する．

2）マット面温度の確認
　体温プローブを取り付けて臥床台のマット面に置くことでマット面の温度が表示される．

3）蘇生処置での準備
　出生直後の蘇生処置では，ヒーター出力を100％に設定する．

B．体温モニタリング

児に体温プローブを装着することで，コントロールパネルで児の体温を常時モニタリングすることができる．

C．体温プローブ装着時の注意点

- 体温プローブを装着する前に，胎脂や汚れを拭き取る．
- サーボコントロール方式にする場合は，皮膚温の表示が安定してから設定する．
- 体温プローブが確実に装着されているかを確認する．
- 体温プローブの感熱部が外気温に影響されないようにカバーをする．
- スキントラブルの原因になるため，体温プローブを児の下に置かない．

D．熱喪失を認める場合

①蒸散による熱喪失の場合は，プラスチックラップを使用する．
②対流による熱喪失の場合は，帽子の着用や，リネン類やポジショニンググッズを使用した囲い込みを行う．
③マニュアルコントロール方式では，ヒーター出力を5〜10％ずつ上げる．ヒーター出力を調整した後は，30分〜1時間後に必ず体温測定を実施する．
④開放型保育器は，空調の気流の影響がない場所に設置する．

E．サーボコントロール方式使用時の注意点

当院では原則としてサーボコントロール方式での体温管理は行わず，皮膚温と深部温を定期的に測定して手動でヒーター出力を調整している（マニュアルコントロール方式）．しかし，循環不全や中枢神経疾患の影響で体温変動が著しい場合には，サーボコントロール方式を使用する．その場合は，以下の点に注意する．
①体温プローブが確実に装着されているか，外れていないかを確認する．
②体温プローブの感熱部の装着が不完全であったり，外れていたりすると，正確な皮膚温が測定できず，必要以上に加温する危険性がある．
③深部体温を定期的に測定する．

7 低体温療法施行時の注意点

低体温療法の実施には生後6時間以内という時間的制約があり，冷却の遅れは治療効果にも直結する．そのため早期の低体温導入が重要である．

A．準備

①冷却装置に設置された直腸プローブを使用し，体温を持続モニターする．
②開放型保育器のヒーター出力を0％（OFF）にする．

③冷却目標体温を 33.5℃,冷却時間を 72 時間に設定し,冷却 1 時間以内に直腸温 33.0 ～ 34.0℃を目指す.

B．低体温療法開始
①冷却開始後は,体温が安定するまで 10 ～ 20 分ごとに体温をモニタリングする.
②皮膚温の測定を行い,直腸温との差を把握する.
③深部温が 33.0℃以下になった場合(冷却装置による復温が不十分な場合)は次のように対処する.
　・ヒーター出力を 5 ～ 10%より開始し,15 分間隔で直腸温を確認する.
　・冷却目標体温に近づいたら,5%ずつ調整するか,ヒーター出力を OFF にする.

C．復温開始
①復温終了時体温を 37.0℃,復温速度を 0.5℃に設定し,約 6 時間で復温されているかを確認する.
②復温開始後 1 時間は,皮膚温・深部温を 30 分ごとに測定する.復温が順調であればその後は 1 時間ごとに測定する.
③復温後,開放型保育器のヒーター出力を体温に合わせて開始する.

D．皮膚損傷
　体温低下による末梢循環不全により,冷却パッドの接触部位やセンサー類の装着部位には脂肪融解壊死や低温熱傷,褥瘡などの皮膚損傷が発生しやすいため,次の点に留意する.
①バイタルサイン測定のたびに頭部や背部を観察する.
②冷却パッドを定期的に外して圧を解除する.
③センサー類の装着位置を適宜変更する.

参考文献
1) 内山　温, 編著. NICU グリーンノート. 東京: 中外医学社; 2017. p.3-13.
2) with NEO 編集委員会, 編. 新生児医療 67 の臨床手技とケア (with NEO 2019 年秋季増刊). 大阪: メディカ出版; 2019. p.265-70.
3) 豊島万希子, 中野幸子, 古都美智子, 編. 新生児ケアのきほん―先輩ナースの視点がわかる (with NEO 別冊るる NEO). 大阪: メディカ出版; 2019. p.88-94.
4) 大木　茂, 編. 新生児のフィジカルアセスメント: パーフェクト版 (with NEO 2020 年秋季増刊). 大阪: メディカ出版; 2020. p.282-6.

〈西　江利子〉

A 体温管理のコツ

3 閉鎖型保育器での体温管理の実際

> **POINT**
> - 保育器に収容する新生児に合わせた環境を整え管理し，至適体温の維持に努める．
> - 呼吸管理を必要とする場合は保育器内の環境へ影響するため注意する．
> - ディベロップメンタルケアは安定化とともに体温への影響を考えながら実施する．

1 保育器内の環境

A．使用対象
- 在胎 35 週未満，体重 1,500g 未満で出生した新生児
- 開放型保育器での体温管理が困難な新生児
- 感染対策が必要とされる新生児

B．対象別（在胎週数・出生体重）保育器内養育環境

出生時の初期設定の一例を**表 1** に示すが，これはあくまで目安であり，児の状態に合わせることが重要である．

表 1 出生時の初期設定（東海大学医学部付属病院）

出生体重（生後 72 時間）	保育器内温度 / 湿度
<1,000g	35℃以上 /95%
<1,500g	34 〜 35℃ /80%
1,500 〜 2,500g	33 〜 34℃ /60%
>2,500g	33℃ /40％以上

C．低体温と高体温

低体温や高体温の原因を**表 2** に示す．

表2 低体温と高体温の原因

	低体温	高体温
内因性 (児の異常)	・感染症, 敗血症, 髄膜炎 ・中枢神経系の異常 ・甲状腺機能低下症 ・低出生体重児, 早産児 直腸温 ≦ 皮膚温	・感染症（敗血症などを含む） ・脱水 ・頭蓋内出血, けいれんなど ・甲状腺機能亢進症 ・薬剤や輸血の副作用 直腸温 > 皮膚温
外因性 (環境温の異常)	・分娩時の保温不足 ・搬送用保育器の不適切な環境 ・出生後の処置の問題 ・NICU内室温低下 ・空調下, 空調異常 ・保育器内温度・湿度不足 ・不適切なリネン類の使用 ・加湿によるリネン類の濡れ 直腸温 > 皮膚温	・NICU内の室温上昇 ・太陽光など窓側からの輻射熱 ・着せすぎ, 掛物の掛けすぎ ・光線療法 直腸温 ≦ 皮膚温

(文献2より一部改変)

2 NICUの環境調整と体温

A．熱喪失経路（図1）と予防的ケア（表3）

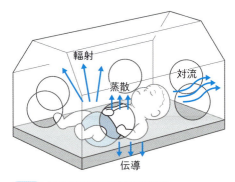

図1 閉鎖型保育器の熱喪失経路

3 侵襲的および非侵襲的呼吸管理時の体温管理

　理想的とされる人工呼吸器の加温・加湿は, 温度37.0℃, 相対湿度100％, 絶対湿度44mg/Lとされている. 高頻度振動換気（HFO）の場合は, 呼気ガスが

表3 熱喪失経路と予防的ケア

	熱喪失経路	予防的ケア
伝導	・皮膚が触れたものに直接熱が奪われる	・リネン類は乾燥させ,温めたものを準備してから使用する ・聴診器を皮膚にあてる前に,温まっているかを確認する(聴診器は個人持ちとする) ・処置やケアの前に,自分の手が温まっているかを確認する
輻射	・じかには接していないが,皮膚から最も近くにある物質との熱のやり取りによって生じる	・輻射熱フードの使用 ・ダブルウォールの使用 ・窓際や空調下,外気温の低い場所に保育器を置かない
対流	・身体の周りの空気の流れによって生じる ・児を取り巻く環境温度が低く,空気の速流が早いほど熱喪失は大きくなる	・保育器の手窓の開閉を最小限にする ・気流の発生に注意する
蒸散	・皮膚や気道粘膜から水分が蒸発する際の気化熱による(発汗は含まない)	・リネン類が乾燥しているかを確認する(水滴で濡れていないか,など) ・加湿環境を調節する

乾燥しやすいため,設定の変更を検討する必要がある.また,保育器内温度や呼吸器回路内の乾燥状況に合わせて,口元温度の設定変更(上げる)や温度センサーの保育器外への設置を検討する.人工呼吸器装着時は,呼吸によって体温と水分が奪われやすい環境にあることを忘れてはならない.

閉鎖型保育器内にてNIPPV(nasal intermittent positive pressure ventilation)や経鼻的持続陽圧呼吸法(NCPAP),HFNC(high-flow nasal cannula)などの非侵襲的呼吸管理を行う場合は,高加湿のフローがインターフェースのずれや呼気回路の孔から保育器内へ漏れることで保育器内の温度・湿度の上昇につながることがあるため,注意が必要である.

4 ディベロップメンタルケアと体温管理

ディベロップメンタルケアとは,1980年代に米国でAlsらによって提唱された[3]「新生児の個別的評価に基づいて,より適切なケアを提供することが児へのストレスを減少させて高次脳機能への障害を防ぐとともに,中枢神経系全体の発達を促進する」という考え方のことで,その後日本へも広まった.

筆者らは日常のベッドサイドケアにおいて,ポジショニングやカンガルーケア,

表4 ディベロップメンタルケアに求める効果とケア内容

目的	ケア内容
生理的 (呼吸・循環器系) な安定 ・エネルギー消費の軽減	・ポジショニング ・ホールディング, ハンドリング
ストレスからの保護 ・安定した脳の成熟 ・睡眠 – 覚醒リズムの確立	・環境調整 (音や光) ・ケアパターンの調整 ・癒しのケア (痛みの緩和ケア)
発達の促進 ・自己鎮静行動の促進 ・相互作用行動の促進	・カンガルーケア ・タッチケア ・哺乳・母乳育児支援 ・発達支援 (運動・感覚)

(木原秀樹. 周産期医学. 2012; 42: 605-9[4])

表5 NICUにおけるディベロップメンタルケア実施時の注意点

- NICU内の温度・湿度環境を適切に調整する.
- 保育器の手窓の開閉は最小限にする.
- ポジショニングは, 個々の児の体格にあった方法と用具で実施する (ポジショニングマット・スナグル・バンパーでの包み込みや囲い込み). ただし, ポジショニング用具の使い過ぎや囲みすぎは体温上昇につながる可能性があるため注意する. また, 超早産児の場合は皮膚が脆弱であるため, 体圧分散や皮膚保護を念頭に置いてポジショニング用具やリネンを選択する.
- カンガルーケア時は, 空調下など気流が発生する場所での実施は避ける.

環境調整, ケアパターンの調整, 痛みの緩和ケアなどをディベロップメンタルケアとして位置づけて実践している (**表4**).

至適体温を維持することは予後に大きく影響すると考えられ, ディベロップメンタルケアとともに児の安定化につながっている.

ケアの方法やタイミングが体温へ影響することが考えられる (**表5**).

参考文献

1) 内山 温, 編. NICUグリーンノート. 東京: 中外医学社; 2017. p.40, 131-8.
2) 仁志田博司, 編. 新生児学入門. 第5版. 東京: 医学書院; 2018. p.123-31.
3) Als H. Toward a synactive theory of development: promise for the assessment of infant individuality. Infant Mental Health J. 1982; 3: 229-43.
4) 木原秀樹. ディベロップメンタルケアと予後. 周産期医学. 2012; 42: 605-9.
5) 松井 晃. 完全版 新生児・小児ME機器サポートブック. 大阪: メディカ出版; 2016.
6) 日本ディベロップメンタルケア (DC) 研究会, 編. 標準ディベロップメンタルケア. 大阪: メディカ出版; 2018.

〈黒河美和〉

4 コットでの体温管理の実際

A 体温管理のコツ

> **POINT**
> - 適応：修正週数35週以上，体重1,500g以上の児．
> - 病棟の環境は，室温25〜26℃，湿度40%以上が必要である．
> - 施設の空調による環境温度変化に注意する．
> - 閉鎖型保育器の温度は30℃以下に下げる．
> - 開放型保育器のヒーター出力は20%以下に下げる．

1 対象

コットで管理する児は，修正週数35週以上，体重1,500g以上の児が対象である．正期産児については，全身状態が安定している児に限って使用する．

2 環境

NICU・GCU病棟は，室温25〜26℃，湿度40%以上であることが必要である．室内の場所によっては空調の冷風が強い場所や温度差が生じることがある．新生児は体温調節温度域が狭いため，空調による対流や外気温による輻射によって体温が喪失しやすい．施設の構造や特徴を把握し，体温への影響が少ない配置を選択する必要がある．

3 体温管理

A．体温測定

コット移床を実施したら，1時間後には体温測定を実施し，体温の変化の有無を確認する．低下していなければ，1〜2時間後に再び測定し，体温が安定したことを確認する．体温に変動がある場合は，環境を整えた後で再度測定を実施する．体温が安定していれば，各勤務1回以上の測定を実施する．

B．保温方法

肌着の着衣をしたら，おくるみと掛け物1枚を使用する（図1）．おくるみをすることで保温効果を高める．体温が下がりやすい児には帽子を着用させる．

C．低体温の場合（36.5℃未満）

- おくるみや掛け物を1枚増やす．
- 帽子や靴下を着用する．
- 空調の冷風や窓際にあることが影響していないかを確認し，必要であれば配置を変える．
- 保育器への収容を検討する．

D．高体温の場合（37.5℃以上）

- おくるみや掛け物を減らす．
- 囲い込みや包み込み，着せすぎがないかを確認する．

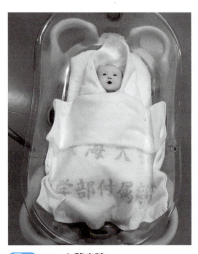

図1　コット移床時
おくるみと掛け物1枚を使用し，体温に応じて帽子やリネンを増やす．

4　コット移床時の注意点

コット移床の目的は，児が保育器外の環境に適応し，退院に向けて生活環境を広げていくことである．そのためには家族が児に接触する機会を増やし，育児の練習をする必要がある．児の体温が安定するように，事前の準備が重要である．

A．閉鎖型保育器からのコット移床

コット移床できるような修正週数や体重に近づいたら，少しずつ準備を進めていく．全身状態や体温が安定していることを確認し，保育器内の温度を徐々に下げていく．目安として，0.2～0.5℃ずつ下げて，保育器内温度が30℃以下になるようにする．当院では肌着を着用させ，保育器内温度を下げている．

B．開放型保育器からのコット移床

ラジアントウォーマーのヒーター出力が20％以下で体温が保持できており，全身状態が安定していることを確認する．コット移床の前に肌着を着衣させ，体温が安定していたら，おくるみと掛け物を使用してヒーター出力を切る．対流による熱喪失が高まるため，体温低下には注意する．ヒーター未使用の環境下で体温が安定していればコットへ移床する．

開放型保育器を使用する児は，コットでの体温保持が困難であったり，外科的処置や低体温療法が必要であることが多い．これらの児は全身状態が安定すると，体の動きが活発化してくることもある．開放型保育器には閉鎖型保育器と違って囲いがないので，転落の危険が予想される場合には，速やかに医師と相談してコットへの移床を検討する．

5 コット管理で注意したいこと

A．ポジショニング

修正週数が 36 週以上の場合は，体温が籠らないように，ポジショニングは緩め，タオルでの包み込みは簡易的にすることで，自己鎮静が高まり，安心して眠るようになる．また，体温が安定していれば，おくるみや囲い込みを減らし，発達促進のために手足の運動を妨げない環境調整を行う．

B．ネームバンドの着用

保育器内で管理している時には児の移動や抱っこは少ないが，コット移床後は沐浴や長時間の抱っこにより児の移動が多くなる．児の取り違え予防のために，ネームバンドは必ず装着する．ネームバンドの文字が擦れたり，バンドが外れた時には，速やかに再装着する．また，装着の際には誤認予防のため二者で確認することを推奨する．

参考文献

1) 内山 温, 編著. NICU グリーンノート. 東京: 中外医学社; 2017. p.3-13.
2) with NEO 編集委員会, 編. 新生児医療 67 の臨床手技とケア (with NEO 2019 年秋季増刊). 大阪: メディカ出版; 2019. p.160-3.
3) 豊島万希子, 中野幸子, 古都美智子, 編. 新生児ケアのきほん―先輩ナースの視点がわかる (with NEO 別冊るる NEO). 大阪: メディカ出版; 2019. p.88-94.

〈西　江利子〉

5 A 体温管理のコツ

超早産児：NICU入院後から日齢7までの体温管理の実際

> **POINT**
> - 超早産児で出生した児の解剖学的特徴を踏まえNICUで十分な準備を行い，新生児を受け入れることが大切である．
> - 出生後の環境調整で体温を安定させることで児の合併症を最小限に抑えることができる．
> - 養育環境を整えることは，児の安定化につながる．

1 在胎週数28週未満（超早産児）で出生した児

A．特徴

　新生児の皮下脂肪は薄く，褐色脂肪組織が少ない．体重が少ないほど体重あたりの対表面積が大きく，温度・湿度環境の影響を受けやすい．また，早産児は成熟児と比較して表皮が薄く角質化が進んでいないため，水分喪失が多い（特に急性期は不感蒸泄が多い）ことや，保温・保湿機能をもつ胎脂が少ないことから，低体温に陥りやすく，環境調整が必要となる．さらに，新生児では筋肉の不随運動による熱産生は起こらないことや筋肉の動きによらずに発生する熱が主であること，熱産生に酸素が必要であることも特徴の1つである．

B．保温の重要性

　皮膚が正常化するまでに，在胎23週前後の児では約8週間，在胎28週の児では3週間かかるとされている．超早産児は，体重に比して体表面積が大きく，皮膚も薄いため，急速に体温を喪失して低体温になりやすい．ラジアントウォーマーを使用し，暖かいブランケット，プラスチックラッピング，頭部キャップ，温熱マットレスなどで工夫して，蘇生中からNICU入室までの間に体温低下しないよう保温に努める．体温は至適温度とされる36.5〜37.5℃に保つことを目標にする．

C．湿度と体温の関係

湿度は皮膚からの水分喪失を抑えるため，体温維持に関係する．相対湿度が低いと児の皮膚から水分が奪われ，熱も一緒に奪われてしまう．保育器内の温度・相対湿度ともに高い方が多量の水を含んでいるため不感蒸泄が減少し，体温を維持することができる．

2 出生時からNICU入室まで

蘇生後のケアにおいても，新生児蘇生法においても，2015年から仮死のない新生児は出生から入院を通じて中心体温36.5〜37.5℃で維持することが推奨されるようになり，アルゴリズムに体温維持が組み込まれた．また，「不注意な低体温は，死亡率，罹患率の増加に関連している」という観点から，「出生後，入院までの間に至適体温（中心体温で36.5〜37.5℃）を保つ」ことの重要性が強調されている．出生直後から熱の喪失経路を遮断して，個々の児に最適な環境を提供することに努める．搬送時や蘇生後に体温が低下することがあるため，搬送用保育器の温度は37℃以上に保つ．

A．分娩室環境

温度24〜26℃，湿度50〜60%が望ましい．在胎28週未満の超早産児の場合は，室温を26℃以上に保ち，空調の影響を受けにくい場所で児の処置を行う．
インファントウォーマーは100%に設定する．

B．手術室環境

インファントウォーマーは100%に設定する．

C．NICU内環境

温度26〜28℃，湿度50〜60%が望ましい．

D．児の搬送時の保育器環境

搬送用保育器はバッテリー駆動であり，体温維持が可能である．

3 生後72時間までと72時間以降

環境調整（保育器内温度・湿度の設定）は施設により異なる．施設ごとの環境に合わせて，出生時の分娩室や手術室の環境について押さえておく．出生する児のための環境調整について，他部署と話し合い，調整する．

A．NICUの入院準備

環境調整の目安を**表1**に示す．

表 1 保育器内温度と湿度初期設定の目安（東海大学医学部付属病院）

	保育器の種類	温度設定	湿度設定	体温測定	備考
入院準備時	Incu i Dual Incu i Babyleo	原則 35.0℃	95%	皮膚温計と肛門計を準備する	ラップや保温シートを準備する
出生後 （NICU入室まで）	搬送用保育器	37.0℃	設定不可	—	
初期ケア時	Incu i Dual Incu i Babyleo	35.0℃＋ 1.0℃	95%	処置・ケア前計測	脳室内出血などを認めた場合，体温が安定していれば，個々の状態に合わせた間隔で計測する
初期ケア後		35.0℃に戻した後，体温を確認しながら下げていく		処置・ケア後計測	
生後72時間まで		児の体温に合わせて至適環境温度を保持する	体重や体温保持能力によるが，湿度は60%前後まで下げる	原則3時間ごとに，体温変動により臨検していく	
生後72時間から日齢7まで					

B．生後 72 時間まで

生後 72 時間までの急性期には，低体温は代謝性アシドーシスに陥るため，肺血管抵抗が高まることにより新生児遷延性肺高血圧症（PPHN）の引き金になりうる．経皮的不感蒸泄（蒸散と呼吸を合わせた水分喪失）は在胎週数が若いほど多く，環境湿度が高いほど少ない．また日齢により減少するため，在胎週数や出生体重によって保育器での養育環境を調整する必要がある．医師と相談しながら体温管理を行う．

C．出後 72 時間から 7 日まで（急性期）

生後 72 時間経過後は速やかに環境調整を行い，体温をコントロールする．特に湿度環境は感染対策面においても至適環境である 50〜60%に近づける．

4 体温測定の方法と調整

体温モニタリングは，深部温（直腸温度）と皮膚温（腋窩温）で行う．
保育器温度は，超早産児の急性期は 0.2℃〜 0.5℃で調整する．ただし，児の

体重，修正週数，日齢や皮膚の正常化の進み具合などをアセスメントし，設定温度の変更度合いを決定して至適環境調整を行う．

5 養育環境のアセスメント

アセスメントすべき項目を**表2**に示す．

表2 環境

室内環境	ケア環境
・室温・湿度 ・空調などの気流の発生場所との位置関係 ・室温・湿度に影響する機器類の使用 ・外気温の影響（窓や出入口との位置関係）	・保育器の種類 ・保育器内の温度・湿度 ・体温調節に影響する治療（呼吸療法，人工呼吸器など） ・保育器の設置場所と気流の影響 ・新生児の体重・在胎週数 ・日齢 ・ポジショニング

至適温度環境とは，個々の児に最適な温度環境のことであり，通常は，体温維持のためのエネルギー消費が最小になる温度環境を意味する中性温度環境に等しい．この環境下にいる時，児は成長や発育に，エネルギーを有効に使用することができる．

出生直後から環境に配慮して，児の合併症を最小限に抑え，安定した養育ができるように最善を尽くそう．

参考文献

1) 細野茂春, 監修. 日本版救急蘇生ガイドライン2020に基づく新生児蘇生法テキスト. 第4版 東京: メジカルビュー社; 2021.
2) 内山 温, 編. 新生児の診療・ケアQ&A 早産・ハイリスク編. 大阪: メディカ出版; 2014. p.51-3, 115, 258-9.
3) 楠田 聡, 監修. 新生児の疾患・治療・ケア. オールカラー最新2版. 大阪: メディカ出版; 2017. p.42-7.
4) 新生児医療連絡会, 編. NICUマニュアル. 第5版. 東京: 金原出版; 2014. p.157-63, 213-8.
5) 内山 温, 編著. NICUグリーンノート. 東京: 中外医学社; 2017. p.40, 131-8.
6) 新生児臨床研究ネットワーク. 在胎28週未満の超早産児のためのNICUマニュアル (Ver.1.1). https://plaza.umin.ac.jp/nrndata/pdf/NICUManualJ.pdf (2024年6月閲覧)

〈黒河美和〉

B 感染予防のコツ

6 感染予防策の実際

POINT
- 原因となる病原微生物が特定される前から，症状に合わせて感染対策を開始する．
- NICUでは，閉鎖型保育器以外に，開放型保育器やコット収容児もいる．ケアの際に体液に触れる可能性があるため，エプロンあるいはガウンの着用が適宜必要である．

　本稿では，NICUで実践すべき感染予防策について，標準予防策，感染経路別予防策を中心に，東海大学医学部付属病院での取り組みを具体例に挙げつつ述べる．

1 標準予防策

　標準予防策は，感染症の有無にかかわらず，すべての人の血液，汗を除く体液，分泌物，排泄物，損傷した皮膚，粘膜には感染性があることを前提として行う基本的な感染予防策である[1]．NICUでも患児の血液・体液や排泄物に触れる可能性がある場合には個人防護具を着用する．

　出生直後から最初の沐浴を行うまでの新生児には血液，羊水，胎脂が付着しているため，出生後数日間は，血液体液曝露予防のためにも手袋着用が必要である．また，在胎32週未満の新生児の皮膚は，損傷した皮膚，粘膜と同じと考え[2]，接触時には手袋を着用する．手袋の連続装着は厳に慎む．

　医療従事者のマスクの着用は飛沫の防護に有効である．新型コロナウイルス感染症（COVID-19）パンデミックの経験から，発熱や咳などの症状の有無にかかわらず，すべての人が院内で常時マスクを着用すること（ユニバーサルマスキング）が推奨されている[3]．マスクで顔が覆われていることによる児の発達への影響については，今後議論がなされるところではあるが，少なくとも咳エチケット

としての対応は重要である．

2 感染経路別予防策

　感染症を引き起こす微生物の伝播様式は，種類によって異なる．主な感染経路は，接触感染，飛沫感染，空気感染（エアロゾル感染を含む）である[2]．

　メチシリン耐性黄色ブドウ球菌（MRSA）などの薬剤耐性菌感染症は接触感染予防策を実践して厳重に管理する必要がある．近年の研究では侵襲性MRSAと侵襲性メチシリン感受性黄色ブドウ球菌（MSSA）の感染後の乳児死亡率は類似しているとの報告がある[4]．MSSAはNICUで最も一般的に報告されている感染症であるため[5]，MRSAに加えMSSAに対しても感染対策を開始することが推奨される．

A．接触感染

　接触感染は最も多い伝播様式で，手や物などの仲介なしに，微生物が感染者から他者へ直接伝播する直接接触感染と，汚染した器具器材や人を介して微生物が伝播する間接接触感染に分けられる．医療従事者の汚染した手指は間接接触感染の重要な原因である．NICUに入室する新生児は，医療従事者や環境に由来する微生物を獲得することが多い．微生物伝播の主要な経路は人の手指であることが指摘されている[1]．

　接触感染予防策では，患児の隔離が基本となるが，NICUでは個室隔離のようなゾーニングが難しい．衝立などを使用し，空間的に視認できる適切なゾーニングを行うことが必要である．また医療従事者は個人防護具を適切に使用し，隔離した児と他の児とは厳重に区別することが重要である．

B．飛沫感染・空気感染（エアロゾル感染を含む）

　SARS-CoV-2を代表とする多くの急性呼吸器感染症はエアロゾル感染を起こすことが明らかになってきた．長時間の接触や濃厚なケアを要する際にはエアロゾルに曝露するリスクが高まるため，状況に応じてN95マスクの装着や目の防護を行うことが奨励される．空気感染の対象となる疾患は，結核，水痘（免疫不全者あるいは播種性の帯状疱疹を含む），および麻疹である．これらの疾患に対しては，陰圧個室を用い，医療従事者はN95マスクを着用する[1]．

　閉鎖型保育器に患児が収容されている場合，保育器内は陽圧となっている．手入れ窓の開放時には医療従事者の曝露リスクが高まるため，十分に注意する．

　隔離対象病室は他の医療従事者や清掃作業員，面会者にも周知できるように，

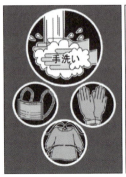 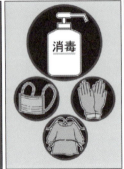 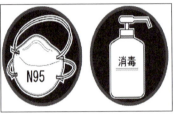

接触感染予防策　　　　　接触感染予防策　　　　　空気感染予防策
（退室時石けんで手洗い）　（退室時アルコールで消毒）

図1 経路別予防策の標示プレート例

患者ゾーンの手前に標示しておく．図1に，東海大学医学部付属病院での実施例を示す．

3 監視培養

　入院期間が2週間以上の長期入院では，監視培養（鼻咽頭など）を行っている施設も多い．地域や特定の施設にMRSAなどが多発している際には，転院搬送の受け入れ時にも監視培養を行うとよい．

4 環境への対策

A．空調の管理
　未熟児室とNICUは清浄度クラスⅢ（準清潔区域）に該当する[6]．HEPAフィルターを用いるとともに，適切な換気回数と室内の陽圧化などの基準を遵守する．

B．水回りの管理
　手洗い槽，沐浴槽などの水回りや加温器では，緑膿菌やセラチアなどグラム陰性桿菌などの水系菌の対策上，環境整備が重要である．1日1回は洗浄消毒し，乾燥させることが重要である．

5 物品の取り扱い

　体温計，聴診器，メジャーなどの物品は，可能な限り個別管理とする．使用後は，適切に洗浄消毒を実施する．

A. 保育器

　保育器内は高温多湿で微生物にとっては繁殖しやすい環境であるため，日常管理が重要である．1日1回以上は清掃を実施し，低〜中水準消毒薬を使用して拭き消毒する．アクリル樹脂製フードはアルコール清拭すると白濁し劣化するため使用しない．保育器内部を拭き消毒する際は，消毒薬の残留に注意する．長期入院の場合には定期的に保育器を交換する．

　退院後の保育器は，解体できる部品はすべて外し，洗浄浸漬消毒を実施する．浸漬できない部分は，拭き消毒を実施する．目張りが可能な1室があれば，そこで過酸化水素水ミスト噴霧などを用いて保育器全体の消毒を行うことができる．

B. 沐浴室

　複数の新生児が使用し，尿・便・血液などで沐浴槽が汚染される可能性があるため，1患児使用ごとに洗浄消毒する．沐浴台も患者使用ごとに拭き消毒する．1日の使用後は，洗浄後に水分を拭き取り乾燥させる．皮膚に接触するタオル類は患者ごとに交換する．

C. 調乳室

　独立したエリアで，個人防護具を着用し，清潔に調乳・分乳を行う．母乳を取り扱う場所であるため，血液体液曝露対策が必要である．

　ミルクウォーマーは常に38〜40℃に加温され，ミルクや母乳の残存があり，グラム陰性桿菌などの微生物の繁殖のリスクがある場所である．そのため乾式ミルクウォーマーを用い，1日1回以上洗浄消毒し乾燥させる．

参考文献

1) 満田年宏, 訳・著. 隔離予防策のためのCDCガイドライン2007. 東京: ヴァンメディカル; 2007.
2) 国公立大学附属病院感染対策協議会, 編. 病院感染対策ガイドライン2018年版（2020年3月増補版）. 東京: じほう; 2020. p.169-80.
3) 診療の手引き編集委員会, 編. 新型コロナウイルス感染症（COVID-19）診療の手引き. 第10.1版. 東京: 厚生労働省; 2024.
4) CDC Recommendations for Prevention and Control of Infections in Neonatal Intensive Care Unit Patients: Staphylococcus aureus（2020）: Guideline: NICU—S. aureus.
5) JANIS. 公開情報2022年1月~12月年報. 院内感染対策サーベイランス新生児集中治療部門. 2022.
6) 日本医療福祉設備協議会. 病院設備設計ガイドライン（空調設備編）HEAS-02-2022. 2022.

〈土屋香織，浅井さとみ〉

B 感染予防のコツ

7 手指衛生の実際

POINT

- 患者ゾーンの境界を超える時には手指衛生を行う．
- 手が届く範囲に擦式アルコール製剤を設置する．
- 保育器内に手を出し入れする時は肘まで消毒する．

1 背景

　NICU の患児は，侵襲的な医療器具の挿入，身体が小さいことに伴う清潔部位と汚染部位の隣接，未熟な免疫機能，正常細菌叢の未形成，多数の医療スタッフを要するケアや処置などから交差感染のリスクが高い[1]．手指衛生は，感染を防御するための最も基本的で有効な手段である．

2 手指衛生の方法（表1）

　擦式アルコール製剤を用いた手指消毒は，短時間で大多数の病原体を除去でき，水道などの設備が不要であるため利便性が高い．また，保湿剤の配合により手荒れ対策にも有効であるため，優先的手段として推奨されている[2]．しかし，血液や体液などの有機物により不活化されるため，目に見える汚れがある場合は石けんと流水による手洗いが必要である．また，目に見える汚れがなくても，一部の

表1 手指衛生の種類と方法

	擦式アルコール製剤を用いた手指消毒	石けんと流水による手洗い
適応	・目に見える汚れがない時	・目に見える汚れがある時 ・アルコール抵抗性を示す一部のウイルスや芽胞形成菌の曝露または曝露の可能性がある時
方法	・正しい使用量を 15 秒以上擦り込む	・たっぷりの泡で 30 秒洗い，流水で流す

ウイルスや芽胞形成菌はアルコールに抵抗性を示すため，石けんと流水による手洗いを行い，物理的に取り除く必要がある．手袋の着脱は手指衛生の代用にはならない．保育器内に手を入れる時，患児を抱く時は，肘までの手指衛生を行う．腕時計などの装飾品は外しておく．

3 手指衛生を実施するタイミング

世界保健機関（World Health Organization：WHO）は，5つの瞬間における手指衛生を推奨している．NICUはオープンフロアであることが多いため，患児ゾーンと医療エリアにゾーニングして，手指衛生の場面を考える必要がある（図1）．

患児ゾーンは，患児と患児周囲環境および物品を含み，患児ごとに存在し，患児ごとの微生物で汚染されている[3]．患児に使用している医療機器や輸液などは患児ゾーンに含まれる．これに対し，医療エリアは，患児ゾーン以外の施設環境を指し，医療従事者や環境の微生物で汚染されている[3]．患児ゾーンと医療エリ

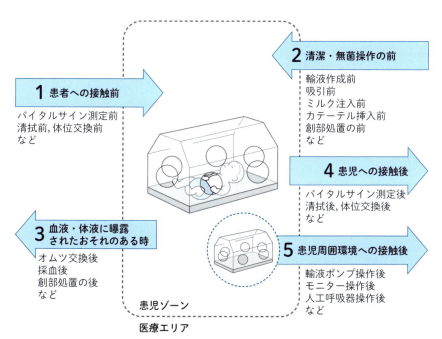

図1 手指衛生が必要な5つの瞬間
（WHO guidelines on hand hygiene in health care[2] より改変）

ア，患児ゾーン間の境界を越える時に手指衛生を行う．NICU は患児ゾーンと医療エリアの境界が曖昧となりやすいため，それぞれの微生物を交差させないことが重要となる．

4 手荒れ対策

NICU では手指衛生の頻度が高く，手荒れ（刺激性接触皮膚炎）が起こりやすい．石けんで手洗い直後に擦式アルコール製剤を併用すると手荒れの原因となりやすい[3]．手荒れのある手指には細菌が定着しやすいため，普段からハンドケアを行う必要がある．また，NICU で使用する石けんは薬用である必要はない．東海大学医学部付属病院では薬用成分の入っていないハンドソープ（バブルガード〔シャボン玉石けん株式会社〕）を使用している．

5 手指衛生の遵守

手指衛生の遵守は MRSA 発生などの実際の感染状況と関連している．医療スタッフが迅速かつ容易に手指衛生を行うために，WHO が推奨するポイントオブケア[3]の観点から，作業動線を考慮し，手指衛生が必要な場面で簡単に手がとどく場所に擦式アルコール製剤を設置する．個人携帯する場合は，医師や看護師のみならずすべての医療従事者の携帯が望ましい．

現場の医療スタッフの手指衛生遵守率を向上させるために，感染制御チーム (infection control team: ICT) は，擦式アルコール製剤の使用量や直接観察法などのモニタリングとフィードバックを行う．医療スタッフの当事者意識や自己効力感を高められるよう，組織的に取り組む必要がある．

また，NICU の面会では，面会者と患児が密接し，面会時間が長いことから，面会者に対しても適切な手指衛生について指導し，理解と協力を得る必要がある．

参考文献
1) 塚本桂子. NICU 感染対策を行う上での重要注意事項. 感染対策 ICT ジャーナル. 2015; 10: 140-5.
2) WHO guidelines on hand hygiene in health care. Geneva: WHO; 2009.
3) Hand Hygiene Technical Reference Manual. Geneva: WHO; 2009.

〈和田美保，浅井さとみ〉

B 感染予防のコツ

8 極・超低出生体重児に対する真菌感染症予防の適応と実際

POINT

- **予防投与の適応・方法**：深在性真菌感染症のリスクが高い場合は，極・超低出生体重児に対する抗真菌薬の投与を推奨する．
- **使用薬剤・投与量・期間**：フルコナゾール6mg/kg/日を48〜72時間間隔で合計4〜6週間，または中心静脈カテーテルの抜去まで投与を行う．
- **注意点**：すべての極・超低出生体重児で適応になるわけではなく，各施設の真菌感染症の発症率や児の感染リスクを考慮して決定する必要がある．
- **副作用・デメリット**：真菌の薬剤感受性の変化やStevens-Johnson症候群，アナフィラキシーショックなどの副作用を認めることがある．

1 NICUにおける真菌感染症

　NICUにおける真菌感染症には，鵞口瘡や先天性皮膚カンジダのような表在性真菌感染症と，肺炎，髄膜炎，菌血症，腸管カンジダ症のような深在性真菌感染症がある．深在性真菌感染症は重症となることも多く，死亡や将来的に神経発達障害に至ることもあり，日本での死亡率は17.4%と高値である[1]．真菌感染症は特に極・超低出生体重児で認められ，予後不良な疾患である．

　深在性真菌感染症の原因菌には *Candida, Aspergillus, Cryptococcus, Mucor* が挙げられる．新生児期に問題になるのは多くは *Candida* であり，*Candida albicans* や *Candida parapsilosis* が起因菌となることが多い．新生児の深在性真菌感染症は1,000人あたり0.33人であるが，そのうち *Candida* が原因となるのは95％と大部分を占めるとされる[1]．

　Candida はヒトの皮膚・粘膜に常在している真菌である．
　Candida の新生児への伝播経路は，子宮内や分娩時の母体産道である．妊婦で

の腟内 Candida の検出率は 20 〜 30％と妊娠中に上昇し，経腟分娩で出生した児の保菌の原因となる．生後早期に発症する感染としては子宮内感染や分娩時の産道での感染が挙げられる．生後1週間以降に発症する Candida 感染症は中心静脈カテーテル関連感染が多い．機序としては皮膚に定着した真菌が中心静脈カテーテルに沿って体内に侵入することや，カテーテルを留置時の医療従事者の汚染された手指からの侵入が考えられる．他には抗菌薬の使用により菌叢が変化し，腸管からの translocation による感染がある．

2 深在性真菌感染症の予防

　真菌感染症の予防のためには，手指衛生などの標準予防策を行うことや，真菌の定着を認める児からの水平伝播を予防するなどの NICU 内での感染制御が重要である．その他，感染のリスクとなる中心静脈カテーテルや挿管チューブといったデバイスの可及的速やかな抜去，早期の経腸栄養の開始と確立といった栄養管理，広域なスペクトラムをもつ抗菌薬を適正に使用することなどが真菌感染症を予防するためには重要である．

　深在性真菌感染症に対する抗真菌薬の予防投与は，Robati Anaraki らの systematic review によると，リスクが高い極・超低出生体重児では深在性真菌感染症による死亡率，神経発達障害を減少させ，真菌の保菌率，深在性真菌感染症の発症率を減少させるとされる[2]．そのため病院における深在性真菌感染症の発症率が5％以上である場合や，児に何らかのリスクがあると判断した場合に抗真菌薬の予防投与を推奨するとされる[2]．

　一方，Cochrane Library によると，抗真菌薬の予防投与によって深在性真菌感染症の発症率は減少するが，死亡率や神経発達障害は減少しないとされる[3]．さらに Benjamin らによると，抗真菌薬の使用は Candida の薬剤感受性の変化や副作用（フルコナゾールでは一過性のクレアチニン・肝酵素上昇，Stevens-Johnson 症候群，アナフィラキシーショック，QT 間隔の延長など），薬剤のコストなどのデメリットがあるため，使用を考慮する必要があるとされる[4]．

　よって，極・超低出生体重児における深在性真菌感染症に対する抗真菌薬の予防投与は，各々の施設の深在性真菌感染症の発症率や児の感染リスク（超低出生体重児，超早産児，48時間以上の抗生物質投与を要する児など）を考慮し，抗真菌薬の使用によるメリットがデメリットを上回った場合に使用すべきである．

　抗真菌薬は，先述のように Candida が多くを占めることから，予防にはアゾ

ール系が使用される．特に新生児において使用経験の多いフルコナゾールが考慮される．フルコナゾールによる予防が *Candida* による深在性真菌感染症の発症率の有意な低下効果を示すとされる[2-4]．

投与期間，投与間隔については，科学的根拠は不十分ではあるが，大部分の研究で投与期間は4～6週間もしくは輸液中止時（経腸栄養確立時）まで，48～72時間間隔での投与が多く，特に生後2週間までは72時間間隔の投与とするものが多かった[2-5]．投与量は6mg/kg/日が推奨されている[2,4]．

3 当院での真菌感染症予防

深在性真菌感染症予防に関しては前述の対象や投与方法が原則である．一方で当院では，在胎週数26週0日未満の超早産児で，経口投与による抗真菌薬の予防投与を行っている．経静脈的全身投与による副作用の軽減と，超早産児における腸管からの真菌感染を予防することを主眼としている．抗真菌薬としてはミコナゾール（フロリード®）を使用しており，6mg/kgを分3で毎日投与している．投与期間は経腸確立までの期間を考慮して3週間としている．経静脈的な抗真菌薬の予防投与は個々の症例を検討して行う場合がある．ミコナゾールの投与により壊死性腸炎を減少させることが報告されている[6]．

参考文献

1) Ishiwada N, Kitajima H, Morioka I, et al. Nationwide survey of neonatal invasive fungal infection in Japan. Med Mycol. 2018; 56: 679-86.
2) Robati Anaraki M, Nouri-Vaskeh M, Abdoli Oskoei S. Fluconazole prophylaxis against invasive candidiasis in very low and extremely low birth weight preterm neonates: a systematic review and meta-analysis. Clin Exp Pediatr. 2021; 64: 172-9.
3) Cleminson J, Austin N, McGuire W. Prophylactic systemic antifungal agents to prevent mortality and morbidity in very low birth weight infants. Cochrane Database Syst Rev. 2015; 2015: CD003850.
4) Benjamin DK Jr, Hudak ML, Duara S, et al. Effect of fluconazole prophylaxis on candidiasis and mortality in premature infants: A randomized clinical trial. JAMA. 2014; 311: 1742-9.
5) 周産期診療ガイドライン作成グループ．抗真菌薬の使用．In: 周産期医療の質と安全の向上のための研究『根拠に基づく標準的治療の考え方（周産期診療ガイドライン）』．平成23年7月19日版．2011. p.130-5.
6) Sugita K, Muto M, Murakami M, et al. Does protocol miconazole administration improve mortality and morbidity on surgical necrotizing enterocolitis? Pediatr Surg Int. 2023; 39: 102.

〈髙久保圭二，野崎昌俊〉

C 栄養管理のコツ

9 母乳開始のタイミングと増量の実際

POINT

- 早期に少量の経腸栄養を開始するminimum enteral feeding（MEF）は，壊死性腸炎（NEC）の発症を増加させることはなく，feeding intoleranceや感染症のリスクを低下させる．
- ウシ由来の人工乳を使用すると，NECのリスクが顕著に高まる．
- 最初の栄養として免疫成分の豊富な初乳の恩恵を受けられるように出生前からの母乳育児支援は重要である．自母乳が得られない場合はセカンドチョイスとしてドナーミルクの使用を検討する．
- 栄養の増量速度が速くても（30〜40mL/kg/日），NEC，死亡，feeding intoleranceの頻度は変わらない．しかしより未熟な児に対しては，腹部所見や消化の確認を行いながら，MEFの継続を検討する．

経腸栄養の実践は施設によってばらつきがある．特に未熟な早産児の場合，急性期に多くの合併症のリスクがあり，全身状態が安定するまで経腸栄養が後回しにされるケースがある．本稿では，早産児の経腸栄養の進め方について，エビデンスに基づいて解説する．

1 経腸栄養開始のタイミング

経腸栄養は腸の蠕動運動を促進し，消化に必要な酵素やホルモンの分泌を促すことが知られている．胎児期は羊水の嚥下により腸の発育が促進され，在胎22週以降には栄養，特に糖質の吸収機能が成熟する．出生後，母乳に含まれる成長因子や免疫調整成分が消化管粘膜の成熟や腸管透過性の改善を促進する．出生後の禁乳は，腸管蠕動運動を抑制し，腸管微生物の異常増殖をもたらす．さらに腸管上皮細胞の萎縮，感染防護機構の低下により，bacterial translocationの原因になりうる．

1980年代ごろまで，壊死性腸炎（necrotizing enterocolitis：NEC）の発症のリスク要因の1つが授乳であると考えられ，早産児の授乳開始には慎重な姿勢が一般的だった．しかし動物実験などで禁乳が腸管粘膜の萎縮や腸管運動の低下に関わることが報告され，また早期に少量の経腸栄養を開始するminimal enteral feeding（MEF）はNECの発症を増加させないことが示された．1999年の日本の5施設のretrospective studyでは，MEF群と対象群で授乳開始の中央値はそれぞれ1日，8日，NECの発症は2%，12%，胆汁うっ滞は3%，15%，重症感染症は12%，35%となり，NEC，胆汁うっ滞，感染症発症が低下し，また3歳の精神発達予後の改善を認めた．生後24時間以内の早期授乳は炎症性物質やサイトカインの影響を抑制し，消化吸収や運動能を向上させることが示唆されている．また，生後72時間未満に経腸栄養を開始する群と72時間以降に開始する群を比較したメタアナリシスでは，死亡が少なく，NECの頻度は変わらず，入院期間が3日間短縮されることが報告されている[1]．32週未満を対象にしたコホート研究では，経腸栄養を24時間以内に開始した群は24時間以降に開始した群と比べて子宮外発育不全，feeding intolerance，敗血症の頻度が低下し，NECの発症を増加させなかった[2]．現在では，腸管の廃用性萎縮を予防し腸管機能を維持することを目的に，できるだけ生後24時間以内からMEFを行うことが一般的になってきている．

2 経腸栄養の選択

新生児に対する経腸栄養の選択肢としては，自母乳，ドナーミルク，人工乳が挙げられる．母乳には抗体や細胞成分が豊富に含まれており，これらの生理活性物質が免疫機能を高めることが知られている．また母乳に含まれるヒトミルクオリゴ糖（HMO）はプレバイオティクスであり，免疫調整作用や有用な腸内細菌の増殖を促進する．近年日本でも母乳バンクの設立により，ドナーミルクが早産児の栄養源として普及しつつある．ドナーミルクは低温殺菌（holder pasteurization：62.5℃, 30分間）により多くの病原菌を死滅させ，ウイルスを不活性化し，安全性に利点がある．一方で，低温殺菌により栄養成分や生理活性分子の変化が起こる．NECに対する母乳の保護効果に関する研究では，上皮細胞への菌の付着阻害やバリア機能の修復には生初乳が最も効果的で，低温殺菌乳はその効果が減弱していると報告されている．また，自母乳は早産児出生後の発達段階に応じた組成の変化があるが，ドナーミルクは成熟乳の一定した組成である点も異

なる.

　NECの発症は，母乳のみの栄養に比べ，混合栄養ではオッズ比3.5（95% CI 1.68-7.63），完全人工栄養ではオッズ比12.86（95% CI 2.84-58.29）と上昇することが示されており，人工乳はNECのハイリスク因子であることは明らかである．ドナーミルクと人工乳を比較した研究では，極低出生体重児（VLBW）を対象としたメタアナリシスで，ドナーミルクは人工乳に比べて体重増加率は低いが，NECの発生率が2/3に減少し，静脈栄養期間を2日短縮したことが示されている[3]．一方で，在胎29週未満を対象としたRCTでは，ドナーミルクと早産児用ミルクで修正2歳時の神経発達に差は認めなかった[4]．

　経腸栄養戦略としてMEFを行いたいが，早期に十分な自母乳が手に入らないこともある．日本小児科学会の提言では，自母乳が最善の栄養であるが，十分な支援によっても得られない場合にはセカンドチョイスとしてドナーミルクが推奨されている．早産児に適しているのはやはり自母乳であり，早期から母親に対する母乳分泌支援を並行することが重要である．

3 経腸栄養の増量方法と投与間隔

　経腸栄養の増量速度について，VLBWを対象としたメタアナリシスでは，15〜24mL/kg/日の増量速度（slow群）と30〜40mL/kg/日の増量速度（fast群）を比較し，NEC，死亡，feeding intoleranceの頻度は変わらず，感染症がやや増加する傾向があることが示されている[5]．ただし超低出生体重児（ELBW）のサブ解析はなく，より未熟な児に対しては慎重な対応が必要かもしれない．

　次に，MEFを数日行ってから増量するか，MEFを行わずにそのまま増量するかについては議論が分かれるところである．在胎週数28週以下の児60人を対象としたRCTでは，生後48時間以内に経腸栄養を開始しMEFを行わず段階的に24〜25mL/kg/日のペースで栄養を増やす群（早期増量群）とMEFを4日間継続後増量する群（MEF群）を比較し，早期増量群の方がfull feedingに到達する日齢，経静脈栄養期間が短く，NECまたは死亡の頻度は変わらなかった[6]．一方で，出生体重1,250g未満児200人を対象にしたRCTでは，生後24時間以内に経腸栄養を開始し開始後20〜25mL/kg/日のペースで増量した群（早期増量群）と10〜15mL/kg/日のMEFを5日間継続後増量した群（MEF群）では，feeding intoleranceの頻度は早期増量群の方が多く，full feeding到達日齢に差はなく，NECの発症は早期増量群で5%，MEF群は発症しなかった[7]．MEF

を数日行うことは経腸栄養の遅れや発育への影響がなく，NEC予防にも有利である可能性が示唆された．早期に経腸栄養を開始した後，消化管トラブルに注意しながら症例に合わせて増量していくことが重要である．

　早期に少量の経腸栄養を開始するMEFは，NECの発症を増加させることはなく，腸管の萎縮予防のために24時間以内からの開始を検討する．その最初の栄養として自母乳が得られない場合はセカンドチョイスとしてドナーミルクの使用を検討するが，免疫成分の豊富な初乳の恩恵を受けられるようにチームとして母乳育児支援を出生前から意識することは重要である．またメタアナリシスでは，栄養の増量速度が速くてもNECのリスクは上がらないとの結果が出ているが，より未熟な児に対しては，腹部所見や消化の確認を行いながら，児の状態に合わせて最初の数日はMEFの継続も検討することがよいと考える．

参考文献

1) Chitale R, Ferguson K, Talej M, et al. Early enteral feeding for preterm or low birth weight infants: a systematic review and meta-analysis. Pediatrics. 2022; 150 (Suppl 1): e2022057092E.
2) Gao L, Shen W, Wu F, et al. Effect of early initiation of enteral nutrition on short-term clinical outcomes of very premature infants: A national multicenter cohort study in China. Nutrition. 2023; 107: 111912.
3) Li Y, Chi C, Li C, et al. Efficacy of donated milk in early nutrition of preterm infants: a meta-analysis. Nutrients. 2022; 14: 1724.
4) Colaizy TT, Poindexter BB, McDonald SA, et al. Neurodevelopmental outcomes of extremely preterm infants fed donor milk or preterm infant formula: a randomized clinical trial. JAMA. 2024; 331: 582-91.
5) Oddie SJ, Young L, McGuire W. Slow advancement of enteral feed volumes to prevent necrotising enterocolitis in very low birth weight infants. Cochrane Database Syst Rev. 2021, 0. CD001241.
6) Salas AA, Li P, Parks K, et al. Early progressive feeding in extremely preterm infants: a randomized trial. Am J Clin Nutr. 2018; 107: 365-70.
7) Bozkurt O, Alyamac Dizdar E, Bidev D, et al. Prolonged minimal enteral nutrition versus early feeding advancements in preterm infants with birth weight ≦ 1250 g: a prospective randomized trial. J Matern Fetal Neonatal Med. 2022; 35: 341-7.

〈斎藤朋子〉

C 栄養管理のコツ

10 冷凍母乳の管理の実際

> **POINT**
> - 搾母乳は速やかに冷凍する．
> - 搾乳や母乳育児はファミリーセンタードケアの1つである．

　母乳は児にとって最適な栄養であり，さまざまな疾患から児を守る薬のような役割も持ち合わせている．母乳に何の手も加えず，直接乳房から飲むことが児にとって最善であるが，直接飲めない場合，母は搾乳することで児に母乳をあげられるようになる．大切な母乳を安全に，かつ栄養や成分を維持したまま児に届けるために，家族と医療者が1つのチームとなり，取り扱いや管理方法などを正しく知っておくことが重要である．

1 冷凍母乳について

　児の入院中は，母は搾乳した母乳を保存容器に入れ，冷凍庫で冷凍保存する（冷凍母乳）．冷凍母乳は新鮮母乳（搾乳してそのままの新鮮な母乳，搾乳後冷蔵保存した母乳）に比べ，細胞（貪食細胞など）の数と機能は減弱するが，それ以外の主要栄養素は，数カ月の冷凍保存では著しい増減はないとされている[1]．

2 冷凍母乳の保存方法・運搬方法

　大切なことは，母に衛生的な搾乳方法，取り扱い方法，および管理方法について伝えることである．

A．保存容器

　搾母乳は清潔なまま滅菌された容器（母乳バッグ，シリンジなど）に移す．保存容器のサイズは，母乳を無駄に解凍しないよう児の哺乳量に応じて選択する．搾乳のたびに新しい容器に保存し，継ぎ足さない．すべての容器に搾乳した日付，児と母の名前，ID，搾乳量を記入する．

B．保存場所

冷凍庫の温度は−20〜−18℃とする．家庭用冷凍庫の場合はドアの開閉も多く，温度を一定に保てないため，冷凍庫の奥の方に保存する．

C．運搬方法

完全に凍らせた搾母乳が運搬中に溶けないように，保冷バッグに入れ，保冷剤をできるだけ隙間なく詰めて運搬する．ドライアイスは禁忌である[2]．

D．搾母乳が多く保管場所に困ったら

搾乳後半の脂肪分が多い母乳（後乳）を優先して冷凍することを提案する．

3 母乳の保存期間

2019年版の北米母乳バンクのガイドライン[2]による母乳の保存期限は**表1**のとおりである．

国内メーカー製の母乳バッグを用いた日本の研究で，6カ月間冷凍保存しても細菌数は増加せず，脂肪以外の母乳成分や免疫成分に有意な影響はないことが明らかになった[3]．当院でも，状況に応じて3カ月を超えて保存した冷凍母乳を家族と相談して使用することがある．

表1 推奨される母乳の保存期間

方法	早産児・NICU入院病児	健康な正期産児
新鮮母乳[*1] 室温（16〜29℃）	≦4時間 持続注入の場合4時間を超えてもよい	4〜6時間
新鮮母乳 冷蔵庫（4℃以下）	理想：≦2日 可能：≦4日[*2]	≦5日
冷凍母乳（−20℃以下）	理想：≦1カ月 最適：≦3カ月 可能：≦12カ月	理想：≦3カ月 最適：≦6カ月 可能：≦12カ月

[*1] 冷蔵する予定の母乳は搾乳後すぐに冷蔵する．
[*2] 細菌数は8日以降も減少するが，栄養的，免疫的な質は長期冷蔵で損なわれる可能性あり．
筆者注：保存期間は施設ごとに決めており，筆者の施設では48時間としている．
（Jones F. Human Milk Banking Association of North America; 2019[2] より抜粋）

4 取り間違い防止のための取り組み・工夫

家族から搾母乳を預かる時に名前などをチェックする．病棟の冷凍庫の扉（外側）に冷凍庫内の配置図を貼り，それぞれの保存場所がわかるように配置図に患

者ラベルを貼る．冷凍庫内は児ごとにトレイを収容し，トレイに患者ラベルを貼り，他の児の搾母乳と混在しないように注意する．

　母乳を分注する哺乳瓶に児個人の母乳ラベル（バーコードなどスキャンできるものが好ましい）を貼付する．2つの患者識別子（たとえば児のIDと母乳ラベル）を2人でダブルチェックする[2]．当院では哺乳時に（いれば）家族にも母乳ラベルを確認してもらっている．

5 解凍

冷蔵庫内または37℃以下の流水，温乳器で解凍する．体温以上の加温は避ける．

6 搾乳とファミリーセンタードケア

　母乳を搾って届けることで，母は児の傍にいなくてもケアに参加していると実感するとの報告がある[4]．搾乳を含めた母乳育児は，家族が親としての役割を感じ，前向きな育児につながる，すなわちファミリーセンタードケアの1つであるといえる．

参考文献

1) Yochpaz S, Mimouni FB, Mandel D, et al. Effect of freezing and thawing on human milk macronutrients and energy composition: a systematic review and meta-analysis. Breastfeed Med. 2020; 15: 559-62.
2) Jones F. Human Milk Banking Association of North America. Best Practices for Expressing, Storing and Handling Human Milk in Hospitals, Homes, and Child Care Settings. 4th ed. Fort Worth: Human Milk Banking Association of North America; 2019.
3) 水野克己. 母乳保存用バッグでの長期冷凍保存に関する検討. Neonatal Care. 2017; 30: 192-6.
4) Li X, Li Y, Qian L, et al. Mothers' experiences of breast milk expression during separation from their hospitalized infants: a systematic review of qualitative evidence. BMC Pregnancy Childbirth. 2024; 24: 124.

〈勝又　薫〉

C 栄養管理のコツ

11 母乳バンクの意義：日本の現状と展望

POINT

- **適応**：一般的には極低出生体重児が対象であるが，外科手術を要する心疾患や消化器疾患を合併した児，ミルクアレルギーを有する正期産児も対象となる．
- **使い方**：ほとんどの症例では，母親の母乳が出るまでの"つなぎ"として用いる．そのため，1日だけで終了する場合も少なくない．ただし，母親の疾患などのために母乳を児に与えることができない場合などでは，修正32～34週まで人工乳でなくドナーミルク（DHM）を与えることが多い．
- **経腸栄養の標準化**：母親の母乳が出るまで飢餓状態に保つことは，腸管の萎縮やbacterial translocationの点から避けることが望ましい．早産・極低出生体重児の経腸栄養を標準化し，生後24時間以内から経腸栄養を開始する施設も増えている．

1 超早産児における母乳（人乳）の重要性

　超早産児に対する母乳栄養は，壊死性腸炎，重症感染症，未熟児網膜症，慢性肺疾患などの罹患率を低下させるため，"薬"としての役割をもつ．しかし，母親の状況や合併疾患によっては必ずしも母乳が得られる，または，児に与えられるとは限らない．このような場合，人工乳よりも壊死性腸炎罹患リスクが低いドナーミルク（DHM）を用いるよう日本も含めて推奨されている[1]．また，DHMを用いることで生後早期から経腸栄養が開始できるため，輸液期間の短縮ならびに新生児集中治療室（NICU）入院中の体重増加の改善が期待されており，新生児医療にもたらす恩恵は大きい[2]．このような利用目的もあり，ヨーロッパでは2011年に150あった母乳バンクが2021年には280と，倍近くに増えた．日本

でも 2017 年に日本母乳バンク協会が設立され，この数年，バンクを利用する NICU 施設が増えてきた．

2 超早期授乳における DHM の役割

日本の NICU を対象に我々が行ったアンケート結果では，超低出生体重児の理想的な経腸栄養開始時期については 76％が生後 24 時間以内と回答したが，実際には生後 24 時間以内に開始している施設は 38％と半分であった[3]．超低出生体重児や極低出生体重児の経腸栄養を開始する際にはそれぞれ 35 施設（26％），82 施設（58％）で人工乳を使用すると回答していた[3]．また，もらい乳を行っている施設も 25 施設あった．

単一施設ではあるが，自母乳による経腸栄養を開始できる時期を検討した結果では，母乳が最初に届いた時間は生後 16 〜 96 時間，平均 42.6 時間，超低出生体重児では 25 〜 78 時間，平均 53.3 時間だった[4]．自母乳に依存するならば，理想とする経腸栄養開始は困難である．超早産児において生後早期から経腸栄養を開始する傾向にあるが，実際に生後 24 時間以内から開始するためにはバンクの利用が重要と考えられる．

3 DHM の適応と期間

母乳バンクを利用している施設へのアンケート結果では，DHM の適応は，在胎週数 < 28 週，出生体重 < 1,500g という回答が多かった[5]．週数・体重以外に DHM を利用する場合として，medical NEC の禁乳後，消化管の外科手術後，ミルクアレルギーがある．DHM から人工乳に移行する基準については，修正 32 〜 34 週としている施設が多い．

4 母乳バンクの課題と展望

2024 年 4 月現在 103 施設と，バンク利用施設は増えてはいるものの，我が国における周産期母子医療センター数からみるといまだに低い割合である．DHM を用いた経腸栄養の標準化に関わるエビデンスを積み上げる必要がある．日本では，DHM を利用した児にはレジストリ制度を運用しており，DHM の効果ならびに安全性を評価し，調査体制を整備することは重要と考える．将来的には長期フォローアップのデータを蓄積し，効果を検証していく予定である．

自母乳が得られるためバンクは不要であるという意見も散見されるが，自母乳

に依存する栄養方法では，経腸栄養の確立までに時間がかかり，人工乳利用も増えると推測される．今後，経腸栄養の標準化に関するエビデンスが構築されるならば，より多くの NICU 施設がバンクを利用することになると考えられる．その中では，DHM を児に与えることに対する母親の思いに対して配慮することも欠かせない．DHM を利用した児の母親には，DHM を使うことへの不安・抵抗をもちながらも最終的には児にとって"良いこと"をしたと感じている母親が多いことがわかった．また，ほとんどのレシピエント家族が母乳バンクの必要性を認めていることもわかった．今後，妊娠早期から，分娩施設内だけでなく社会を通して母乳バンクについて情報提供し，"NICU に入院する早産児"に DHM を必要とする場合があることや，DHM の利点を合わせて伝えていくことで，母親の不安感や，他の母親の母乳を与えることに対する抵抗感を軽減する必要があると考えられた．

DHM を安定供給できるバンク整備のためには，できるだけ多くの施設でドナー登録を可能にすることが必要である．同時に，バンク，DHM についての啓蒙を，一般社会に対してもさらに推進する必要があると思われる．

5 DHM に関わる基礎研究を通して，安全・安心の提供へ

日本の母乳バンクでは，提供する DHM の分泌型 IgA やラクトフェリン，カルシウムやリンなどの成分分析を行っている．利用する児の在胎週数や体重，合併症などに応じた最適な DHM の提供，母乳栄養の個別強化などへの展開が期待される．

参考文献

1) 水野克己, 清水俊明, 位田　忍, 他. 早産・極低出生体重児の経腸栄養に関する提言. 日本小児科学会雑誌. 2019; 123: 1108-11.
2) Oikawa K, Nakano Y, Miyazawa T, et al. Experience using donor human milk: a single-center cohort study in Japan. Pediatr Int. 2022; 64: e15071.
3) Wada TS, Tani Y, Shindo J, et al. Survey of enteral feeding of preterm infants and the human milk bank in Japan. Pediatr Int. 2023; 65: e15527.
4) 西巻　滋. 極低出生体重児の生後 2 週間の母乳育児. 成育疾患克服等次世代育成基盤研究事業（健やか次世代育成総合研究事業）ドナーミルクを安定供給できる母乳バンクを整備するための研究. 令和 3 年度分担研究報告書.
5) Oda A, Mizuno K. Questionnaire survey on donor human milk programs targeting NICUs in Japan. Pediatr Int. 2022; 64: e15344.

〈水野克己〉

C 栄養管理のコツ

12 ドナーミルク利用の実際

POINT

- ドナーミルクの適応は極低出生体重児であり，それ以上の体重の児では各施設で適応を決める．
- ドナーミルクを使用するには，日本母乳バンク協会との契約の締結が必要である．
- ドナーミルクを使用するには，保護者の同意が必要である．
- ドナーミルクで早期経腸栄養を試み，そのために院内にストックしておく体制が必要である．
- ドナーミルクの利用には，入院食事療養費を使用する．

本稿では，母乳バンクからドナーミルクの提供を受け，使用するまでの実際について詳述する．

1 母乳バンクの適応および使用期間，開始時期

A．適応疾患

日本小児医療保険協議会栄養委員会は，極低出生体重児を出産した母親が，児への母乳（自母乳）が不足する場合や得られない場合は，生後早期からドナーミルクを使用することを提言している[1]．一方，低出生体重児以上の児への投与について，明確な適応は存在しない．そのため，各施設での判断により適応が決められている．西巻は，出生体重が1,500g以上の児でドナーミルクが使用されている割合は，ドナーミルクを使用している全体の9％であったと報告している．出生体重1,500g以上の症例で使用している理由は大きく分けて，早産／低出生体重児，児の疾患，そして母の疾患であった．児の疾患は，心疾患および消化管疾患，消化管アレルギーなどであった[2]．当院では以下の症例に対して使用している．

- 極低出生体重児
- 消化管手術を受けた児
- 消化管アレルギーがある児
- 経腸栄養を長期中断している児の経腸栄養再開時
- その他，主治医が必要と判断した児

B．使用期間

　児の経腸栄養をすべて自母乳でまかなえる量が得られたら，ドナーミルクの使用は中止する．一方，自母乳で経腸栄養量がまかなえない期間が長期となった際にいつまでドナーミルクを使用するかは，全国的に統一されたものはない．そのため，各施設で独自の使用期間を設定している．西巻の調査では，極低出生体重児のドナーミルク投与期間の中央値は 13 日であった[2]．しかし，これには自母乳が得られた症例も含まれていると考えられるので，本邦での自母乳が得られなかった場合の各施設の基準についての報告はない．

　当院では，自母乳が不足する場合や得られない極低出生体重児に対して使用の同意が得られた日から原則として日齢 7（多胎は日齢 14）までドナーミルクを使用し，それ以降は人工乳を使用としている．しかし，45％の症例で日齢 7 以降も使用していることから，当院の使用期間も今後延長することを検討している．

2　母乳バンクからドナーミルクを利用する方法

　母乳バンクから，ドナーミルクを取り寄せて使用するための手順について述べる．ただし，本方法は 2024 年時点のものであるので，実際にドナーミルクを導入する際には，日本母乳バンク協会のホームページ（https://jhmba.or.jp）を確認して，手続きを進めてほしい．

A．ドナーミルク使用申し込み

　ドナーミルクを使用するためには，使用施設登録が必要となる．日本母乳バンク協会に同意書を提出することで施設登録が完了する．

B．同意書の取得

　2024 年時点で，ドナーミルクの提供は研究の一環として行われているので，同意書が必要である．研究目的は，母乳バンクからのドナーミルク提供システム構築のためであり，安全性を確認するためのものではないことへの理解が必要である．

C．ドナーミルクの投与

経腸栄養の早期開始は，早期開始しない場合と比較して，壊死性腸炎の発症頻度や死亡率は変化なく，経腸栄養の早期確立や静脈栄養期間の短縮，高血糖や代謝性アシドーシスの発生の低下など代謝性疾患の発症の低減をもたらす．そのため，極低出生体重児は，早期に経腸栄養を開始することが望ましい[3-5]．自母乳しか選択肢がない場合は，生後早期の自母乳の入手は困難であるので，経腸栄養の早期開始は困難であった．しかし，ドナーミルクが使用できることにより，早期に経腸栄養を開始することが可能となった．実際，ドナーミルク使用施設での極低出生体重児の42％で，24時間以内に経腸栄養を開始することができている．

ドナーミルクの使用には保護者からの同意が必要である．分娩後に保護者からの同意の取得を試みると，母親の体調不良や他人の母乳を使用することへの心理的葛藤などから，同意取得までに時間がかかり，早期授乳ができないことがある．そのため，早産が予想される症例に対しては，プレネイタルビジットなどであらかじめ両親に説明し，ドナーミルクの使用について考えてもらう時間を作ることは重要である．

D．ドナーミルクの種類

ドナーミルクには，単独のドナーから提供されたものと，複数（2〜3人）のドナーに由来するものの2種類がある．単独のドナーの場合は，複数のドナーの場合に比べて栄養素のばらつきが大きい．そのため，複数のドナーに由来するものを使用した方が，投与する栄養量は安定する．

E．ストックについて

平日の午後2時までに注文すると当日発送され，それ以外の時間は翌日（翌日が土日祝日の場合は翌平日）発送となる．そのため，対象症例が入院してからドナーミルクを注文すると早期授乳が困難であるので，あらかじめ必要とする量を院内にストックしておくと便利である．

当院では長期連休の時期を除いて，在庫数が10以下になった時，またはドナーミルクの使用期限まで2週間を切った時に搬送を依頼している．

F．費用について

日本母乳バンク協会と契約した初年は無料で，翌年以降からドナーミルクの使用量に応じた費用がかかる．しかしこの費用は入院食事療養費で賄うことができる．これにより，病院に経済的損失がなくドナーミルクを使用することが可能となる．

G．ドナー協力の依頼について

　院内で保存できる母乳量には限りがある．そのため当院ではかつて，入院している児の母親が院内で保存できる量を超えて母乳分泌している場合は，お預かりをお断りし，自宅での保管を依頼していた．しかし，自宅での保管が可能な量を超えると，母親が自宅で冷凍できない母乳を破棄したり，搾乳を減らし分泌量を抑えることが発生していたため，母乳分泌が多く，かつ，院内に保存できる母乳を超えた母親に対して，ドナーとしての協力を依頼するようにしている．

参考文献

1) 水野克己. 早産・極低出生体重児の経腸栄養に関する提言. 日本小児科学会雑誌. 2019; 123: 1108-11.
2) 西巻　滋. 我が国の母乳バンクの現在地―出生体重 1,500g 未満と 1,500g 以上に分けての検討―. 日本成育医学会雑誌. 2023; 35: 424.
3) Kwok TC, Dorling J, Gale C. Early enteral feeding in preterm infants. Semin Perinatol. 2019; 43: 151159.
4) Boscarino G, Conti MG, Di Chiara M, et al. Early enteral feeding improves tolerance of parenteral nutrition in preterm newborns. Nutrients. 2021; 13: 3886.
5) Durham L, Gunawan E, Nguyen K, et al. Total fluid administration and weight loss during the first 2 weeks in infants randomized to early enteral feeding after extremely preterm birth. Neonatology. 2023; 120: 257-62.

〈村瀬正彦〉

C 栄養管理のコツ

13 プロバイオティクス使用の実際

POINT

- **適応**：出生体重1,750g未満の早産児やsmall for gestational age児に対して投与する．
- **開始時期**：生後早期から開始する．体重や週数での量の調整は行わない．
- **終了時期**：修正37週，体重2,000gを目安に，経腸栄養確立〜NICU退院前まで継続する．
- **注意点**：非常に稀だが，血流感染のリスクももっている．

1 早産児の腸内細菌の特徴

　早産児や低出生体重児は，敗血症や壊死性腸炎（NEC）といった致死的な疾患を発症する危険性が高い．これは未熟性だけではなく，腸管バリア機能の障害や未熟な免疫応答に加えて，抗菌薬投与やNICUの制限された環境に起因した腸内細菌叢の乱れが関連している[1]．図1に示すように正期産児は *Bifidobacterium* 属が多くを占めているが，その一方で早産児・低出生体重児では *Bifidobacterium* 属よりも *Klebsiella* 属，*Escherichia* 属，*Staphylococcus* 属，*Enterococcus* 属などの病院環境で一般的にみられる病原性細菌の存在が優勢で経過することが特徴的である[2,3]．腸内細菌叢の乱れが敗血症やNECの発症の危険性を高める．特にNECの発症に関しては，病原性細菌を多く含む *Proteobacteria* が優勢になることが影響する．そのためNECの発症予防には，生後27〜33週の経腸栄養や腸内細菌叢の確立が重要となる[4]．したがって，早産児に対する腸内細菌叢を改善するための早期介入が必要である．

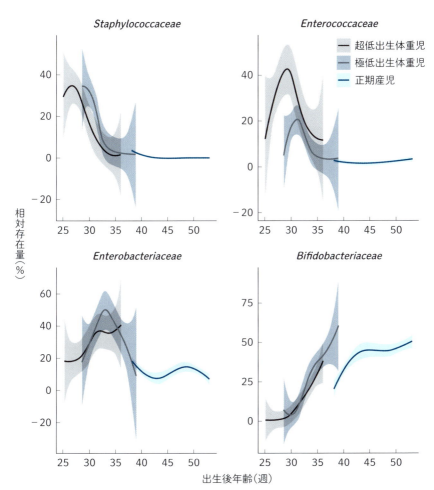

図1 早産児の腸内細菌叢の変化

(Korpela K, et al. Sci Rep. 2018; 8: 2453[2])

2 プロバイオティクス / プレバイオティクス / シンバイオティクスの定義と期待される効果

　早産児に対する腸内細菌叢への早期介入の方法として，プロバイオティクス / プレバイオティクス / シンバイオティクスが行われている．

　「プロバイオティクス」は，宿主の腸内細菌叢の調整によって宿主に有益な影響を及ぼす微生物および食品と定義されており，腸の恒常性や免疫調整を保つ

めに用いられている．プロバイオティクスの効果として，NECの予防や死亡率の低下，消化機能の促進，敗血症の低下などが報告されている[5]．

「プレバイオティクス」は，大腸内の特定の細菌の増殖および活性を選択的に変化させることにより，宿主に有利な影響を与え，宿主の健康を改善する難消化性食品成分と定義されている．プレバイオティクスの効果としては，腸内細菌叢や腸管上皮バリア機能に影響を与え，NECを予防する効果が期待されており，ラクトフェリンやオリゴ糖などがそれにあたる[6]．

「シンバイオティクス」は，プロバイオティクスとプレバイオティクスの両者を組み合わせた最近試されている方法である．

3 プロバイオティクス/プレバイオティクス/シンバイオティクス投与の実際

Bifidobacterium 属や *Lactobacillus* 属などの様々な菌種が研究されているが，本邦では主に *Bifidobacterium breve*（*B. breve*）を用いる施設が多い．ただプロバイオティクスは，医薬品ではなく食品に分類される．そのため，投与する菌種や菌数についての統一された基準はなく，各施設の規則に則って投与している．East of England Neonatal Operational Delivery Network のガイドラインでは32週未満，出生体重1,500g未満，短腸症候群や胃瘻などの児において投与が推奨されている[7]．プロバイオティクスの投与により，腸内細菌叢が調整され，*Proteobacteria* の産生を抑制することがNECの発症予防につながる．

当院では，以下の方法でプロバイオティクスを行っている．

> *B. breve* M-16（1×10^9 CFU/包）1包を微温湯2mLで溶解し，そのうち0.5mLを1回/日投与する．対象は32週未満かつ出生体重1,750g未満の児に投与開始し，①修正37週，②体重2,000g以上，③投与開始から6週間経過の3つの基準のうちで条件を最も早期に満たしたものを投与終了の目安とする．

母乳に多く含まれるラクトフェリンやオリゴ糖は，プレバイオティクスの効果がある．プレバイオティクスに関しては，いまだ投与方法は確立されておらず，有効性に関してはっきりと示されたものはない[8]．そのため，当院では母乳投与以外のプレバイオティクスは行っていない．

シンバイオティクスも同様で，投与方法や栄養が確立されていない．このことから，シンバイオティクスの有効性に関してはっきりと示されたものはない[8]．今後の研究やエビデンスの蓄積により，効果的な投与方法の確立が望まれる．

4 プロバイオティクスの安全性について

プロバイオティクスによる有害事象の報告は少ない．しかし，その少ない報告の中でも主に *Lactobacillus* 属による敗血症や心内膜炎など重篤な有害事象が報告されている[9]．そのため，早産児へプロバイオティクスを使用する場合には，有害事象の発生を想定し，注意深いモニターのもとで使用することが求められる．

参考文献

1) Horigome A, Hisata K, Odamaki T, et al. Colonization of supplemented Bifidobacterium breve M-16V in low birth weight infants and its effects on their gut microbiota weeks post-administration. Front Microbiol. 2021; 12: 610080.
2) Korpela K, Blakstad E, Moltu S, et al. Intestinal microbiota development and gestational age in preterm neonates. Sci Rep. 2018; 8: 2453.
3) Patel A, Mutlu E, Sun Y, et al. Longitudinal survey of microbiota in hospitalized preterm very-low-birth-weight infants. J Pediatr Gastroenterol Nutr. 2016; 62: 292-303.
4) Underwood M. Probiotics and the prevention of necrotizing enterocolitis. J Pediatr Surg. 2019; 54: 405-12.
5) Bi LW, Yan BL, Yang QY, et al. Probiotic strategies to prevent necrotizing enterocolitis in preterm infants: a meta-analysis. Pediatr Surg Int. 2019; 35: 1143-62.
6) Bode L. Human milk oligosaccharides in the prevention of necrotizing enterocolitis: a journey from in vitro and in vivo models to mother-infant cohort studies. Front Pediatr. 2018; 6: 385.
7) Radbone L. Clinical guideline: routine use of probiotics to prevent necrotising enterocolitis in high risk preterm infants. https://www.eoeneonatalpccsicnetwork.nhs.uk/wp-content/uploads/2022/09/Probiotic-Guideline.pdf（2024年3月27日閲覧）
8) Nolan S, Rimer J, Good M. The role of human milk oligosaccharides and probiotics on the neonatal microbiome and risk of necrotizing enterocolitis: a narrative review. Nutrients. 2020; 12: 3052.
9) Katkowska M, Garbacz K, Kusiak A. Probiotics: should all patients take them? Microorganisms. 2021; 9: 2620.

〈服部透也，村瀬正彦〉

14 HMS-1，HMS-2 の使用の実際と使い分け

C 栄養管理のコツ

POINT

- **適応**：出生体重1,500g未満（当院では1,750g未満）で，十分な母乳量（ドナーミルク可）と母乳強化剤が準備できる症例．
- **開始基準**：経腸栄養が50mL/kg/日を超えてから，HMS-2を1/2濃度（母乳60mLあたり1包）または1/4濃度（母乳120mLあたり1包）から開始する．
- **終了基準**：体重が2,000g近くまで到達し経口哺乳を開始する前に，HMS-1へ切り替える．体重が2,000gを超え，栄養状態や体重増加に問題なければ使い切り終了とする．

早産・極低出生体重児にとって母乳栄養は，さまざまな研究および議論の結果，最適な栄養方法である．しかし，早産・極低出生体重児は，妊娠後期に母体から得られる予定であった栄養素の貯蔵が不十分であることに加え，発育のために必要な栄養摂取量が多く，そして栄養素の中でも特に蛋白質やエネルギーの内因性の喪失が多い[1]．そのため，母乳だけでは栄養素・カロリーが不足する．それに伴い，しばしば子宮外発育不全（extrauterine growth restriction：EUGR）が発生し問題となる．そこで，母乳強化剤を使用することにより，母乳の利点を活かしつつ，不足する栄養素・カロリーを補う栄養方法が確立された．本稿では，当院でのHMS-1，HMS-2の使い方について述べる．

1 使用適応

母乳強化剤の使用は，極低出生体重児を対象としている施設が多い．しかし当院では，出生体重1,750g未満まで対象を拡大している．理由としては，対象拡大した児は正期産児と比較して必要栄養量が高いこと[1]および，10%の体重減少により1,500g台まで体重が低下する症例があることが挙げられる．

2 母乳強化剤使用のための準備

A. 母乳

　母乳強化剤は，人工乳に添加することはできないため，母乳の確保が大前提となる．しかし，正期産児の母親に比べて早産児の母親は，乳汁生成Ⅱ期への移行が遅れるリスクがあり，早産児の母親の80％以上は24時間の乳汁分泌が低下するという報告がある[2]．出産後1時間以内の搾乳は，その後の母乳分泌の増加につながる．そのため当院では，可能な限り早期からの搾乳支援を行う．母親の母乳が不足する場合は，ドナーミルクを使用している．

B. 母乳強化剤の購入

　母乳強化剤は「食品」扱いとなるため，保護者に購入してもらう必要がある．超低出生体重児の場合，母乳強化剤の使用開始時は，哺乳量が少ないため1日1包も必要がない．そのような場合は，当院では少量で使用できるように薬剤部で分包してもらう．これにより，自費購入品である母乳強化剤を無駄なく使えるよう工夫している．

3 HMS-1 と HMS-2 の組成の違い

　表1にHMS-1とHMS-2の成分組成を示す．2024年8月現在，我が国で使用可能な母乳強化剤はこの2種類のみである．HMS-2はHMS-1に比べて各種栄養素やカロリーが増強されている．両者とも乳清蛋白質とカゼイン比は母乳と同じに調整されている．最も異なる点はHMS-2にはMCTが添加されている点である．

　海外で使用される母乳強化剤には，ビタミンやミネラルも添加されている[3]．しかし，我が国のHMS-1，HMS-2には法規制の問題で添加されていない．そのため当院では定期採血でチェックしながら，必要に応じて鉄・亜鉛・ビタミン類の内服による補充を行っている．

4 開始基準

　経腸栄養が50mL/kg/日を超えたら，1/2濃度（母乳60mLあたり1包）から開始する．出生体重1,250g未満の児に対する検討で，HMS-2哺乳群はHMS-1哺乳群に比べて入院中の体重・頭囲の増加率が良好であるという報告もあり[4]，当院では全例HMS-2で開始している．強化母乳開始後数日経過，または，経腸

表1 HMS-1 と HMS-2 の成分組成

	HMS-1	HMS-2
1包当たりの容量 (g)	0.8	1.3
1包当たりの母乳添加量 (mL)	30	30
母乳100mL当たりの推奨添加量 (g)	2.7	4.3
熱量 (kcal)	10	20
蛋白質 (g)	0.74	1.0
蛋白質の種類	牛乳由来	牛乳由来
加水分解の有無	部分加水分解	部分加水分解
乳清蛋白質：カゼイン比	68：32	68：32
脂質 (g)	0.05	1.0
脂質の種類	—	MCT
炭水化物 (g)	1.5	1.8
カルシウム (mg)	69	100
リン酸 (mg)	41	61
カルシウム/リン	1.68	1.64
ナトリウム (mg)	9	19
カリウム (mg)	10	25
塩素 (mg)	0.7	1.7
マグネシウム，鉄，マンガン，亜鉛，銅	—	—
ビタミンA, D, E, K, B_1, B_2, ナイアシン, パントテン酸, ビタミンB_6, B_{12}, ビタミンC, ビオチン, 葉酸	—	—

(難波和美. 周産期医学. 2015; 45: 483-8[3]) より改変)

栄養が100mL/kg/日を超えたら，標準濃度（母乳30mLあたり1包）へ上げる．超早産児または超低出生体重児の場合は，全身状態や腹部症状をみて1/4濃度（母乳120mLあたり1包）から開始することも考慮する．その後は数日ごとに1/2濃度，標準濃度へ上げていく．浸透圧の変化も考慮し，標準濃度以上の添加は行っていない．

5 終了基準

投与を終了する明確な指標は存在しないが，退院時または体重2,000gを超えたら中止という基準に準じている施設が多い．当院では，体重2,000g前後，修正週数36〜37週あたりから経口瓶哺乳を開始している．そのため，そのころまでにHMS-2を使い切り，経口哺乳開始時にはHMS-1へ切り替えるようにしている．体重が2,000gを超え，栄養状態や体重増加に問題がなければ，前述の

通り自費購入品であるため可能な限り HMS-1 を使い切り終了とする．中止後から退院までに，母乳強化剤なしで栄養状態や体重増加を確認する期間を設けている．なお，母乳強化剤の使用期間中でも，面会時には直接授乳を優先している．

6 使用時の注意点

　HMS-1，HMS-2 に含まれる蛋白質は牛乳由来であるため，アレルギー症状を発症する可能性がある．また，脂肪酸と母乳強化剤に含まれるカルシウムが鹸化し，脂肪酸カルシウム結石による糞石性イレウスを発症したという報告もある[5]．そのため，当院では消化管手術後の症例には母乳強化剤は使用していない．

　HMS-2 に含まれる MCT が，母乳中のリパーゼによって分解されると特有の匂いを発生する．これによる哺乳拒否を回避するため，経口哺乳開始前には HMS-1 に切り替えるようにしている．しかし，筆者の経験では HMS-2 でも問題なく飲めている児がほとんどである．また母乳中のα-アミラーゼが母乳強化剤のデキストリンを加水分解し，浸透圧が時間経過とともに上昇する．そのため，調乳後からできるだけ早期に使用することが望ましい．海外製品のデータにはなるが，母乳に母乳強化剤，追加蛋白質，さらに鉄，マルチビタミン，カルシウム，リンなどの薬剤を追加すると，浸透圧が最大 868mOsm/L まで上昇する．壊死性腸炎の危険閾値は 400mOsm/L なので，同時添加は避けるようにと結論づけている[6]．

参考文献

1) Ziegler EE. Meeting the nutritional needs of the low-birth-weight infant. Ann Nutr Metab. 2011; 58 Suppl 1: 8-18.
2) Cregan MD, De Mello TR, Kershaw D, et al. Initiation of lactation in women after preterm delivery. Acta Obstet Gynecol Scand. 2002; 81: 870-7.
3) 難波和美. 諸外国で用いられている母乳強化物質. 周産期医学. 2015; 45: 483-8.
4) 三浦文宏, 櫻井基一郎, 水野克己, 他. 出生体重 1250g 未満の児に対する MCT 配合母乳添加用粉末の検討―入院中の成長について―. 日本周産期・新生児医学会雑誌. 2008; 44: 968-72.
5) Murase M. Miyazawa T, Taki M, et al. Development of fatty acid calcium stone ileus after initiation of human milk fortifier. Pediatr Int. 2013; 55: 114-6.
6) Kreissl A, Zwiauer V, Repa A, et al. Effect of fortifiers and additional protein on the osmolarity of human milk: is it still safe for the premature infant? J Pediatr Gastroenterol Nutr. 2013; 57: 432-7.

〈井川三緒，村瀬正彦〉

C 栄養管理のコツ

15 母乳強化物質の利点：課題と展望

POINT

- 極低出生体重児の栄養の基本は母乳＋母乳強化物質である．
- 現在，日本で使用されている母乳強化物質はウシの乳由来であり，結石形成やミルクアレルギーを起こす児もいる．このような児には人乳由来母乳強化物質が必要となる．
- 人乳由来母乳強化物質は腹部膨満や胃残は少ないため，経腸栄養の確立に有利である．

母乳またはドナーミルクだけでは超早産児に必要な栄養は与えられないため，母乳強化物質を母乳に添加している．現在，我が国で利用可能なものは牛乳由来母乳強化物質のみである．牛乳由来母乳強化物質の問題点としては，経腸栄養不耐の増加[1]，ミルクアレルギー[2]，脂肪酸カルシウム結石形成[3]がある．母乳栄養に人乳由来母乳強化物質を添加する栄養方法を完全人乳栄養（exclusive human milk-based diet: EHMD）と呼ぶが，EHMDが医療費削減につながるという論文もある[4]．これには，経腸栄養不耐が少ないため経腸栄養の確立が早まり静脈栄養期間が短縮すること，慢性肺疾患や未熟児網膜症など超早産児に散見される合併症が減ること，入院期間が短縮することなどが関係している．

1 人乳由来母乳強化物質の必要性

人乳由来母乳強化物質を利用する目的として，①牛乳由来に伴う弊害がある児への栄養強化，②早産・極低出生体重児の短期予後・長期予後の改善，の2点が挙げられる．

母乳強化に伴う弊害から考えてみよう．特に問題となるのは，消化管手術後の糞石形成である．

従来，栄養強化のため極低出生体重児に使用されているHMS-2などの母乳強

化剤は，人工肛門造設後の児に対して使用した場合に糞石を形成し，腸閉塞をきたすリスクがあることが報告されている．糞石形成の機序は明確にはなっていないが，未熟な腸管や腸管機能不全のために吸収しきれなかった脂肪およびカルシウムが関与していると考えられている[5]．そのため消化管術後の極低出生体重児では母乳強化剤の使用を控えることが多く，しばしば体重増加不良をきたす．結果として，蛋白質，カルシウム，リン，熱量などを十分に与えられないため，その後の成長発達に影響が残る可能性がある．

我々は消化管術後の超低出生体重児 4 例に対して，人乳由来母乳強化物質を用いた栄養管理を行ったところ，体重増加不良は改善し，経腸栄養も確立したことを経験している．これまでも EHMD であれば腸管合併症のリスクが小さいことが報告されており，消化管手術を経験した超早産児に対する母乳強化には EHMD という選択肢がほしい．

2 母乳強化に伴う弊害—胃残・腹部膨満

牛乳由来母乳強化剤により，腹満や胃残が増加する，超早産児において経腸栄養での full feeding に達するまでより長期間を要する，といった報告がある[6]．

3 消化吸収に関する機序について

母乳強化に伴う脂肪球変化また脂肪球変性が feeding intolerance に関与する可能性も示唆されており，牛乳に多く含まれるカゼインによるミセルが母乳中の脂肪球変性に関与しているかもしれない．

強化母乳中の脂肪球径は，人乳由来・牛乳由来のどちらの強化物質でも時間経過とともに徐々に増大した．母乳強化物質添加後 24 時間および 48 時間で，牛乳由来母乳強化物質を添加した母乳中の脂肪球径は，人乳由来母乳強化物質を添加した母乳中のそれよりも有意に増大した．この結果から，人乳由来母乳強化物質を添加した強化母乳は牛乳由来母乳強化物質を添加したものより母乳中の脂肪球径の変化がより少ないことがわかった．こうした違いが早産児の feeding intolerance や消化管合併症などの発症の違いに影響している可能性がある[7]．

人乳由来母乳強化物質は，経腸栄養の早期確立，feeding intolerance 予防，結石形成予防，アレルギー予防が期待でき，体重増加にプラスであるということができる．

4 研究の紹介

A. EHMDと低出生体重児用人工乳における超早産児の静脈栄養期間・成長・疾病罹患に関する多施設RCT[8]

搾乳を希望しない母親を対象として，低出生体重児用人工乳またはドナーミルクを使ったEHMDを行った結果，静脈栄養期間が9日間短縮し，壊死性腸炎が減少した．

母乳が得られない場合に，低出生体重児用人工乳で育てることは静脈栄養期間が延長するだけでなく，壊死性腸炎の罹患率も高める．

B. 出生体重1,500g以下または在胎週数28週以下の児を対象としてEHMD・母乳＋牛乳由来母乳強化物質・母乳＋牛乳由来母乳強化物質＋人工乳の3群で比較した研究

EHMDにて未熟児網膜症・敗血症・慢性肺疾患とも有意に減少した[4]．また，EHMDでは経腸栄養不耐が有意に少なく，早くfull feedingに到達し，入院期間は短縮し，壊死性腸炎も減っていた．

世界の先頭を走っているといわれる日本の新生児医療において，さらに発展できる分野があるとすればその1つは栄養方法ではないだろうか．母乳栄養で気をつけなければならない点を押さえつつ，母乳バンクなどの活用によってEHMDがより普及することにより，未熟児網膜症や慢性肺疾患の減少，医療費削減が進むことを期待したい．

📖 参考文献

1) Sandhu A, Fast S, Bonnar K, et al. Human-based human milk fortifier as rescue therapy in very low birth weight infants demonstrating intolerance to bovine-based human milk fortifier. Breastfeed Med. 2017; 12: 570-3.
2) 大場邦弘, 小花奈都子, 林 健太, 他. 母乳強化剤投与を契機に新生児消化管アレルギーと診断した極低出生体重児の1例. 未熟児新生児学会雑誌. 2014; 26: 320-3.
3) Murase M, Miyazawa T, Taki M, et al. Development of fatty acid calcium stone ileus after initiation of human milk fortifier. Pediatr Int. 2013; 55: 114-6.
4) Assad M, Elliott MJ, Abraham JH. Decreased cost and improved feeding tolerance in VLBW infants fed an exclusive human milk diet. J Perinatol. 2016; 36: 216-20.
5) Stanger J, Zwicker K, Albersheim S, et al. Human milk fortifier: an occult cause of bowel obstruction in extremely premature neonates. J Pediatr Surg. 2014; 49: 724-6.
6) Hair AB, Peluso AM, Hawthorne KM, et al. Beyond necrotizing enterocolitis prevention:

improving outcomes with an exclusive human milk-based diet. Breastfeed Med. 2016; 11: 70-4. Erratum in: Breastfeed Med. 2017; 12: 663.
7) Yoshida Y, Azuma M, Kuwabara H, et al. Human milk-based fortifier is associated with less alteration of milk fat globule size than cow milk-based fortifier. PLoS One. 2021; 16: e0257491.
8) Cristofalo EA, Schanler RJ, Blanco CL, et al. Randomized trial of exclusive human milk versus preterm formula diets in extremely premature infants. J Pediatr. 2013; 163: 1592-5.e1.

〈水野克己〉

D 新生児搬送のコツ

16 新生児搬送用救急車による新生児搬送の実際と注意点

★ POINT

- 救急車での搬送では，消費電力に注意した搬送資器材の選定が必要である．
- 新生児搬送用救急車の配備は都道府県による周産期医療協議会での検討事項であり，地域の実情に応じて地方自治体と協議して総合周産期母子医療センターを中心として配備を行う．
- バイタルモニタリング，呼吸管理，循環管理，体温管理，依頼先での鑑別に必要な検査機器，の5点の必要性についてブリーフィングを行った上で搬送に向かおう．

　日本では患者を搬送する手段として，①自治体の消防救急車（以下119番救急車），②各施設で配備した新生児搬送が可能な救急車（以下新生児搬送用救急車），③ドクターヘリコプター（以下ドクターヘリ），④行政組織が所有する防災等多目的ヘリコプター（以下防災ヘリ），⑤自衛隊・海上保安庁ヘリコプター及び固定翼機（以下飛行機），⑥民間飛行機，⑦民間救急車，⑧新幹線，⑨離島間搬送を担う船舶，⑩パトカー先導による一般車輌，などが用いられている．日本における新生児の搬送手段としては，2016年時点において新生児専用救急車が58%，自治体の消防救急車が36%，ドクターヘリが1%と報告されている[1]．

　本稿では，新生児搬送用救急車・消防機関が有する救急車による陸路での搬送について，その実際と注意点を述べる．

1 新生児搬送に必要な設備

　新生児搬送に必要な設備として，搬送用保育器，人工呼吸器，加温加湿器，シリンジポンプ類，モニター，などが挙げられる[2]．特に搬送用保育器，加温加湿器は内蔵バッテリーの持ち時間が短時間もしくは皆無であるが，産熱が必要な装

置であり，電気の消費量が非常に大きい．このため後述するような119番救急車では電力不足となり，これら医療機器のいずれかが使用できなくなる．特に長い時間の呼吸管理を必要とする患者を搬送する場合には内蔵バッテリーがない加温加湿器の電源を最優先と考え，搬送前に搬送用保育器を十分に加温しておく，湯たんぽなど電力を用いない温熱源を用意する，人口鼻回路の使用による加湿を考える，などの対策が必要となる．また，医療機器によっては正弦波の電流しか動作保証ができないものがあるので，正弦波インバーターを搭載したり，正弦波を提供できるようなポータブル電源を用意することも必要である．

2 新生児搬送用救急車

　新生児搬送用救急車は，「周産期医療の体制構築に係る指針」[3]により「医師の監視の下に母体又は新生児を搬送するために必要な患者監視装置，人工呼吸器等の医療機器を搭載した周産期医療に利用し得るドクターカーを必要に応じ整備する」と記されており，都道府県に設置される周産期医療協議会において必要性を検討し，必要に応じて総合周産期母子医療センターを中心として整備することが望まれる．

　周産期医療機関の病院間搬送に特化した周産期医療機関独自のシステムであることから，消防機関や警察などとの連携体制が取れないことが新生児搬送用救急車の最大の弱点である．このことから，災害時や非常時などに無線を使用することができず緊急道路情報から孤立する可能性がある，運転手を医療機関で雇用しておらず民間委託している施設では出動に際して消防機関のような即時性に欠ける，などが懸念される．

3 119番救急車

　119番救急車は全国で6,549台が配備されており[4]，最も一般化している緊急車両といえる．この119番救急車のシステムを併用して新生児搬送を行うシステムを構築している実例もあり[5]，新生児の蘇生・集中治療が行える医師を養成先まで緊急で搬送するシステム（ドクターデリバリー）としても有効である．ただしドクターデリバリーとして利用する場合には，事前に地域の消防本部と話し合っておくことが望まれる．

　119番救急車の弱点は，新生児搬送に必要な設備が常備されていないこと，保育器，加温加湿器などの熱の発生を前提とした電力を多く使う器材を併用する際

にはすべてを同時に動かせるだけの電力を賄えないこと，空気ボンベやブレンダーの装備がないため流量膨張式バッグは使用できないこと，である．

4 準備物品

各医療機関が日常の新生児蘇生・移動で用いる物品を用意する．大きく分けると，

- モニタリングに関する物品（パルスオキシメーター，心電図モニター，持続体温モニタリングができる装置，$EtCO_2$ モニター）
- 呼吸管理に関する物品（挿管チューブ，喉頭鏡，換気用バッグ〔空気・酸素配管・ブレンダーがすべて用意可能なら流量膨張式バッグ〕，搬送用人工呼吸器，固定用テープなど）
- 循環管理に関する物品（蘇生や維持輸液に使用する薬剤・回路，シリンジポンプ，穿刺用針，シーネなど）
- 体温維持に関する物品（保育器，電源確保が困難な場合には湯たんぽなど，体温計）
- 依頼先で診断に用いる物品（血液ガス分析装置，超音波診断装置，などいずれもポータブルのもの）

である．

院外での新生児搬送においては，ラリンゲアルマスクによる気道確保は位置ずれや分泌物による閉塞などの懸念があり十分ではないと考えるが，それを検討した研究はない．

また，気管挿管を行った新生児の搬送では搬送中の計画外抜管や片肺挿管，気胸のリスクを十分に考慮し，呼吸状態が悪化した場合にはいったん救急車を停車して確認する必要がある．

薬物の持ち出しについては院内でのルールに従う必要がある．

いずれの物品も不足する場合には，到着した依頼元の周産期医療施設の物品の借用を検討してもよい．

5 体温管理

2020年度版 NCPR アルゴリズム[6]でも強調されているように，新生児では体温低下に十分な注意が必要であり，適正な体温モニタリングと保温には最大限の配慮が欠かせない．特に，呼吸管理や処置などによって保育器の窓を開けている

と，児は保育器外の温度に裸でさらされている状況になるため，救急車内の温度も可能な限り上げておくこと，車外では保育器の窓はできる限り最小限の開窓にとどめること，などが重要である．

参考文献

1) Hiroma T, Ichiba H, Wada K, et al. Nationwide survey of neonatal transportation practices in Japan. Pediatr Int. 2016; 58: 311-3.
2) 寺澤大祐. 新生児搬送―安全に移送するための方法と根拠. 日本新生児成育医学会雑誌. 2023; 35: 64-8.
3) 厚生労働省. 周産期医療の体制構築に係る指針（令和2年4月13日）. https://www.mhlw.go.jp/content/10800000/000662977.pdf
4) 消防庁救急企画室. 救急行政の現状（令和5年4月25日）. https://www.soumu.go.jp/main_content/000880494.pdf
5) 石田敦士, 柘植智史, 谷口弘晃, 他. 岐阜県東部における各自治体に配備した搬送用保育器を用いた新生児搬送システム. 日本周産期・新生児医学会雑誌. 2020; 56: 231-5.
6) 2020年度版 NCPR アルゴリズム. In: 日本蘇生協議会, 編. JRC 蘇生ガイドライン 2020 オンライン版第2報 新生児の蘇生. https://www.jrc-cpr.org/wp-content/uploads/2022/07/JRC_0231-0263_Neo.pdf

〈寺澤大祐〉

D 新生児搬送のコツ

17 ドクターヘリによる新生児搬送の実際と注意点

> **POINT**
> - ヘリ搬送では，救急車による搬送に慣れているスタッフであることを大前提とし，救急部門のフライトドクターやフライトナースらの協力も必要不可欠である．
> - 高度の上下による気圧変動により閉鎖腔に存在する空気の膨張・退縮があることを理解し，特に緊張性気胸のリスクがある患者の場合にはヘリ搬送の必要性と危険性の双方をよく検討する．離陸前に胸腔穿刺を行っておくことも重要である．
> - 上空ではほとんどの処置が困難になることを意識し，離陸前に最大限の安定化を目指すことが重要である．

本稿では，全新生児搬送の1%程度を担っている[1]と考えられる空路での新生児搬送について，その実際と注意点を述べる．なお陸路での搬送と同様の注意事項については，前項を参考にされたい．

空路での搬送手段としては，①ドクターヘリコプター（以下ドクターヘリ），②行政組織が所有する防災等多目的ヘリコプター（以下防災ヘリ），③自衛隊・海上保安庁ヘリコプターおよび固定翼機，④民間エアラインの固定翼機が挙げられる[2]．

これら空路での搬送の適応は，(1) 遠距離の搬送を必要とする，(2) できる限り短時間での搬送を必要とする，(3) 空路以外の方法での搬送が困難な地域である，のいずれかが想定される．ドクターヘリにはフライトドクター，フライトナースが同乗して運航されるが，新生児を搬送する場合には，彼らと共同して新生児の集中治療を実施できる医師らも同乗する必要がある．

ドクターヘリによる周産期・母子搬送は，鹿児島県，長崎県，島根県といった

離島を有する地域が先行して実施した[3]．また，2022年4月の香川県での運航開始により，関西広域連合に属する京都府を含め全都道府県でのドクターヘリ導入が完了した[4]ことから，ドクターヘリによる新生児搬送事例も徐々に増加していると推測されるが，その実数は明らかではない．

全都道府県での運航が開始されている現在，ドクターヘリによる新生児搬送についても各地での実情に応じて検討・実施が図られていくことになると考えられるが，都道府県境を超えた広域運用が規定されているドクターヘリでは都道府県を超えた搬送も当初から念頭に置かれていることから，隣県の医療機関との連携も行いやすくなることが期待される．

また，岐阜県では，保育器を必要とする新生児搬送は2021年度にドクターヘリから防災ヘリに変更された．防災ヘリには救急救命士が複数名同乗するが，フライトドクター，フライトナースは同乗せず，新生児科医と新生児センター看護師が同乗して搬送を行っている．

1 ドクターヘリ・防災ヘリでの搬送に必要な設備

前項でドクターカーなどによる搬送に必要な設備として挙げたものはいずれもヘリ搬送であっても必要となる．注意すべきは，ヘリに搭載する場合には，電磁波を発生するすべての機器について事前に電磁干渉試験を実施し，ヘリの運航に支障がないことを確認しておく必要があることである．一度検証しておけば同機種の間では問題なく使用が可能であるが，代替機体など機体が変更された場合には再検証が必要である．

また，ヘリ搬送では高さ・幅の制限が加わる．保育器の高さ以上にはほとんどスペースがないこともあり，機体に応じて高さの制限も加味した保育器搭載の方法を事前に検討することが重要である．横幅は成人用のストレッチャーの幅以内であればよく，経験的には成人の外傷用バッグボードの上に保育器を含めた搬送に用いる物品をすべて固定すると，効率的な移動が簡易に可能となる．搭載する物品の総重量は，ストレッチャー，保育器（インキュアーチ〔アトムメディカル〕を想定），人工呼吸器，加温加湿器，ポンプ類などを含めると約60kg程度となり，新生児といえども成人1人分と同様の重量になる．

もう1点重要なのは，ヘリはローターを動かさないと内部で電力を発生させることが困難であるため，停止中には加温加湿器などの電力を必要とする機器を作動させられないことである．このため，気道内の加温加湿の有無が問題となる

ような児を搬送するにあたっては，予備バッテリーを持参するなどの検討が必要である．もちろんこのバッテリーも，電磁干渉試験を行っておく必要がある．

2 ヘリポートでの注意事項

　救急車での搬送では，搬送元の玄関先で救急車に収容し，到着地でも玄関からすぐに建物に入ることができる．また，エンジンを常時稼働させることによって，車内温をある程度適温に維持することが可能である．一方，ヘリ搬送では，炎天下にさらされるヘリポートで患者の乗せ下ろしをする必要がある上に，その間にはエンジンを停止することも多い．夏であればヘリポートの保育器内は一瞬で異常な高温環境となり，児の生命に危険が直結する．エンジンが停止している状況であれば，タオルや大型の日傘などを用いて保育器に直接日光が当たらないように最大限の配慮を行い，児体温を連続モニタリングしながら手窓の開窓などによって保育器内の温度が上がりすぎることがないように心がける．冬には逆に保育器内温は外気温とほぼ同温度まで低下することもあるため，電気を用いない湯たんぽなどの保温器具の活用や，児の着衣を検討するなどの配慮が必要である．

　また，ヘリポートでは光から遮蔽されることがないため，光センサーで作動しているパルスオキシメーターが，太陽光の影響で作動できなくなる．移動を伴う中で児のモニタリングが行えなくなることはきわめて危険であるため，パルスオキシメーターの児への装着部分をアルミホイルで被覆して，光の影響を受けることなくモニタリングが行えるようにする必要がある．

3 上空での注意事項

　上空では当然ながら医療行為はきわめて大きく制限される．観察と一時的な投薬以外にはほぼ何もできないと考えた方がよい．聴診・触診ともに不可能であり，モニタリングと観察以外には児の状態変化を確認できる方法がない．このため，搬送前の準備がきわめて重要である．挿管した場合には，可能な限り胸部X線で挿管チューブの位置や気胸の有無を確認し，脱気できそうな気胸は必ず穿刺脱気しておく．海上搬送であれば1,000〜2,000フィート（約300〜600m），陸上で山岳地帯であれば3,000〜5,000フィート（約900〜1,500m）の高度となり，その分気圧が低下する．低下した気圧の条件では，ボイルの法則に従って空気の体積が増加し，山岳地帯の場合には約15％ほど空気体積が増加するため，気胸や腸管穿孔などで閉鎖腔に空気がある場合には，空気の膨張による換気障害や血

圧低下などが発生することがある．上空で病状が変化しても処置は困難を極めるため，地上部でいかに安定化をさせておくかが重要である．

4 民間エアラインを利用する場合の注意事項

各社所定の書式による診断書を数日前までに提出することが必須である．また，医療機器を搭載する場合には，バッテリーやボンベなどについて事前の入念な協議と調整が必要である．民間エアラインは定時運航が必須であり，患者輸送のためとはいえ離陸時刻を大幅に超えてしまうような不測の事態が生じないように，事前のシミュレーションを航空各社とともに入念に実施しておく．

また，機内は与圧されているもののおよそ7,000～8,000フィート（約2,100～2,400m）相当の気圧に設定されるため，ヘリよりも閉鎖腔の体積膨張が起こる．

当然のことであるが，ヘリであれ航空機であれ，すべては機長の指示に従う必要があることを忘れてはならない．

参考文献

1) Hiroma T, Ichiba H, Wada K, et al. Nationwide survey of neonatal transportation practices in Japan. Pediatr Int. 2016; 58: 311-3.
2) 寺澤大祐. 新生児搬送―安全に移送するための方法と根拠. 日本新生児成育医学会雑誌. 2023; 35: 64-8.
3) ドクターヘリ診療人数の内訳（年次報告）. 日本航空医療学会ニュース. 2012, 2014.
4) 認定NPO法人救急ヘリ病院ネットワーク. ドクターヘリを知る―歴史と実績. https://hemnet.jp/know-history
5) 救急医療用ヘリコプターを用いた救急医療の確保に関する特別措置法. 平成十九年法律百三号. https://elaws.e-gov.go.jp/document?lawid=419AC0100000103_20150801_000000000000000

〈寺澤大祐〉

18 INtubation-SURfactant-Extubation（INSURE）法の適応と実際

E 呼吸管理のコツ

POINT

- 目的：INSURE法は，新生児呼吸窮迫症候群（respiratory distress syndrome：RDS）を合併した早産児に対して人工呼吸器関連肺障害を最小限とするために行われる非侵襲的な人工サーファクタント補充療法である．
- 適応：適切なマスクCPAPまたはNCPAP（nasal continuous positive airway pressure）管理下に$FiO_2≧0.3$を必要とする早産児や呼吸窮迫症状（陥没呼吸，呻吟，多呼吸）の強い早産児が適応となる．
- 除外：自発呼吸に乏しい児，重症呼吸不全，未熟性の強い児（22〜23週）．

1 INSURE の実際

A．適応

　マスクCPAPまたはNCPAP管理下でも酸素需要が遷延するRDS児が対象となる．抜管後NCPAP管理が困難と予想される症例（22〜23週，重症呼吸不全，乏しい自発呼吸）では，人工換気療法を継続する方が望ましいと思われる．INSURE法の治療閾値として，世界的に酸素需要（$FiO_2 ≧ 0.3〜0.4$）が用いられることが多い．本邦ではマイクロバブルテスト（stable microbubble test：SMT）が行われるが，陰性結果でRDSが否定されるわけではないことに注意する（特異度は高いが感度はそれほど高くない検査であるため）．

　米国RDS-NExT workshopにより発表されたサーファクタント投与適応を表1に示す[1]．表の4項目中少なくとも3項目合致した場合に投与が考慮される．一方ヨーロッパRDS呼吸管理ガイドライン（2022年）では，30週未満で挿管管理となる場合，CPAP圧≧$6cmH_2O$下で$FiO_2 > 0.3$の場合，肺超音波検査で

18 ● INtubation-SURfactant-Extubation(INSURE)法の適応と実際

表1 RDS-NExT workshop surfactant indicator

在胎週数	23〜27週	28〜36週
臨床所見（Downe's score）	4〜7点	4〜7点
呼吸補助療法条件	挿管管理 または NIPPV MAP ≧ 6cmH$_2$O NCPAP PEEP ≧ 6cmH$_2$O	挿管管理 または NIPPV MAP ≧ 7cmH$_2$O NCPAP PEEP ≧ 7cmH$_2$O
FiO$_2$需要 （目標SpO$_2$ 90〜95％）	≧ 0.3　生後2時間以内 ≧ 0.4　それ以降	≧ 0.3　生後2時間以内 ≧ 0.4　それ以降
血液ガス所見	pH < 7.25, pCO$_2$ > 60mmHg	pH < 7.25, pCO$_2$ > 60mmHg

NIPPV: nasal intermittent positive pressure ventilation（経鼻間欠的陽圧換気）
MAP: mean airway pressure（中間気道内圧）
PEEP: positive end-expiratory pressure（呼気終末陽圧）

Downe's score[3]

	0点	1点	2点
呼吸数	< 60回/分	60〜80回/分	> 80回/分
陥没呼吸	なし	軽度	重度
チアノーゼ	なし	あり（酸素投与で改善）	あり（酸素投与で不変）
エア入り	良好	軽度低下	不良
呻吟	なし	聴診器で聴取	聴診器なしで聴取

（体重1,250g以上の早産児48人の観察に基づくスコアリングであり，超早産児を前提として作成されていない点に注意）

RDSが示唆される場合にサーファクタント投与が考慮されると記載されている[2]．

B. 手技とポイント

　出生早期より十分な肺拡張圧を維持した呼吸補助療法が適切に行われていることが，INSURE法を行う大前提となる．肺拡張圧が不十分なNCPAP管理下に酸素需要が上昇しサーファクタント投与が行われることは避けるべきである．超早産児の分娩室蘇生において，当院では安定したPEEPを付与するために，Tピース装置（レサシ フロー®，アトムメディカル）を用いている．マスク換気中に表示されるPEEP圧が実際に肺拡張圧となっていること，気道が閉塞されていないことを確認するため，マスクに装着した定性的CO$_2$検出器の色が自発呼吸によって変化することを目視している．NICU入室後，明らかに酸素需要が高い場合は，そのまま挿管手技へ移ることもあるが，不必要なサーファクタント投与を避けるためいったんNCPAP管理としてみることが多い．NCPAP管理下にPEEP 6〜7cmH$_2$OでもFiO$_2$ ≧ 0.3となる場合や呼吸窮迫症状が強い（呻吟，陥没呼吸）

場合にはサーファクタント投与の適応と判断し，できるだけ早期（出生後1時間以内）に投与することを目指している．NCPAPを装着したまま挿管する場合，図1のように座位に近い体位とすると視野が確保しやすく，PEEP圧がかかっていることから徐脈やdesaturationを防ぐことができる．挿管後，術者は口元でチューブを保持しながら定性CO_2検出器を装着したTピース装置を用いて換気を続けるが，チューブの深さに変化がないように十分に注意する（特に体位交換後）．換気条件は，最大吸気圧25〜30cmH_2O, PEEP 5〜7cmH_2O, 吸気時間0.5〜1.0秒，換気回数40〜60回/分としていることが多い．サーファクタント（Surfacten, 田辺三菱製薬）は1バイアルを2〜3mLの生食で溶解し，最低でも120mg/kgを用いる．当院では4または6Frの多目的カテーテルを用いてサーファクタントを投与しているが，専用の閉鎖式Y字コネクタシステム（Trach care MAC, AVANOS）も市販されており，PEEPをかけ続けることができるため有用である．当院では体位は仰臥位，左右側臥位の3方向, 0.5mL未満/回で投与している．サーファクタント投与直後は気道閉塞が起こることがあり，定性CO_2検出器の色が変化しないようなら，一時的に吸気圧を上げたり，長めの吸気時間としている．投与終了後は，過換気により自発呼吸が弱くなっている可能性があるため，換気回数を減じながら十分に自発呼吸が出現するのを待つ．抜管前には鼻腔・口腔内を吸引，呼気フロー音を聴診しながらNCPAP装着具合を調整してから抜管する．抜管直後は不安定となることもあり，5〜10%程度吸入酸素濃度を上げる場合もある．INSURE法においても容量損傷を防ぐ観点から，volume targeted ventilation（1回換気量4〜6mL/kg）下でサーファクタントを投与する報告もある[4]．

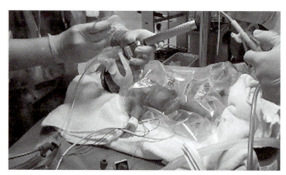

図1 挿管時の体位

吸入酸素濃度が高い場合や自発呼吸が弱い場合などは，そのまま人工換気療法へ移行（当院の場合は volume targeted ventilation を選択）し，吸入酸素濃度や換気圧が十分低下した後，短時間の自発呼吸テスト[5]などを行った上で，早期抜管を考慮している．

2 サーファクタント投与時期と FiO_2 閾値[6]

人工換気療法中のサーファクタント投与に関しては，早期投与（2時間以内）の方が，死亡率，CLD，エアリークが低いことがわかっている[7]．Kandraju らは，RDS X線所見のある早産児に対して，生後2時間以内にサーファクタントを投与する早期 INSURE 群と，生後2時間を超えて $FiO_2 > 0.5$ に達した時点でサーファクタントを投与する後期 INSURE 群で比較し，早期群では生後7日間の人工換気が有意に少ないことを報告した[8]．INSURE の場合も選択的投与の場合は早期投与が望ましいと考えられることから後述する FiO_2 閾値の設定が重要となってくる．その他 INSURE における予防的投与と選択的投与を検討した報告はない（不必要な挿管となる可能性があり研究立案は困難）が，LISA においては現在予防的 LISA と選択的 LISA の前方視的検討が進められている[9]．

FiO_2 閾値を高く設定するほど，サーファクタント投与時期は遅れ，人工換気やエアリーク発症が増加する可能性があることから，最適な FiO_2 閾値に関しては検討がされているものの，結論は出ていない[10,11]．現時点で少なくとも FiO_2 0.3〜0.4 を閾値とすることは妥当と考えられる．

📖 参考文献

1) Bhandari V, Black R, Gandhi B, et al. RDS-NExT workshop: consensus statements for the use of surfactant in preterm neonates with RDS. J Perinatol. 2023; 43: 982-90.
2) Sweet DG, Carnielli VP, Greisen G, et al. European Consensus Guidelines on the Management of Respiratory Distress Syndrome: 2022 Update. Neonatology. 2023; 120: 3-23.
3) Downes JJ, Vidyasagar D, Boggs TR Jr, et al. Respiratory distress syndrome of newborn infants. I. New clinical scoring system (RDS score) with acid--base and blood-gas correlations. Clin Pediatr (Phila). 1970; 9: 325-31.
4) Fortas F, Loi B, Centorrino R, et al. Enhanced INSURE (ENSURE): an updated and standardised reference for surfactant administration. Eur J Pediatr. 2022; 181: 1269-75.
5) Kamlin CO, Davis PG, Argus B, et al. A trial of spontaneous breathing to determine the readiness for extubation in very low birth weight infants: a prospective evaluation. Arch Dis Child Fetal Neonatal Ed. 2008; 93: F305-6.
6) van Kaam AH, Niemarkt HJ, Onland W. Timing of surfactant treatment in respiratory

distress syndrome. Semin Fetal Neonatal Med. 2023; 28: 101495.
7) Bahadue FL, Soll R. Early versus delayed selective surfactant treatment for neonatal respiratory distress syndrome. Cochrane Database Syst Rev. 2012; 11: CD001456.
8) Kandraju H, Murki S, Subramanian S, et al. Early routine versus late selective surfactant in preterm neonates with respiratory distress syndrome on nasal continuous positive airway pressure: a randomized controlled trial. Neonatology. 2013; 103: 148-54.
9) Göpel W, Rausch TK, Mitschdörfer B, et al; pro.LISA study group. A randomised controlled trial in preterm infants comparing prophylactic with selective "less invasive surfactant administration"(pro.LISA). Trials. 2023; 24: 612.
10) Ramaswamy VV, Bandyopadhyay T, Abiramalatha T, et al. Clinical decision thresholds for surfactant administration in preterm infants: a systematic review and network meta-analysis. EClinicalMedicine. 2023; 62: 102097.
11) Branagan A, Yu I, Gurusamy K, et al. Thresholds for surfactant use in preterm neonates: a network meta-analysis. Arch Dis Child Fetal Neonatal Ed. 2023; 108: 333-41.

〈佐藤雅彦〉

19 E 呼吸管理のコツ
Less invasive surfactant administration（LISA）の適応と実際

> **POINT**
> - 適応：非挿管管理が可能な呼吸窮迫症候群（RDS）症例がよい適応である．
> - 治療開始時期と人工肺サーファクタント（PSF）投与量：RDS診断後はなるべく速やかに，従来法と同等量を投与する．
> - LISA施行前後の管理：可能であれば施行中も含め，非侵襲的呼吸器管理を継続する．
> - LISA施行中の留意点：PSFの噴出や無呼吸徐脈発生時に対応するため，吸引とバギング用具を準備する．

1 LISAの適応と期待される効果

　出生時に自発呼吸が確立し，nasal continuous positive pressure（NCPAP）などの非侵襲的呼吸管理で維持可能な呼吸窮迫症候群（RDS）と診断された児が適応である．欧米では酸素需要の高低により人工肺サーファクタント（PSF）の投与を決定しているが，RDSは進行性の病態であり，PSF投与は早期であるほどより有効なので，胃液マイクロバブル安定化試験が汎用されている我が国では，胸部X線写真所見と合わせてRDSの診断がついたら早期にLISAを施行することが肝要である．

　PSFの臨床使用以降，RDS罹患児の予後は劇的に改善している．しかし，PSF投与後も児の肺は組織発生的には未熟で脆弱なままであり，その肺に挿管下機械的呼吸という侵襲的呼吸器管理を施行することが肺組織に損傷を惹起することが示されている[1-3]．非侵襲的呼吸管理とLISAの組み合わせは自発呼吸を活用し，侵襲的呼吸管理によるvolutrauma（容量損傷）を避けることにより，慢性肺疾患の発症・重症化を抑制し，死亡率も低下させる効果が期待される[4]．また，

PSF 注入の際に栄養チューブなどの細いカテーテルを用いることで声帯損傷のリスクも軽減できる．

2 LISA 施行の実際

A．使用するデバイスと方法

シリンジと溶解した PSF のほか，喉頭鏡，5Fr 栄養カテーテル（または血管挿入用の細いカテーテルなど），Magill 鉗子，固定テープなど用意する．患児を仰臥位，通常の気管挿管の体位を取り，喉頭鏡で喉頭展開し，5Fr 栄養カテーテルの先端を声帯より約 1cm 挿入する．その際，カテーテル先端を声門へ誘導することが用手的に困難な時は Magill 鉗子を用いる．挿入が完了したら口唇にテープで固定する．ビデオ喉頭鏡を用いれば実施者以外も気管への挿入が確認できるが，体重 1kg 未満の児に使用できるものがない．PSF の注入に細い栄養カテーテルを用いる理由は，声帯損傷のリスクが減ることのほかに，喉頭を完全閉塞させないことで自発呼吸が維持されること，さらに生理的な喉頭機能も阻害されないことにある．たとえば，5Fr の栄養カテーテルの外径は 1.7mm であるのに対して超早産児に汎用される 2.5mm 気管チューブの外径は 4.1mm にもなり，断面積の比較では $2.3mm^2$ と $13.2mm^2$ と大きな差異がある．また，2.0mm 気管チューブでもその外径は 3.0mm である[5]．なお，可能ならば，施行している非侵襲的呼吸管理を継続しながら実施することが望ましい．

B．PSF 投与量と注入時間

PSF は，従来法（気管挿管しながらの投与）と同量を児の体位を変えながら 3 分割（左側臥位→右側臥位→仰臥位）で投与する．注入時間は各注入を 10 ～ 15 秒程度で行い，インターバル（呼吸状態の安定化，体位替えの時間）を加えても 2 分以内で実施している．PSF の性質上，あまりにゆっくり注入すると不均衡分布になる可能性がある[6]ため比較的速やかに注入しているが，注入中に徐脈や PSF の噴出が生じる場合には注入時間を緩徐にすることも必要である．

C．トラブル時の対応

最も多く遭遇するトラブルは PSF 注入中の酸素化低下と PSF の噴出であり，どちらも報告によれば約 2 割の症例にみられる[7]ので，発症時に対応できるように吸引と酸素投与，バギングの準備はしておく．PSF の噴出に対しては上述したように緩徐な注入に変更する．最終手段としての気管挿管の準備は必須である．

3 LISA 施行時に麻酔・鎮静を行うべきか

　新生児期の苦痛やストレスが，それ以後の発達上，神経学的に悪影響が生じる可能性があることを考慮すれば，麻酔・鎮静を併用すべきであるが，少なからず自発呼吸に影響し，挿管管理が必要になることがある．LISA が広く施行されているドイツでは在胎 26 週未満の児へは非麻酔で行うことが一般的で，再施行の際に児の抵抗感が強い際に麻酔・鎮静を用いている[5]．ただし，どの薬剤を用いるかの明確な提言はない．

　LISA はそれのみで成り立つ手技ではない．出生前の母体へのステロイド投与，周産期低酸素を低減した娩出，生後ストレスの低減（優しい刺激，不要な吸引の忌避，保温など）を心がけ，自発呼吸を確立する．カフェイン投与などの無呼吸対策なども含めて成立する手技であると認識することが肝要である．

📖 参考文献

1) Jobe AH, Kramer BW, Moss TJ, et al. Decreased indicators of lung injury with continuous positive expiratory pressure in preterm lambs. Pediatr Res. 2002; 52: 387-92.
2) Bohlin K, Gudmundsdottir T, Katz-Salamon M, et al. Implementation of surfactant treatment during continuous positive airway pressure. J Perinatol. 2007; 27: 422-7.
3) Jobe AH. The new bronchopulmonary dysplasia. Curr Opin Pediatr. 2011; 23: 167-72.
4) Isayama T, Iwami H, McDonald S, et al. Association of noninvasive ventilation strategies with mortality and bronchopulmonary dysplasia among preterm infants. A systematic review and meta-analysis. JAMA. 2016; 316: 611-24.
5) Herting E, Härtel C, Göpel W. Less invasive surfactant administration: best practices and unanswered questions. Curr Opin Pediatr. 2020; 32: 228-34.
6) Segerer H, van Gelder W, Angenent FW, et al. Pulmonary distribution and efficacy of exogenous surfactant in lung-lavaged rabbits are influenced by the instillation technique. Pediatr Res. 1993; 34: 490-4.
7) Szczapa T, Hożejowski R, Krajewski P; Study Group. Implementation of less invasive surfactant administration in clinical practice-Experience of a mid-sized country. PLoS One. 2020; 15: e0235363.

〈大曽根義輝〉

E 呼吸管理のコツ

20 加温加湿器使用の実際

POINT

- 人工呼吸管理中の不十分な加温加湿は，呼吸器関連肺炎や慢性肺疾患の原因となる．
- 国内のほとんどのNICUで採用されているパスオーバー式加温加湿器は，限界を知った上で加温加湿管理をする必要がある．
- 適正な加温加湿が行われているかを判断するポイントはチャンバー内結露と吸気回路内結露である．

1 人工呼吸管理中の加温加湿の必要性

通常の自発呼吸では，呼気に含まれる熱と水分で上気道粘膜を加温加湿し，吸気相で熱と水分を吸気ガスに付加する生理的な熱湿交換器（heat moisture exchanger）システムが存在する．これにより下気道粘膜は十分加湿されており，線毛運動も健全である．しかし壁配管からの乾燥した酸素や空気を利用する挿管による呼吸管理の場合，生理的な加温加湿能力のある上気道を挿管チューブでバイパスするため，非常に乾燥したガスが直接肺に届くことになり，気道粘膜は乾燥し線毛運動が不十分となる．このため排痰がうまくできなくなり，呼吸器関連肺炎や慢性肺疾患の原因になってしまう．これを予防するために吸気ガスの加温加湿が必須となる．

2 パスオーバー式の加温加湿器の基本コンセプト

加温加湿器を標準設定で運転している場合，チャンバー出口から37℃ 相対湿度100％で吸気回路に供給され，その後熱線加熱回路で40℃ 86％に，その後非加熱部分で自然冷却され37℃ 100％で挿管チューブに供給されるというのが基本コンセプトである．このシステムの大前提は，①チャンバーを出るガスは相対

湿度100%であり，②チャンバーを出てから肺に入るまで，1滴の水分喪失もないということである．

3 チャンバー出口加湿不足とその対応

呼吸器からチャンバーに供給されるガス温が高く，チャンバー入口の温度と出口の設定温度の格差が十分でない場合，水温が下がり，出口の湿度が100%を下回る．大前提①「チャンバーを出るガスは相対湿度100%である」が破綻し，パスオーバー式加温加湿器の限界となる．この現象が起こっているか否かを簡単に見分ける方法は，チャンバー出口の内壁の結露状態をみることである（図1）．

A. 基本的な対応

呼吸器から供給されるガスを冷却することで，チャンバー入口と出口の温度差

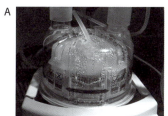
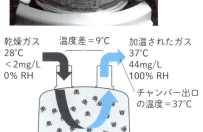
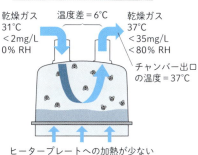

図1 チャンバー内壁の結露

A：呼吸器から供給されるガス温度が低く，チャンバー出口と温度差が十分ある場合，ヒータープレートが加温し水温が上がるため加湿効率が高い．この場合はチャンバー出口内壁に結露が発生しており，相対湿度100%のガスを吸気回路に供給できている証しとなる．

B：呼吸器から供給されるガスの温度が高い場合，チャンバー出口との温度差が少ない．この場合ヒータープレートへの加温が少なくなり，水温が下がるため加湿効率が下がる．チャンバー出口内壁の結露が確認できず，100%のガスを吸気回路に供給する大前提が破綻している．

を強制的に作る．保冷剤による冷却の影響が出口の温度センサーやチャンバー自体に及ぶと誤作動の原因となるため，注意が必要である．

B. Fisher & Paykel MR850 での対応

MR850 には，チャンバー出口の温度と気道温度プローブの温度の組み合わせを自在にコントロールするシステムが搭載されている．チャンバー入口と出口のガス温度差が小さいと判断した場合に，段階的にチャンバー出口の温度を上昇させる「湿度コントロール（HC）」機能である（図2）．

しかし反応速度には限界があり，追従できないことがよくある．この場合にはチャンバー出口温度の設定をマニュアルモードとして 3.0 や 5.0（オプション）に上昇させる必要がある．しかし過剰加湿の原因となるため注意が必要である．

C. F & P 950 での対応

F & P 950 での機能追加は，チャンバー入口温度を測定していることに加えて

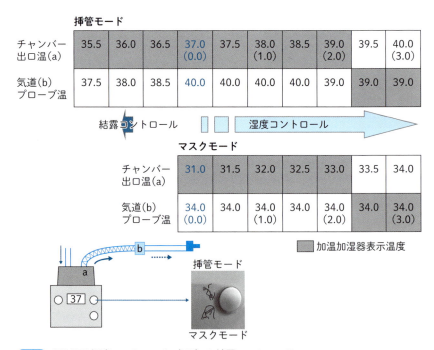

図2 MR850 湿度コントロール（HC）と結露コントロール

ガス流量の割にヒータープレートの仕事量が低いと判断した場合（間接的にチャンバー入口温が高いことを示唆），湿度コントロールが働きチャンバー出口温度を段階的に 0.5℃ずつ上昇させるアルゴリズム（HC）．一方チャンバー出口温度と気道温度プローブの温度差を 2℃以上保てない場合，チャンバー出口温度を 0.5℃ずつ下降させる（結露コントロール）．

毎秒アルゴリズムに反映させていることである．ベンチスタディ検討では，高温・高流量のガスをチャンバーに供給しても，十分なガスをチャンバー出口から供給することが確認できた．しかしF＆P950システムでは専用回路のため，現時点では一部の呼吸器への搭載に限られている．

4 吸気回路での結露による湿度喪失とその対応

気道温度プローブ以降には温度センサーはなく，非加熱部で何度まで下がっているのかは不明である．またNICU内の空調などにより，ヒーターワイヤー周囲の温度と管壁の温度較差により結露を生ずれば水分喪失につながる．大前提②「チャンバーを出てから肺に入るまで，1滴の水分喪失もない」の破綻である．吸気回路内の結露は水分喪失そのものであり，相対湿度100％で肺に届かない証しである．吸気流量が極端に低下するNAVAモードで特に起こりやすい．

A．基本的な対応

吸気回路の管壁の温度が37℃を大きく下回ると，管壁内側に結露が発生してくる．管壁自体の温度低下は，ほとんどの場合空調による対流熱喪失である．対応としては，吸気回路を外からラップやビニール袋で覆い，空調の風の向きをパーテーションなどで遮るなどの工夫が必要である．

B．Fisher & Paykel MR850 での対応

加熱吸気回路の結露対策として「結露コントロール」が搭載されている（図2）．しかし，これはNICUの環境温度が低い寒冷地を想定したものである．周囲からのエアコンなどによる対流熱喪失の場合には，有効に機能しないことが多い．

C．F＆P950での対応

F＆P950システムには，吸気回路を2つの区域に分けて別々に加熱する区域加熱のシステム（サーモアダプト™）が搭載され，吸気回路での結露は格段に減少している．また吸気回路の加温を外から行う加温スパイラルと断熱ルーメンにより管壁の温度低下が格段に減り，管壁での結露を抑制することができている（AirSpiral™）．MR850を搭載したNAVAモードで，1時間の呼吸管理ベンチスタディを行ったところ，F＆P950では吸気回路での結露量がMR850に比べて1/5に減少した（私信）．

〈山田恭聖〉

21 Synchronized intermittent mandatory ventilation ＋ VG モードの適応と実際

E 呼吸管理のコツ

POINT

- SIMV＋VGでは，肺コンプライアンスの変動に合わせて換気圧が調整されるため，pHを一定に保てる可能性がある．
- 肺コンプライアンスの改善に合わせて，換気圧は自動的にweaningが進む．
- 気道抵抗の上昇に対して自動的に換気圧を調整してTVを保つため，肺コンプライアンスの増悪や気管内分泌物の貯留などの変化を見逃す可能性がある．
- 気管チューブが細くリークが多い場合は，換気量を適切に調節できなくなる可能性がある．
- 自発呼吸努力が強い場合は，児の呼吸努力の軽減に結びつかない可能性がある．

1 SIMV-VG

　当院では，早産児の人工呼吸管理の際はDrager Babylog® VN500を使用することが多い．フローセンサーの感度は良好であり，VG（volume gurantee：換気量保証換気）を設定した呼吸管理が可能である．VGは，設定された一回換気量を維持するように，複数回の児の呼吸を分析し，最大吸気圧の範囲内で自動的に吸気圧が調節される機能である．SIMVやA/Cといった呼吸モードに設定して使用する．

　SIMV（synchronized intermittent mandatory ventilation：同期的間欠的強制的換気）は，患者の自発呼吸に同期させて設定した回数分を強制的に換気するモードである．SIMVにおいて，PIP（peak inspiratory pressure：最高気道内圧）を設定すると，患児の肺コンプライアンスに応じてTV（tidal volume：一

回換気量）が決まってくる．換気は分時換気量と関連するため，PIP と呼吸回数を調整しながら換気状態を管理する．A/C（assist-control ventilation）に比べて，児の自発呼吸が乏しい時期から使用しやすい．

2 SIMV に VG をつけることのメリット

SIMV-VG では，設定した TV を実現できるように換気圧が変動する．肺コンプライアンスが変動しても一定の一回換気量を保つことができる．早産児の人工呼吸器管理を行う際には，pH の大きな変動は避けるべきである．アシデミアが進行すれば，循環不全や肺高血圧の増悪などを招く．逆に過換気になればアルカレミアとなり，脳血流の減少を引き起こしてしまう．

VG を設定することで，肺コンプライアンスに変動があっても換気圧が調整されるため，pH の変動を抑えることができる可能性がある．また，肺コンプライアンスの改善に合わせて PIP は下がっていくため，呼吸器設定の weaning が自動的に進むことが期待される．

3 注意点

気管チューブが細くリークが多い場合は，換気量を適切に調整できなくなる（Drager Babylog® VN500 だとリーク率 60％以上の場合）．適切な太さの気管チューブへの入れ替えが検討される．児の状態から入れ替えが困難なら，他の呼吸器設定への変更を考える．

VG を設定する際には吸気圧の変動に注意する．VG 付きの呼吸器設定では，TV を保つように自動的に吸気圧が変動するため，呼吸状態の変化に気づくのが遅れる恐れがある．VG を設定しない SIMV なら，気管内に分泌物が貯留して気道抵抗が高まってくると，TV が下がってくる．しかし，VG を設定することで，多少の分泌物の貯留は換気圧の上昇で補えてしまい，気管内吸引のタイミングが遅れる可能性が出てくる．何らかの理由により肺コンプライアンスが増悪した場合，TV を保とうと換気圧を上昇させていることに気づけないと，対応が遅れることになりかねない．また，最大吸気圧を高く設定していると，肺コンプライアンスが増悪した際に高い吸気圧での管理が継続するため，肺損傷のリスクが上がる可能性がある．

したがって，VG を設定した際は，換気圧の推移をこまめにみていく必要がある．患児のケアを担当する看護師とは，現在の呼吸設定のコンセプトやドクター

コールのタイミングなどを共有しておく．また，換気圧が上がりすぎないよう最大吸気圧を設定しておくことも有用といえる．設定した最大吸気圧に到達したタイミングでアラームが鳴るので，うまく使えば適切なタイミングで患児の呼吸状態や呼吸器設定を見直す機会を得ることができる．

また，児の自発呼吸努力が強い場合には，VG は向いていないとされる．VG では，自発呼吸で設定した一回換気量を確保できるなら，それ以上に換気圧が入るわけではないため，呼吸努力の軽減につながらない．自発呼吸努力が強いほど，設定は CPAP に近づいてしまう．モニターの数値をみるだけでなく，児の努力呼吸の有無を実際に観察することが必要である．

4 SIMV-VG の設定の実際

TV を設定する際には，体重 1kg あたり 4 〜 6mL を目安にしている．PIP は，通常の設定値の 120 〜 125％程度を目安としている．呼吸回数は 40/ 分から開始している．その後，換気が適切に保てているか，血液ガス検査を実施し，調節を行う．

TV を設定した後は，設定した TV を達成するために，どの程度換気圧が必要となっているかを確認し，その後の変動を観察していく．換気圧が上昇する際には，肺コンプライアンスの増悪や，気管内分泌物の存在，気管チューブの先端位置の異常などを疑う．聴診所見や，フロー波形のゆれは，気管内吸引のタイミングをはかる上で参考になる．換気圧が減少する際には，肺コンプライアンスが改善してきている可能性がある（RDS に対し肺サーファクタント補充療法を実施した後など）．

5 Weaning の実際

SIMV-VG の特徴として，PIP は肺コンプライアンスが改善すれば自動的に下がっていくことが挙げられる．酸素化の改善に合わせて，FiO_2 と PEEP を下げていく．Weaning を進めても酸素化と換気が保てるようなら，自発呼吸が十分に出てくるかを観察する．気道に問題を認めないようなら，抜管を検討する．

SIMV-VG は，肺コンプライアンスの変動に応じ自動的に吸気圧を調整してくれるモードではあるが，調整を呼吸器任せにせず，児の状態の推移を観察することが大切である．呼吸に関するパラメーター全体の推移（一回換気量や分時換気量の変動，酸素化，気管内分泌物の量，胸部 X 線写真所見など）をみて，適切に

評価・介入していくことが重要である．

参考文献

1) 新生児臨床研究ネットワーク. 在胎 28 週未満の超早産児のための NICU マニュアル（Ver.1.1）. https://plaza.umin.ac.jp/nrndata/pdf/NICUManualJ.pdf（2024 年 6 月閲覧）
2) 長谷川久弥, 編. 新生児呼吸管理ハンドブック. 東京: 東京医学社; 2021.
3) 網塚貴介. 呼吸管理の実際―VG と MMV. 周産期医学. 2014; 44: 1599-603.
4) Courtney SE, Durand DJ, Asselin JM, et al; Neonatal Ventilation Study Group. High-frequency oscillatory ventilation versus conventional mechanical ventilation for very-low-birth-weight infants. N Engl J Med. 2002; 347: 643-52.

〈村山義史〉

E 呼吸管理のコツ

22 Assist-control ventilation の適応と実際

> **POINT**
> - **適応**：気管挿管による呼吸管理を必要とする状態であるが，適切な回数の自発呼吸がある場合に使用する．
> - **禁忌**：頻回の無呼吸がある場合や不適切な多呼吸がある場合は使用を避ける．
> - **初期設定**：SIMVから移行する場合はSIMVの設定を踏襲する．A/Cから開始する場合は，一回換気量が5〜8mL/kg程度になるPIP，過膨張にならない範囲のTiを設定する．
> - **注意点**：トリガー感度を適切に設定する．回路の結露によるオートトリガーに注意する．
> - **Weaningの実際**：15cmH$_2$O以下のPIPで換気が安定していれば抜管を考慮する．

1 Assist-control ventilation とは

　強制換気の間の自発呼吸を許容する intermittent mandatory ventilation（IMV）は NICU では従圧式のモードが使用される．IMV では，rise time（RT）または回路流量，positive end expiratory pressure（PEEP），peek inspiratory pressure（PIP），inspiratory time（Ti），respiratory rate（RR）または I/E 比を設定する必要がある．IMV では，患者の自発呼吸の有無やタイミングに関係なく一定間隔で強制換気が行われる（図 1A）．IMV の RR の設定が適切であれば，患者は IMV に同期して呼吸することが可能だが，不適切な RR では患者の呼気に強制換気が重なってファイティングを生じる．IMV の強制換気のタイミングを患者の自発呼吸に同期したものが SIMV である（図 1B）．強制換気終了後の一定時間の不応期の後に感知された自発呼吸に同期して強制換気が行われる．同じ

22 ● Assist-control ventilationの適応と実際

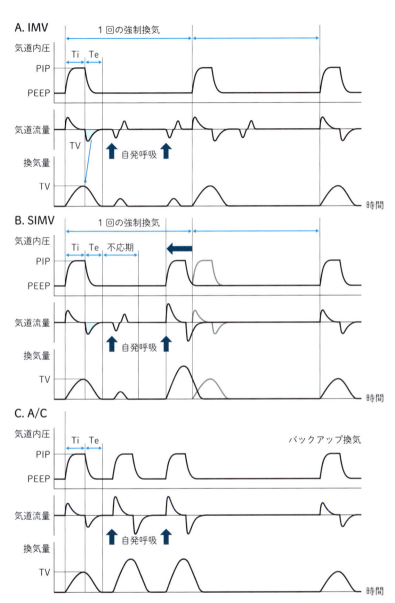

図1 IMV, SIMV, A/C の比較

IMV（A）では，一定の間隔で強制換気が行われる．
SIMV（B）では，強制換気に続く不応期の後に感知された自発呼吸に同期して強制換気が行われる．時間あたりの強制換気の回数は固定されている．
A/C（C）では，RT と Ti は SIMV と同じだが，呼吸のタイミングが自由になる．一定時間自発呼吸が感知されないとバックアップ換気に移行する．

PIPであっても，自発呼吸に同期した強制換気の方が同期しない場合よりも一回換気量が大きくなるため，PIPやRRを下げることが可能となる．SIMVではRRは固定であり，1回の強制換気が同期により予定より早期に行われても，次の強制換気のタイミングが前倒しにはならない．この呼吸回数の制限をなくしたものがassist-control ventilation（A/C）である[1]．感知されたすべての自発呼吸に同期して強制換気が行われる（図1C）．一定時間自発呼吸が感知されない場合はバックアップ換気が行われる．

2 Assist-control ventilation の適応

気管挿管による呼吸管理が必要ではあるが，適切な回数の自発呼吸がある場合に使用する．未熟性が強く頻回の無呼吸発作を認める場合や肺炎や胎便吸引症候群のために多呼吸を認める状況には適さない．正期産児の外科手術後，SIMVからのweaning過程，多呼吸を認めない胎便吸引症候群などがよい適応になる．

3 Assist-control ventilation の実際

SIMVで換気している場合は，同一の設定のままモードをA/Cに切り替える．機種によりSIMVのRRがバックアップ換気のRRになる場合は，RRを必要最低限にする．無呼吸のためにバックアップ換気に移行した場合，自発呼吸が復帰した際に自動でA/Cに戻る設定か否かを把握しておく．A/Cから開始する場合は，RTを0.1秒，PEEPを3〜5cmH$_2$O程度に設定することが多い．グラフィックモニタを参考に，一回換気量が5〜8mL/kg程度になるPIP，過膨張にならない範囲のTiを設定する．

トリガー感度を適切に設定・変更する必要がある．トリガー感度が高（鈍感）すぎると弱い自発呼吸に同期できないが，逆に低（敏感）すぎると，呼吸回路の結露や回路の揺れなどを自発呼吸と誤って判断する確率が高くなる．結露の揺れを自発呼吸として強制換気が入って，この強制換気が結露の揺れを生じると際限なく強制換気を繰り返すオートトリガーとなって過換気を生じる[2]．

気管チューブからのリークが多い場合には自発呼吸が有効に感知されない場合がある．リーク補正を使用している場合は，グラフィックモニタの画像が一見正常に見えるため，リーク率とリーク音に注意してチューブの固定や傾きを調整する．

A/Cからの抜管基準はSIMVと基本的には同様だが，自発呼吸が安定してい

ることがA/C使用の前提であるため，吸入酸素濃度とPIPが主な指標となる．自発呼吸が不安定で頻回にバックアップ換気に移行する場合は，SIMVあるいはSIMV＋pressure support ventilation（PSV）に変更する．

参考文献
1) 長　和俊. SIMVとA/Cはどう違うのですか？ In: 長　和俊, 編著. ステップアップ新生児呼吸管理. 1版. 大阪: メディカ出版; 2017. p.142-3.
2) 星名　潤. IMV, A/C. In: 長谷川久弥, 編. 新生児呼吸管理ハンドブック. 1版. 東京: 東京医学社; 2021. p.71-4.

〈長　和俊〉

E 呼吸管理のコツ

23 Pressure support ventilation の適応と実際

POINT

- **適応**：自発呼吸が安定しており，肺疾患は軽微だが呼吸仕事量の軽減が必要な状態が適している．
- **禁忌**：頻回の無呼吸がある場合や不適切な多呼吸がある場合は使用を避ける．
- **初期設定**：SIMV＋PSVから移行する場合はSIMVの換気回数を下げる．PSVから開始する場合は，一回換気量が5〜8mL/kg程度になるサポート圧を設定する．
- **注意点**：トリガー感度を適切に設定する．回路の結露によるオートトリガーに注意する．努力呼吸がみられる場合はサポート圧を上げるか，モードを変更する．
- **Weaningの実際**：サポート圧が10cmH$_2$O以下で努力呼吸がみられない場合は抜管を考慮する．

1 Pressure support ventilation とは

　強制換気の間の自発呼吸を許容する intermittent mandatory ventilation （IMV）では，rise time（RT）または回路流量，positive end expiratory pressure（PEEP），peek inspiratory pressure（PIP），inspiratory time（Ti），respiratory rate（RR）またはI/E比を設定する必要がある（表1）．IMV の強制換気のタイミングを患者の自発呼吸に同期したものが SIMV であるが，SIMV では1分あたりの強制換気回数は固定されている．この呼吸回数の制限をなくしたものが assist-control ventilation （A/C）であり，感知されたすべての自発呼吸に同期して強制換気が行われる．A/C では患者が吸いたいタイミングで強制換気が行われるが，強制換気の Ti は固定されている．

23 ● Pressure support ventilationの適応と実際

表1 モードによる設定値の違い

IMV の陽圧開始のタイミングをトリガーウインドウの範囲内で自由にしたものが SIMV．SIMV の呼吸数を自由にしたものが A/C．A/C に吸気のターミネーションを加えて吸気時間を患者依存にしたものが PSV．

モード	PEEP	PIP	Ti	呼吸数	陽圧のタイミング
IMV	設定	設定	設定	設定	設定
SIMV	設定	設定	設定	設定	トリガーウインドウ
A/C	設定	設定	設定	自発呼吸依存	自発呼吸依存
PSV	設定	PEEP＋サポート圧	ターミネーション	自発呼吸依存	自発呼吸依存

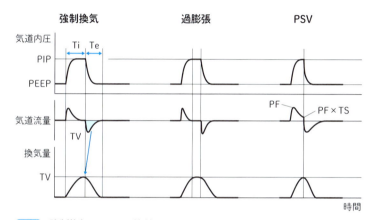

図1 強制換気と PSV の比較

IMV, SIMV, A/C などの強制換気では吸気時間が固定しているため，吸気時間が長すぎると圧が PIP の間に気流が流れない過膨張の状態となる．PSV では気道流量が最大流量（PF）の一定割合（ターミネーション感度：TS）まで低下した時点で吸気を終了するため，過膨張を回避することができる．

　強制換気では，肺胞に確実に陽圧を与えることができる一方で，Ti が過剰の場合には肺胞の過伸展を招く可能性がある．そこで，吸気から呼気への移行のタイミングを可変にしたモードが PSV である[1]．吸気の気道流量が最大値である peak flow（PF）の一定割合まで低下した時点で吸気を終了する（図1）．PF に対する割合である termination sensitivity（TS）は，人工呼吸器の機種により固定の場合と可変の場合がある．

2 Pressure support ventilation の適応

　神経筋疾患などのために，肺疾患は軽微で自発呼吸も安定している一方で呼吸

仕事量の軽減が必要な状態が最もよい適応になる．

3 Pressure support ventilation の実際

　無呼吸になっても SIMV により換気回数が保証されるため，SIMV＋PSV で使用することが多い．SIMV の呼吸数を下げると PSV の割合が相対的に増加する．SIMV では PIP を設定するが，PSV ではサポート圧（above PEEP）を設定する機種が多い．PSV では患者が吐きたいタイミングで吸気が終了するので，PSV で測定された吸気時間を参考に SIMV の吸気時間を設定することができる．

　トリガー感度を適切に設定・変更する必要がある．トリガー感度が高（鈍感）すぎると弱い自発呼吸に同期できないが，逆に低（敏感）すぎると，呼吸回路の結露や回路の揺れなどを自発呼吸と誤って判断する確率が高くなる．結露の揺れを自発呼吸として圧サポートが入って，この圧サポートが結露の揺れを生じると際限なく圧サポートを繰り返すオートトリガーとなって過換気を生じる[2]．

　PSV 使用中に，分時換気量が保たれている一方で努力呼吸が観察される場合は，サポート圧が低すぎる可能性と，TS が高すぎるために必要な吸気時間が与えられていない可能性がある．サポート圧と TS を調節しても努力呼吸が続く場合は，SIMV などにモードを変更する．

　PSV からの weaning はサポート圧を下げることで可能となる．最終的にサポート圧を 0cmH$_2$O にすれば CPAP と同義となるが，PSV 単独の場合は通常はサポート圧が 10cmH$_2$O 以下であれば抜管が考慮可能である．

参考文献
1) 長 和俊．A/C と PSV はどう違うのですか？ In: 長 和俊, 編著. ステップアップ新生児呼吸管理. 1 版. 大阪: メディカ出版; 2017. p.144-5.
2) 神山寿成．SIMV, PSV. In: 長谷川久弥, 編. 新生児呼吸管理ハンドブック. 1 版. 東京: 東京医学社; 2021. p.75-80.

〈長　和俊〉

E 呼吸管理のコツ

24 High frequency oscillatory ventilation（ピストン方式）の適応と実際

POINT

- ピストン方式HFOVの最大の特徴：圧倒的な換気力を持ち，非ピストン方式で換気不全を認める症例が適応．
- ピストン方式HFOVの初期設定：
  出生体重＜1,500g：MAP 12，SV 12，FiO$_2$ 0.3
  出生体重＞1,500g：MAP 15，SV 15，FiO$_2$ 0.3
- ピストン方式HFOVの抜管の目安：
  MAP 7〜8，SV ＜7, FiO$_2$＜0.3

非ピストン方式 high frequency oscillatory ventilation（HFOV）（ダイアフラム方式やジェット方式など）が主流であるが，ピストン方式にはパワー特性で非ピストン方式にはない換気力があるのが特徴であり，欠くことができない．現在日本では，ピストン方式HFOVはカリオペアルファ（2017年3月製造終了）[1]，ハミングX（2017年3月製造終了）[2]，Humming Vue[3] の3つが使用可能である（表1）．

表1 日本で使用できるピストン方式 HFOV と設定項目

	流量 (L/分)	振動数 (Hz)	MAP (cmH$_2$O)	SI 圧 (cmH$_2$O)	Amp (cmH$_2$O)	SV (mL)
カリオペアルファ	10	5〜17	3〜40	10〜50	-	0〜163
ハミング X	10〜40	5〜20	3〜40	3〜50	-	0〜160
Humming Vue	10〜30	5〜17	3〜40	3〜50	0〜200	0〜160

Volume target ventilation の設定なし，I/E 設定なし

1 ピストン方式 HFOV の適応

　ピストン方式 HFOV は非ピストン方式 HFOV と比較して換気力があり，コントロール不良な換気不全には優れた適応である．また，気管チューブから末梢気道までの閉塞や狭窄がある症例では振動が肺胞に十分に伝わらず，振幅圧が著しく減衰するため HFOV のデメリットをカバーすることができる．つまり，換気不全が強く非ピストン方式 HFOV でコントロールが難しい慢性肺疾患をはじめ，肺出血や胎便吸引症候群などの閉塞性疾患，胎児水腫などがピストン方式 HFOV のよい適応である．

2 ピストン方式の（相対的）禁忌

　循環不全症例はピストン方式のみならず HFOV 全般に注意が必要である．特に生後 3 日以内は心ポンプ不全による静脈うっ滞をきたしやすいため適応については十分な考慮が必要がある．また，非ピストン式 HFOV では volume target ventilation や I/E 設定などより細やかな呼吸器設定ができる一方，ピストン式 HFOV ではこれらの設定ができないというデメリットがある．

A．循環不全（特に生後 72 時間以内）の症例

　HFOV は持続的に気道内圧が高く，胸腔内圧が上昇し静脈還流が減少する．その結果，血圧低下や静脈うっ滞による脳室内出血を引き起こす可能性がある．特に生後 24 〜 48 時間は生理的に心収縮力が低下するため，静脈うっ滞を助長することがあり，循環作動薬の併用や間欠的強制換気への呼吸器設定の変更が重要である．

B．細やかな人工呼吸器設定が必要な症例

　Volume target ventilation は設定した一回換気量を目標に振幅圧を自動調整する機能だが，ジェット方式 HFOV の SLE600 やダイアフラム方式 HFOV である Babylog VN800 などには搭載されている．また，I/E 設定ではピストン方式 HFOV は 1：1 の固定であるのに対して，上記の非ピストン方式 HFOV では 1：1 〜 1：3 まで設定が可能である．特に volume target ventilation はその時々の肺のコンプライアンスに合わせてサポートの強弱をつけ，CO_2 の変動を最小限に抑えることができ，超早産児には有益である．しかしながら，ピストン方式 HFOV にはこれらの調整ができない．

3 ピストン方式 HFOV の設定

間欠的強制換気と異なり、(A) 酸素化と (B) 換気を調整する項目が独立している．

A．酸素化（MAP，FiO_2）

1) MAP

初期設定：出生体重<1,500g の時 MAP 12，出生体重>1,500g の時 MAP 15．

ただし，間欠的強制換気から変更する時は MAP+2〜5cmH$_2$O を目安とするが，胸部 X 線で右横隔膜頂部が第 9〜10 肋間近傍に位置するように調整する．横隔膜の平坦化や，第 10 肋間を超える所見は過膨張所見であり，MAP を下げる．SI 圧は MAP+5cmH$_2$O で設定する．

Weaning での注意点：低すぎる MAP は振動が肺胞でなく末梢気道に直接作用し，気道損傷の原因となり，肺の虚脱も起こる．MAP が 5cmH$_2$O では HFO の効果はなく，6cmH$_2$O の MAP では間質性肺気腫が多発するため，最低でも 7cmH$_2$O の MAP は保つようにする．HFOV 全般で注意すべき点である．

抜管の目安：MAP 7〜8（挿管チューブが 2mm で細い場合は 9 でも可）

2) FiO_2

初期設定：FiO_2 0.3

Weaning での注意点：SpO_2 モニターを参考に調整する．早産児では 90〜95％を目標 SpO_2 として管理する．

抜管の目安：抜管後に使用する NIPPV には酸素濃度が調整できるため，MAP と異なり FiO_2 に決まった抜管の目安はないが，FiO_2 < 0.3 で管理できることが望ましい．

B．換気（一回駆出量〔stroke volume〕，振幅圧〔amplitude〕，振動数〔frequency〕）

ピストン方式 HFO では stroke volume (SV) で調整する．SV はピストン 1 往復させることで生み出される換気量（mL）で，それに伴い圧振幅（amplitude）も変動する．人工呼吸器により SV を調整し，amplitude を測定するものと，amplitude を調整し，SV を調整するものがある．また，ピストン方式 HFO の振動数は 15Hz が推奨され固定する．

初期設定：出生体重<1,500g の時 SV 12，出生体重>1,500g の時 SV 15

Weaning での注意点：血液ガス分析での CO_2 の値のみならず，pH が保たれて

いるかを判断する．早産児では肺保護の観点から permissive hypercapnia を念頭に行う．CO_2 や pH の値にもよるが原則 SV は 1 ずつ下げる．

SV とダイアフラグ方式の tidal volume（VT，一回換気量）とは異なるため評価の際に注意する．

抜管の目安：SV ＜ 7

参考文献

1) カリオペアルファ添付文書. https://www.info.pmda.go.jp/downfiles/md/PDF/780072/780072_21200BZZ00328000_A_02_08.pdf（2023 年 11 月 28 日閲覧）
2) ハミング X パンフレット. https://metran.co.jp/literature/HMXJapanese.pdf（2023 年 11 月 28 日閲覧）
3) Humming Vue パンフレット. https://metran.co.jp/literature/HummingVueJapanese.pdf（2023 年 11 月 28 日閲覧）

〈石田宗司〉

25 High frequency oscillatory ventilation（ダイアフラム方式）の適応と実際

E 呼吸管理のコツ

POINT

- HFOは，生理的な頻度を大きく超えた換気回数で，解剖学的死腔量よりも少ない一回換気量で換気を行う換気法である．
- CMV（conventional mechanical ventilation）に比べて肺保護効果が期待される．
- 当院では主にDrager Babylog® VN500を用いており，体重の小さい児であれば，VThfの変動を観察しながら細かな設定の調整ができる．
- 体重のある正期産児では，ダイアフラム式のHFOでは，パワーが不足して肺胞まで振動が到達できず，ガス交換が効果的でなくなるケースがある．

1 HFO

　超早産児や，重篤な呼吸障害の症例では，しばしば長期間の人工呼吸器管理やシビアな呼吸器設定を要する．肺は圧損傷や容量損傷によりダメージが蓄積していく．HFOは，生理的な頻度を大きく超えた換気回数で，解剖学的死腔量よりも少ない一回換気量で換気を行う換気法である．HFOのガス交換の機序は，拡散を中心に，さまざまな要素が合わさって成り立っていると考えられている．CMVに比べて少ない一回換気量での呼吸管理が可能であり，HFOをうまく活用できれば，肺損傷のリスクを減少させることが期待できる．

　一方で，振動が肺胞レベルまで到達しなければ，HFOは十分な効果を発揮できなくなる．気道狭窄，分泌物による気道の閉塞，胎便吸引症候群などでは，HFOでのガス交換は不十分となることがある．

　また，一般的にHFOはCMVに比べて高いMAPでの管理となるため，静脈還流が妨げられる恐れがある．そのため，循環不全の恐れがある児には適応を考

える必要がある．IVHのリスクが高い児，IVHを発症した児についても，適応を考慮する必要があると考える．

2 ダイアフラム式のHFOの特徴

　当院では主にDrager Babylog® VN500を用いて早産児の人工呼吸器管理を行っている．ダイアフラム式のHFOであり，VThfが測定できる．VThfの変動を観察しながら細かな調整が可能で，児のpHを適切に管理するのに役立っている．

　一方で，ダイアフラム式HFOのデメリットとして，ピストン式に比べるとパワーが不足することである．超低出生体重児で問題となることはほとんどないが，体重がある正期産児では，うまく振動が肺胞レベルまで届かず，酸素化や換気が期待通りに改善しないことがある．その場合，振動数を下げて対応することがある．しかし，振動数を下げることで末梢気道へ伝達される圧力が上昇し，肺損傷のリスクが上がる恐れがある．それでもパワー不足でHFOが十分に機能しない場合があり，A/CやSIMVへの設定の変更や，呼吸器の変更を余儀なくされることがある．

3 適応

- 超早産児の人工呼吸器管理，呼吸窮迫症候群，慢性肺疾患，肺低形成，エアリーク症候群など．
- <u>適応を検討する必要がある症例</u>：気道の閉塞・狭窄，胎便吸引症候群，循環不全，体重のある正期産児の呼吸障害．

4 初期設定の実際（当院ではDrager Babylog® VN500を使用）

- MAP：10〜12cmH$_2$O
- 振幅圧：VThfが1.5〜2.0/kg/mLになるように設定
- 振動数：12Hz
- I：E比：1：1
- 深呼吸圧：MAP+5cmH$_2$O
- pCO$_2$：50〜60mmHg，pH：7.3程度を目標とし調整する（permissive hypercapnia）

　当院では主にVN500を用いて新生児の人工呼吸器管理を行っている．患児の

25 ● High frequency oscillatory ventilation（ダイアフラム方式）の適応と実際

肺コンプライアンスなど呼吸状態に応じて初期設定を行う．

　肺胞レベルまで振動を伝えるためには，MAPを十分にかけ，気道の虚脱を防ぐ必要がある．MAPの不足は，気道の虚脱やエアトラップを招く．一方で，MAPを過度に上昇させても呼吸状態の改善にはつながらず，循環不全のリスクを上げるのみとなる．

　MAPの初期設定は，CMVでの管理時に必要であった平均気道内圧＋$2cmH_2O$程度を目安にしている．MAPを設定した後は，胸郭が振動しているかを観察し，X線写真で肺野の開き具合を確認する．X線写真にて，横隔膜前面が第8〜9肋間に位置するようにMAPを調整する．過膨張であれば，MAPを下げることを検討する．

　振動数は12Hzで開始している．体重があり，パワー不足と考えられる症例では，10Hz程度まで下げることもある．

　振幅圧は，VThfが1.5〜2.0mL/kg程度になるように設定している．その後，血液ガス検査を実施し，換気の管理が適正かを評価し，調整する．

　気道に分泌物が貯留すると，振動は肺胞まで届かなくなり，HFOは十分に効力を発揮できなくなる．その場合，外表上は胸郭の震えが乏しくなり，モニター上はVThfが十分に入らなくなる．適切なタイミングでの気管内吸引が必要である．

　ただし，気管内吸引により肺胞が虚脱しても，十分なガス交換を達成できなくなる．そのため，吸引後などは深呼吸をかけて肺のリクルートメントをはかる．深呼吸は，一時的にPEEPを上げる処置であり，虚脱した肺胞を回復させることを目的とする．当院では，深呼吸の初期設定はMAP＋$5cmH_2O$を基準としている．深呼吸圧を設定したら，実際に深呼吸をかけ，胸郭が上がるかを確認する．それで胸郭が上がらない場合は，気管内分泌物の貯留や気管チューブの先端位置の問題がないかを確認した上で，深呼吸圧を上げることを検討する．深呼吸は1回あたり2〜3秒を2〜3回かける．

5 Weaningの実際

　呼吸器のweaningにあたっては，まずはFiO_2を0.30以下まで下げることを目指す．その上で酸素化や努力呼吸の有無などの呼吸状態や，X線写真での肺野の開き具合をみながら，徐々にMAPを下げていく．MAPを下げながら，早産児の場合はカフェイン製剤などを併用して無呼吸を予防する．MAPを7〜

8cmH$_2$Oまで下げることができたら，抜管を検討していく．MAPをこれ未満に下げてしまうと，振動は肺胞レベルまで到達しなくなり気道損傷の原因となる．

　気道が確保されていること，全身状態が安定していること，自発呼吸が保たれていることなどを評価した上で，抜管を検討する．

参考文献

1) Pillow J. 榎本真宏, 翻訳監修. 高頻度振動換気: 理論と実践. 東京: ドレーゲルジャパン; 2017.
2) 盆野元紀. HFO: high frequency oscillation. 周産期医学. 2019; 49: 458-62.
3) 新生児臨床研究ネットワーク. 在胎28週未満の超早産児のためのNICUマニュアル (Ver.1.1). https://plaza.umin.ac.jp/nrndata/pdf/NICUManualJ.pdf (2024年6月閲覧)
4) 長谷川久弥, 編. 新生児呼吸管理ハンドブック. 東京: 東京医学社; 2021.

〈村山義史〉

E 呼吸管理のコツ

26 NAVAの使用の適応と実際

POINT

- **適応**：すべての症例が適応になるが，特に早産児の慢性期管理に威力を発揮する．
- **禁忌**：食道閉鎖，500g未満の早産児．
- **特徴**：Edi（electrical activity of the diaphragm）を利用し，患者と人工呼吸器との同期性を大幅に改善させる．
- **注意点**：自発呼吸がないと機能しない（back up換気設定はある）．
- **期待すること**：同期性の改善により，投与酸素濃度，換気圧が下げられ，鎮静薬を減量でき，早産児の呼吸・中枢神経予後を改善させる．

1 NAVAの基本

　NAVA（neurally adjusted ventilatory assist）はEdi（electrical activity of the diaphragm）を利用し，自在に呼吸補助の調整を行い，患者の自発呼吸に究極に同期した呼吸モードである．Ediは横隔膜の活動電位であり，peakは患者がどれくらいの大きさを欲しているかを反映し，minimumは呼気時の横隔膜の緊張を表す．つまりpeakは呼吸仕事量を，minimumはPEEPが適正かの指標となりうる．EdiはEdiカテーテルと呼ばれる，電極を装着した特殊な胃管を適切な位置に挿入することで捕捉することができる．また，NAVAではNAVAレベルという数値を調整することで呼吸器のサポートの程度を設定できる．EdiとNAVAによって，供給圧が自在に変動する．供給圧はEdi（peak−minimum）×Edi＋PEEPという式によって規定される．理論的にはNAVAレベルを上げていくと供給圧は上昇するが，人工呼吸器のサポートが強くなるとEdiは低下する（この点をbreak pointという）ため，過剰な圧補助がかからないのもNAVAの利点である．また吸気時間はEdi peakから70%ほどEdiが減衰したところで

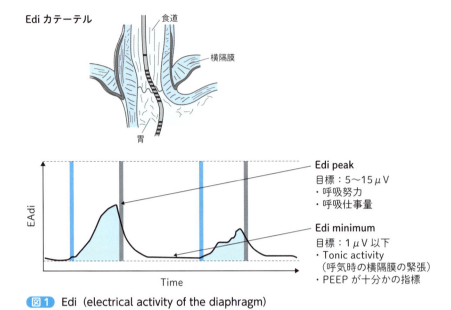

図1 Edi (electrical activity of the diaphragm)

吸気サポートを停止することで患者自身が調整可能である．つまり，NAVA では圧も，回数も，吸気時間もすべて患者自身が規定することになる．また従来のトリガー機構（圧やフロートリガー）に比べると，Edi による呼吸開始はトリガーの遅れが非常に少ない．これによって従来の呼吸モードよりも大幅に同期性が改善することとなる（図1）[1]．

2 NAVA の適応・禁忌・準備

　NAVA はその同期性ゆえに，自発呼吸さえあればどのような患者にも適応が可能である．逆に深い鎮静が必要な重症な病態，中枢神経障害，あるいは食道閉鎖などで胃管がそもそも挿入不可能な場合には使用できない．NAVA を開始する時は Edi カテーテルを適切な深さに挿入する必要があるが，耳─鼻─剣状突起の計測値から計算するか，すでに挿入されているはずの胃管の長さからある程度目星をつけて挿入し，「Edi カテーテル位置調整画面」で位置を確認する．図2で4本の心電図波形が表示されるが，中央の2本がハイライトされる位置が適正である．

　HFO から直接 NAVA に変更する場合，思ったように自発呼吸が出てこないことを経験する．少なくとも半日はバックアップ換気が多くても NAVA を試みる

26 ● NAVAの使用の適応と実際

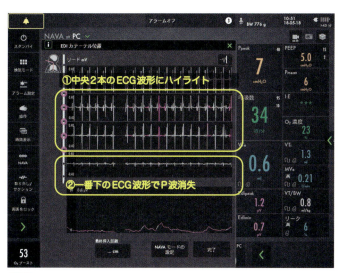

図2　Ediカテーテル位置調整画面

ようにしている．

3 NAVAの初期設定

　NAVAレベルの設定は1～2程度で始める．しばらくEdi peakを観察し，それが5～15程度になるようにNAVAレベルを調整する．Peakが5未満であればサポートが強いと判断されるのでNAVAレベルを下げる．逆にpeakが15以上（15以上だと見た目にも努力呼吸をしている）ではサポートが足りないのでNAVAレベルを上げる．PEEPは従来のSIMVと同程度で開始するが，NAVA変更前がHFOである場合，急激に平均気道内圧が下がると肺の虚脱を招き，呼吸が悪化することもあるため，ある程度高めのPEEP（7～9程度）で開始することもある．NAVAでは中枢性無呼吸やその他の原因でEdiが出ない時にはバックアップ換気に移行する．このバックアップ換気に移行する時間を「無呼吸時間」として設定する．つまり無呼吸時間が2秒と設定されていれば，2秒間Ediトリガー（通常0.5μV）を上回るEdi peakが発生しないと自動的にバックアップ換気に移行する．バックアップ換気の圧・吸気時間・回数を設定する必要があるが，概ねSIMVの設定に準じることになる．しかし肺リクルートメントが必要な病態ではあえて圧を高く，回数を少なく設定することもある．圧も回数も高い設定であると自発呼吸が抑制され，バックアップ換気がメインとなり，NAVAの利点

を活かすことができないので注意が必要である．

4 NAVAのWeaning

　NAVAでのWeaningはNAVAレベルを下げることと，無呼吸時間を延長すること，の2点である．肺の状態が安定し，中枢神経もある程度成熟してくる30週前後に抜管を念頭にNAVAレベルを下げていくが，Edi peakの変化もなく，バイタルサインの変動も大きくないことを確認しながら，緩徐に下げていく．また無呼吸時間も最低でも2秒以上に延長し，問題ないことが確認できれば，抜管後の無呼吸に耐えられるかの目安となる．概ねNAVAレベルが1まで下げられ，無呼吸時間が2～4秒に設定しても患者が安定していれば抜管が可能と判断する．抜管後はNIV-NAVAに移行することが多い．

5 NAVAの注意点

　NAVAで重要なEdiカテーテルであるが，最小のものは6Fr 49cmである．これが適切な位置になるように挿入するが，体重が500g未満であると深すぎる挿入長となり，胃穿孔などのリスクが高まる[2]ので，500gより大きくなるのを待ってから使用するようにしている．また，自発呼吸が非常に不安定でバイタルサインが大きく変動したり，ほとんどバックアップ換気になる場合や，さざ波Ediと呼ばれ，小さいEdi peakによって十分な換気圧がかからず，NAVAレベルを上げても改善しない場合などはNAVAが不向きな病態と考え，HFOやSIMVの管理に戻す．

参考文献

1) Karikari S, Rausa J, Flores S, et al. Neurally adjusted ventilatory assist versus conventional ventilation in the pediatric population: Are there benefits? Pediatr Pulmonol. 2019; 54: 1374-81.
2) Asui R, Mizumoto H, Sato M, et al. Edi catheter-related gastric perforation in a 373 g infant. Pediatr Int. 2021; 63: 734-6.

〈小田　新〉

E 呼吸管理のコツ

27 急性期の鎮静薬：塩酸モルヒネ投与法の実際

POINT

- 適応：早産児では脳室内出血の予防．
- 投与方法：経皮的中心静脈ラインあるいは臍静脈カテーテルから持続投与する．
- 投与量：8〜13μg/kg/時．
- 投与中の注意：低血圧，消化管の蠕動抑制，尿閉．
- 投与中止時期：動脈管の血流がコントロールされ，血圧上昇に伴う心ポンプ不全がないことを確認して，循環状態の安定する生後72時間を目安に1〜2日で漸減中止する．

1 急性期の鎮静薬としての塩酸モルヒネの位置づけ

　モルヒネの添付文書情報には，モルヒネの適応として，「激しい疼痛時における鎮痛・鎮静」とある．鎮静そのものを目的にするならば，バルビツールやベンゾジアゼピンの方が適正である．モルヒネ投与の目的を明確にするべきである．新生児の急性期を適応とする場合には，鎮静に加えた循環管理を念頭に置くべきである．

　正期産児で先天性横隔膜ヘルニアや重症の胎便吸引症候群などの肺高血圧をきたす疾患では，肺高血圧の悪化を予防する目的で投与する．左心低形成症候群や完全大血管転位など肺血管抵抗が低下することで，うっ血性心不全をきたす疾患では，周術期の肺うっ血に伴う心不全治療に投与する．本稿では，超早産児の脳室内出血予防について記載する．

2 早産児の脳室内出血を予防するためのモルヒネによる鎮静の実際

　超早産かつ超低出生体重児では，脳室内出血予防を主眼とした循環管理目的にモルヒネを投与する方法がある．新生児，特に超早産児ではモルヒネによって自発呼吸は抑制されるので，モルヒネ投与前からの気管挿管と人工呼吸管理が必要である．そのため，低侵襲サーファクタント投与や挿管 - サーファクタント - 抜管法に引き続く非侵襲的呼吸管理とは相容れない．

　経皮的中心静脈ラインあるいは臍静脈カテーテルが確保され次第，モルヒネの持続鎮静（8〜13μg/kg/時）を開始する．また，鎮静によって血圧低下が予測されるので，動脈ラインを留置し，リアルタイムに血圧をモニターする．低血圧に対しては，ヒドロコルチゾン1〜2mg/kg/回の投与やドパミン2〜3μg/kg/分が必要になることが多い．

　ヒドロコルチゾンの昇圧作用は，投与から約2時間でみられ，投与5〜6時間で血圧は安定し高血圧をきたすことはない．

　低血圧をきたす重症の感染症や低体温や消化管穿孔などを合併する場合には，モルヒネの持続投与下で昇圧を図るよりもモルヒネの中止を検討する．

　また，モルヒネの持続鎮静中にかかわらず体動がみられる場合には，痰や脳室内出血などの体動を引き起こす要素を除外する必要がある．これらの体動を引き起こす要因を除外してもさらに鎮静を要すると判断される場合には，ベースのモルヒネを15μg/kg/時まで増やすことも検討されるが，用量反応性に鎮静効果が得られるわけではない．追加の鎮静としては，チオペンタール（0.5〜2mg/kg静注）やフェノバルビタール（1〜2mg/kg点滴投与）があるが，モルヒネとの相乗効果で単独使用に比べて少量にしないと過剰な鎮静をきたしうるので注意が必要である．

　モルヒネの持続投与は，自発呼吸を完全に抑制し体動を完全になくすほど鎮静しているわけでなく，脳静脈のうっ血につながるような啼泣や徐脈をきたすような体動を減らす鎮静レベルを目指している．そのために鎮静は過剰にならないように，体動だけでなく，amplitude-integrated electroencephalogram（aEEG）も参考にする方法もある．その上で，血圧値，心拍数，尿量，血液ガス，乳酸値だけでなく，心エコー所見に基づいた総合的な循環管理が広く行われている．

　心エコーでは，収縮末期左室壁応力（end-systolic wall stress: ESWS）と心

拍補正左室平均円周短縮速度（mVcfc）を計測し，stress-velocity 関係に基づいた管理が有用である．血圧はこれらの指標に大きく関与しているので，昇圧を目指す際には，鎮静薬の減量，体温調整（低体温補正），水分量増量，ヒドロコルチゾン，カテコラミン，重炭酸ナトリウム投与を行い，降圧を目指す際には，鎮静薬の増量や追加投与，水分量減量，利尿薬，血管拡張薬投与を行う．

　モルヒネの持続投与は動脈管の血流がコントロールされ，血圧上昇に伴う心ポンプ不全がないことを確認して，循環状態の安定する生後 72 時間を目安に 1〜2 日で漸減中止する．

　モルヒネ持続投与中は消化管の蠕動抑制のために，消化管拡張に伴う腹部膨満はきたさず，呼吸には有利である一方，胆汁様の胃液が胃管から吸引され経腸栄養は進みにくい．また，尿閉は必発ではないが，男児であることや在胎週数が進むほどに尿閉のリスクは高まる．

　単純に鎮静が IVH を予防するとは考えにくく，むしろ鎮静をすることで血圧低下に伴う尿量減少・浮腫や分泌物増加などの要因が加わり管理が複雑化する．そのため，脳室内出血の予防目的に鎮静を行う場合には，鎮静を生かした循環管理と鎮静薬に伴う副作用を補う管理が可能なことが必要条件である．鎮静薬が意図する呼吸・循環安定化による脳室内出血予防効果よりも，副作用による管理の複雑化が脳室内出血を引き起こす可能性の方が大きいこともある．

参考文献

1) 豊島勝昭, 下風朋章. ハイリスク児・超早産児全般. In: 神奈川県立こども医療センター, 編. 新生児診療マニュアル. 第 7 版. 東京: 東京医学社; 2022. p.150-62.
2) Shibasaki J, Toyoshima K, Kishigami M. Blood pressure and aEEG in the 96 h after birth and correlations with neurodevelopmental outcome in extremely preterm infants. Early Human Development. 2016; 101: 79-84.
3) 豊島勝昭. 循環管理—血圧管理から心機能管理へ. 周産期医学. 2014; 44: 469-74.
4) Toyoshima K, Kawataki M, Ohyama M, et al. Tailor-made circulatory management based on the stress-velocity relationship in preterm infants. J Formos Med Assoc. 2013; 112: 510-7.

〈下風朋章〉

E 呼吸管理のコツ

28 急性期の鎮静薬：フェンタニルクエン酸塩投与法の実際

POINT

- フェンタニルクエン酸塩は高い鎮痛作用をもち，新生児領域でしばしば用いられている．
- 呼吸抑制や血圧低下，尿閉，腸管運動抑制などの副作用に注意して用いる．
- 急速な静脈内注射は筋強直を起こし，換気不全を招く．

　フェンタニルクエン酸塩は，モルヒネ塩酸塩の 50 〜 100 倍の中枢性鎮痛効果をもつ．新生児は痛みを訴えることが困難であるが，術後など痛みの存在が予想される状況では，フェンタニルクエン酸塩などの鎮痛薬を用いて疼痛をコントロールする必要がある．また，疼痛の放置が病状の悪化を招くケースもある．新生児遷延性肺高血圧症では，肺高血圧が悪化し呼吸循環動態の増悪を招く危険性があり，本剤の投与を検討する．他には，低酸素性虚血性脳症の低体温療法中の鎮痛・鎮静にもフェンタニルクエン酸塩を使用している．

　人工呼吸器管理中にファイティングを起こし，呼吸管理が困難となった際にも本剤の使用が検討される．

　一方で，後述の通り注意すべき副作用も存在する．鎮痛薬として上手に使うためには，副作用を理解して使用することが必要となる．

　また，フェンタニルクエン酸塩の使用中は，投与量が不足して児が苦痛を感じていないか，過剰な鎮静・鎮痛となっていないかを継続して評価する．処置への反応（表情，体動，バイタルの推移など）を観察し，適切な鎮痛・鎮静レベルを心がける．

1 薬理作用

　主に脊髄，脊髄上位，消化管などに分布するオピオイド受容体サブタイプの

μ受容体に作用し，鎮痛作用を発現する．また，主として肝代謝酵素 CYP3A4 で代謝される．

2 適応

処置に伴う苦痛，術後の疼痛，新生児遷延性肺高血圧症，低酸素性虚血性脳症に対する低体温療法中の鎮痛・鎮静，人工呼吸器管理時のファイティングへの鎮痛・鎮静などである．

3 投与量

- 1.0 〜 5.0μg/kg/ 時で持続静注する．
- 実際には想定される侵襲・苦痛の程度により初期投与量を調整している．
- 超低出生体重児，極低出生体重児では 0.5 〜 1.0μg/kg/ 時で開始し，調整している．
- 併用注意：バルビツール酸系薬剤，ベンゾジアゼピン系薬剤，フェノチアジン系薬剤などは，中枢神経抑制作用が増強されることがあるので，減量投与など注意すること．

4 副作用

フェンタニルクエン酸塩の主な副作用は，呼吸抑制，血圧低下，筋強直，尿閉，腸管蠕動抑制，嘔吐である．したがって，フェンタニルクエン酸塩の投与中は，呼吸状態や血圧の推移に十分に注意してモニタリングする必要がある．また，急速な静脈内投与によって筋強直が出現し，換気ができなくなることもある．鎮痛のため高用量のフェンタニルクエン酸塩の投与が必要なら，気管挿管しての人工呼吸器管理が必要となる．

他の副作用として尿閉がある．1μg/kg/ 時以下の投与量での管理なら，尿道カテーテルなしでの管理も検討されるが，尿量の推移の観察を要する．膀胱の拡張や水腎症が出現してこないか，腹部超音波検査で定期的に評価する必要がある．それ以上にフェンタニルクエン酸塩の投与量が必要な際には，尿道カテーテルを留置する．

また，フェンタニルクエン酸塩は腸管の蠕動運動を抑制する．嘔吐を誘発することもあるので注意する．当院では，フェンタニルクエン酸塩の持続投与中は経腸栄養を中止している．

急速な減量や投与中止は離脱症候群を発症するリスクがある．投与量が多い場合や，長期となった場合には，そのまま中止するのではなく漸減する必要がある．もし離脱症候群が疑われた際には，フェンタニルクエン酸塩の投与を再開し，症状が改善するかを評価する．

参考文献
1) フェンタニル注射液「第一三共」添付文書．
2) 日本麻酔科学会．麻酔薬および麻酔関連薬使用ガイドライン．第3版．2018．
3) 日本新生児看護学会「NICUに入院している新生児の痛みのケアガイドライン」委員会．NICUに入院している新生児の痛みのケアガイドライン．2020年（改訂）版．2020．

〈村山義史〉

E 呼吸管理のコツ

29 急性期の鎮静薬：フェノバルビタールナトリウム投与法の実際

POINT

- 適応：超早産児を含む新生児の急性期の鎮静薬として使用可能．
- 投与方法：緩徐に静注．
- 投与量：初回投与20mg/kg/dose．以降は前回投与から12時間以降に10mg/kg/doseを2回まで投与可能．以降も必要であれば4〜5mg/kg/doseの維持量で継続可能．
- 投与中の注意点：長期間継続して使用すると，血中濃度が上昇して呼吸抑制につながるため，必要に応じて血中濃度を測定する．

1 作用機序

　新生児では急性期の呼吸管理中に鎮静作用を有する薬剤を使用することがある．薬剤としては，オピオイド・抗けいれん薬・鎮痛鎮静薬などが単独または併用で使用される．フェノバルビタールナトリウムの作用機序は，脳幹に存在する網様体賦活系および大脳皮質介在ニューロンの活動を抑制する効果による．すなわち，フェノバルビタールナトリウムはGABA受容体のサブユニットに存在するバルビツール酸誘導体結合部位に結合することにより，抑制性伝達物質であるGABAの受容体への親和性を高め，Cl⁻チャネル開口作用を増強して神経機能抑制作用を促進する[1]．マウスでの実験で，GABAシステムは発生初期の段階から構築されているといわれていることから[2,3]，フェノバルビタールナトリウムは新生児にも効果を発揮すると考えられている．

2 投与の実際と注意点

　当院では，急性期の人工呼吸管理中の鎮静薬の第一選択薬として，抗けいれん薬であるフェノバルビタールナトリウムを使用している．その理由は，適切に使

用すれば，血圧などの循環動態に与える影響が少なく，消化管への影響も少ないため投与中も経腸栄養を進めることができるからである．

投与方法は，初回投与として，フェノバルビタールナトリウム 20mg/kg を緩徐に静注し，以降は前回投与から 12 時間以上の間隔を空けて，10mg/kg/dose を 2 回まで投与（total 40mg/kg）としている．以降も鎮静が必要な場合は，維持量として，24 時間ごとに 4〜5mg/kg/日で投与を継続する．極低出生体重児では，原則として人工呼吸管理中であっても，出生後 72 時間以降は鎮静薬の投与を中止して経過をみている．

フェノバルビタールナトリウムの半減期は 70〜200 時間と長いため[4]，維持量投与のみで目標血中濃度に達するとされている．本薬の新生児発作に対する目標血中濃度は，一般的に 15〜40μg/mL といわれている．しかし，血中濃度が 20μg/mL を超える場合には，抜管後に呼吸抑制が生じる可能性もあり得るため，長期間継続して使用している場合には，必要に応じて血中濃度を測定して対処している．しかしながら，血中濃度がどこまで低下すれば確実に抜管可能かというデータはないため，血中濃度の値に加えて呼吸状態や修正週数などの臨床所見を加味して抜管時期を判断しているのが現状である．なお，早産児の脳室内出血予防に対するフェノバルビタールの効果に関するシステマティックレビューでは，予防効果は不明であるとされている[5]．

参考文献

1) 第十五改正日本薬局方解説. 2006; C3496.
2) Fiszman ML, Behar T, Lange GD, et al. GABAergic cells and signals appear together in the early post-mitotic period of telencephalic and striatal development. Brain Res Dev Brain Res. 1993; 73: 243-51.
3) Lauder JM, Han VK, Henderson P, et al. Prenatal ontogeny of the GABAergic system in the rat brain: an immunocytochemical study. Neuroscience. 1986; 19: 465-93.
4) 武部幸侃, 葛西幹男, 小林信男, 他. 新生児痙攣における phenobarbital の薬物動態. 日本新生児学会雑誌. 1988; 24: 84-9.
5) Romantsik O, Smit E, Odd DE, et al. Postnatal phenobarbital for the prevention of intraventricular haemorrhage in preterm infants. Cochrane Database Syst Rev. 2023; 3: CD001691.

〈落合成紀〉

E 呼吸管理のコツ

30 High-flow nasal cannula の適応と実際

POINT

- **適応**：抜管後または呼吸障害に対する初期からの呼吸補助療法として使用可能である．
- **治療開始時の体重と使用流量**：1,000g未満は3L/分で開始する．1,000g以上は3L/kg/分で開始して，呼吸状態に応じて適宜流量を調整する．
- **治療終了基準**：F_IO_2 0.3未満かつ流量3L/分で24時間以上呼吸状態が安定している場合には，治療終了を考慮する．
- **治療変更基準**：F_IO_2 0.4以上で流量8L/分を使用しても呼吸状態の改善がみられない場合には，別の換気療法に変更する．

1 HFNC療法の適応と期待される呼吸補助効果

High-flow nasal cannula（HFNC）は nasal continuous positive airway pressure（NCPAP）と同様に，抜管後または呼吸障害に対する初期からの呼吸補助療法として使用できる．

HFNC療法には，高流量と加温・加湿により期待される効果がある．高流量によって期待される効果は，①鼻咽頭に貯留しているガスのwashout，②設定した酸素濃度のガス供給が可能，③気道内を陽圧に保つ，および④呼吸仕事量の軽減である．加温・加湿によって期待される効果は，①気道粘膜絨毛のクリアランス低下の予防，②気道感染症の頻度上昇の抑制，③気道抵抗上昇の抑制，および④鼻粘膜乾燥に伴う不快感の軽減である．

2 NCPAP療法との使い分け

A．抜管後の呼吸補助療法

早産児に対する抜管後の呼吸補助目的での使用では，HFNCの治療失敗の頻度

はNCPAPと同等であるといわれていたが[1]，最近のメタ解析では，HFNCの方が治療失敗の頻度が高いとの報告もあり一定していない[2]．HFNCの治療失敗の独立したリスク因子は，組織学的絨毛膜羊膜炎，治療を要する動脈管開存症の既往，HFNC療法導入時の短い修正週数であることから[3]，私たちは，これらのリスク因子を有する場合には，NCPAPを第一選択として使用している．

B．初期からの呼吸補助療法

在胎期間28週以降の早産児の呼吸障害に対する初期使用としてHFNCとNCPAPを比較したメタ解析では，HFNCの方が治療開始後72時間以内の治療失敗の頻度が高いと報告されている[4]．さらに同じ機器でNCPAPとnasal intermittent positive pressure ventilation（NIPPV）のモードが使用できる呼吸器であれば，NCPAP療法の効果が不十分な場合に，容易にNIPPV療法への変更が可能であるため，私たちは出生直後からの呼吸障害に対する初期使用には，NIPPVモードも兼ね備えた機器を用いてNCPAPを第一選択として使用している．NCPAP療法で24時間以上呼吸状態が安定しているが，継続して呼吸補助療法が必要な症例については積極的にHFNC療法に変更する．その理由は，HFNC療法はNCPAP療法と比較して，鼻周囲の損傷頻度が少ないこと，エアーリークの頻度が少ないこと[4]，経口哺乳が進めやすいこと，医療従事者や保護者が患児のケアに参加しやすいこと，顔面変形のリスクがないなどさまざまな利点があるからである．

3 HFNC療法の実際

抜管後使用，初期使用にかかわらず，治療開始時の体重が1,000 g未満の場合には3L/分の流量で開始する．治療開始時の体重が1,000 g以上の場合には，3L/kg/分で開始して呼吸状態に応じて適宜流量を調整する．

F_IO_2 0.3未満かつ流量3L/分で24時間以上呼吸状態が安定している場合には，治療終了を考慮する．一方，酸素化を維持するためにF_IO_2 0.4以上を必要とし，流量8L/分でも呼吸状態の改善が見られない場合には，NCPAPやNIPPV療法，必要に応じて気管挿管による人工呼吸管理など別の換気療法に変更する．

📖 参考文献

1) Wilkinson D, Andersen C, O'Donnell CP, et al. High flow nasal cannula for respiratory support in preterm infants. Cochrane Database Syst Rev. 2016; 2: CD006405.
2) Hong H, Li XX, Li J, et al. High-flow nasal cannula versus nasal continuous positive air-

way pressure for respiratory support in preterm infants: a meta-analysis of randomized controlled trials. J Matern Fetal Neonatal Med. 2021; 34: 259-66.
3) Uchiyama A, Okazaki K, Kondo M, et al. Randomized controlled trial of high-flow nasal cannula in preterm infants after extubation. Pediatrics. 2020; 146: e20201101.
4) Hodgson KA, Wilkinson D, De Paoli AG, et al. Nasal high flow therapy for primary respiratory support in preterm infants. Cochrane Database Syst Rev. 2023; 5: CD006405.

〈内山　温〉

E 呼吸管理のコツ

31 Nasal continuous positive airway pressure の適応と実際

POINT

- **適応**：早産児・正期産児の初期呼吸補助療法または抜管後に使用する．また，喉頭軟化症などの気道病変を有する児にも有効な場合がある．
- **初期設定**：通常4〜5cmH$_2$Oから開始して，7〜8cmH$_2$O程度を上限とし，呼吸状態によって圧を調整する．酸素濃度は呼吸状態によって調整する．
- **治療終了基準**：F$_I$O$_2$ 0.3未満かつ4〜5cmH$_2$Oで呼吸状態が安定している場合に治療終了を考慮する．
- **治療変更基準**：F$_I$O$_2$ 0.4以上の使用，血液ガス検査で，pH＜7.20，pCO$_2$≧60mmHgが続き呼吸窮迫症状の改善を認めない場合には，nasal intermittent positive pressure ventilationや気管挿管による人工呼吸管理に変更する．

1 Nasal continuous positive airway pressure（NCPAP）の適応と期待される効果

　CPAPの原理は，肺胞を風船と考えるとイメージしやすい．風船は最初に膨らませる時には大変であるが，ある程度膨らむと後は楽に膨らませるようになる．肺胞も同様であり，未熟な肺胞は呼気終末陽圧がなければ虚脱する．虚脱を改善するためには大きな圧が必要となるが，成熟した肺胞では過膨張となり得る．したがって，過膨張と虚脱した肺胞が混在する状態に陥る．NCPAPは呼気終末陽圧をかけて，肺胞が虚脱を予防して，次の吸気時に未熟肺胞と成熟肺胞が均等に拡張できるように補助する効果が期待できる．このような機序によって特に機能的残気量の少ない早産児の抜管後の肺胞虚脱の予防に有用である．さらに咽頭や喉頭に持続的に陽圧がかかることにより，上気道の安定した開通と吸気時の組織

の引き込みの予防が期待できることから，閉塞性無呼吸や喉頭軟化症などにも使用されることがある．

2 NCPAP の使用の実際

　NCPAP が使用可能な機種には，①流量で調整するタイプと，②圧を調整するタイプがあり，通常 4 〜 5cmH$_2$O（流量としては 8L/ 分程度）から開始する．呼吸状態の改善が乏しければ，血液ガス検査や胸部 X 線検査結果などを総合的に判断し，7 〜 8cmH$_2$O 程度まで上昇させることもある．

　鼻カニュラには，①鼻に差し込むプロング型と，②鼻全体を覆うマスク型がある．

　プロング型はリークがなく，鼻腔を閉塞しないサイズを選択する．マスク型はマスク下縁で鼻腔を塞ぐことがなく，上縁は眼にかからない適切なサイズを選択する．リーク予防のために過剰にバンド固定を強めることは鼻中隔損傷，頰部の褥瘡，顔面骨変形などを引き起こす可能性があり十分に注意する．

　プロング型とマスク型を比較した最近のレビューでは，マスク型の方が治療失敗率や鼻周囲の損傷は少ない可能性があると報告されているが，死亡やその他の合併症について差はなかったと報告されている[1]．

　NCPAP の合併症としては，腹部膨満による呼吸障害の増悪や消化不良などが問題となることがある．対策として，①太めの胃管を挿入し適宜用手的に脱気する，②浣腸などで排便を促す，③腹臥位を中心にポジショニングを調整する，などが挙げられる．

　NCPAP からの離脱についての明確な基準や方法は決まっていない．

　Amatya らのシステマティックレビューでは[2]，離脱基準として以下の 6 項目が記載されている．すなわち，離脱を考慮する 24 〜 48 時間前より，① F$_1$O$_2$ 0.21 かつ 5cmH$_2$O，②呼吸窮迫症状がない，③ 12 時間のうち 2 回以上もしくは 24 時間のうち 3 回以上の，少なくともそのうち 1 回がバギングを要する徐脈やチアノーゼを伴う 20 秒以上の呼吸停止（無呼吸発作）がない，④ほとんどの時間で SpO$_2$>90％かつ経皮的酸素分圧>45mmHg，⑤直近での動脈管開存症や敗血症の治療歴がない，⑥ケア時に 15 分以上の NCPAP から離脱に耐えられる，の 6 項目が記載されている．

　NCPAP の離脱方法については，①離脱条件を満たした時点で完全に離脱する方法，②徐々に圧を下げる方法，③徐々に離脱時間を延長する方法があるが，適

切な離脱方法については明らかにされていない[2].

当院では F_IO_2 0.3 未満かつ 4～5cmH$_2$O で呼吸状態が安定している場合に治療終了を考慮している．なお，早産児の場合には，NCPAP 離脱後に high-flow nasal cannula を使用して，さらに呼吸補助療法を実施することが多い．

参考文献

1) Prakash R, De Paoli AG, Oddie SJ, et al. Masks versus prongs as interfaces for nasal continuous positive airway pressure in preterm infants. Cochrane Database Syst Rev. 2022; 11: CD015129.
2) Amatya S, Rastogi D, Bhutada A, et al. Weaning of nasal CPAP in preterm infants: who, when and how? a systematic review of the literature. World J Pediatr. 2015; 11: 7-13.

〈大塚康平〉

32 Biphasic continuous positive airway pressure の適応と実際

E 呼吸管理のコツ

POINT

- **適応**：早産児・正期産児の初期呼吸補助療法または抜管後に使用する．
- **初期設定**：圧4〜5cmH$_2$O（8L/分）に＋2〜3cmH$_2$O（＋3〜4L/分），吸気時間0.6〜1.0秒，換気回数10〜30回/分，吸気時間：呼気時間＝1：2程度から開始する．
- **治療終了基準**：F$_I$O$_2$ 0.3未満かつ換気回数10〜20回としても呼吸状態が安定している際に治療終了を考慮する．
- **治療変更基準**：F$_I$O$_2$ 0.4以上の使用，血液ガス検査で，pH＜7.20，pCO$_2$ ≧60mmHgが続き呼吸窮迫症状の改善を認めない場合には，nasal intermittent positive pressure ventilationや気管挿管による人工呼吸管理に変更する．

1 Biphasic continuous positive airway pressure の適応と期待される効果

　Biphasic continuous positive airway pressure（biphasic CPAP）は，呼気終末陽圧に加えて，間欠的にさらに圧を加えることができる二相性のCPAPである．別名として bilevel positive airway pressure（BiPAP）や「インファントフローシステム®＋sigh（深呼吸）」でSiPAPと表現されることもある．Nasal intermittent positive pressure ventilation（NIPPV）と比較すると，吸気時間が長く，呼吸回数が少なく，低い圧設定で管理する[1]．

　O'Brienらによる1,250g未満で出生した児を対象にした抜管後のbiphasic CPAPとnasal CPAP（NCPAP）の使用を比較したランダム化比較試験では，抜管成功率に有意差はなかったと報告されている[2]．一方Ishiharaらによる在胎26週から在胎30週未満を対象にした抜管後のbiphasic CPAPとNCPAPとの

ランダム化比較試験では，抜管後 48 時間以内の無呼吸発作の頻度と抜管成功率は，biphasic CPAP の使用の方が有意に高かったと報告されている[3]．

機序として，二相性に圧をかけることにより機能的残気量を増加させ，呼吸仕事量を軽減する効果が期待できること，さらに肺伸展受容体を刺激して，無呼吸発作を予防する効果に優れていることなどが推定されている．

2 Biphasic CPAP の使用の実際

初期設定圧は，低い圧を 4 〜 5cmH$_2$O（流量 8L/ 分），高い圧を 7 〜 8cmH$_2$O（流量 3 〜 4L/ 分）となるように設定する．吸気時間 0.6 〜 1.0 秒，換気回数 10 〜 30 回 / 分，吸気時間：呼気時間＝ 1：2 程度から開始する．治療終了は F$_1$O$_2$ 0.3 未満かつ換気回数 10 〜 20 回としても呼吸状態が安定している際に考慮する．F$_1$O$_2$ 0.4 以上の使用，呼吸窮迫症状の改善がない，安定した自発呼吸を認めない場合は別の呼吸管理や気管挿管による人工呼吸管理に変更する．

インターフェイスは NCPAP と同様であり，①プロング型と②マスク型がある．前述の O'Brien らのランダム化比較試験[2]では有害事象の発生頻度の検討もされており，有意差はなかったと報告されているが，実際に使用した印象では biphasic CPAP の方が腹部膨満の程度が強く出現する印象があるため，より注意深く腹部ケアを行うべきであると考えられる．

参考文献
1) Cummings JJ, Polin RA; Committee on Fetus and Newborn, American Academy of Pediatrics. Noninvasive respiratory support. Pediatrics. 2016; 137: e20153758.
2) O'Brien K, Campbell C, Brown L, et al. Infant flow biphasic nasal continuous positive airway pressure（BP- NCPAP）vs. infant flow NCPAP for the facilitation of extubation in infants' ≤1,250 grams: a randomized controlled trial. BMC Pediatr. 2012; 12: 43.
3) Ishihara C, Ibara S, Ohsone Y, et al. Effects of infant flow Bi-NCPAP on apnea of prematurity. Pediatr Int. 2016; 58: 456-60.

〈大塚康平〉

33 Nasal intermittent positive pressure ventilation の適応と実際

E 呼吸管理のコツ

POINT

- **適応**：早産児の気管挿管による呼吸管理からのweaningの過程で使用することが多い．
- **禁忌**：壊死性腸炎のリスクが高い病態での使用は避ける．
- **初期設定**：抜管前のSIMVの設定と同様の気道内圧で，呼吸回数を少し増やして開始することが多い．
- **注意点**：鼻とその周囲の皮膚の損傷に注意する．
- **Weaningの実際**：強制換気の回数を減らすことでnasal CPAPに移行する．

1 "NIPPV"の意味するもの

　"NIPPV"と表記されるものには，nasal intermittent positive pressure ventilationの他に，noninvasive positive pressure ventilationがあり，後者はNPPVと略されることがある．"noninvasive"は呼吸補助において気管挿管を行わないという意味で使用されており，経鼻的に圧または気流を与えるため，結果的にnasalと同義になる．一方，NIPPVとNPVは気管切開を行わずにマスクを使用して行う在宅人工換気を意味することもある[1]．NICUにおけるnoninvasive positive pressure ventilation（NIPPV）には，nasal continuous positive airway pressure（nasal CPAP, n-CPAP, NCPAP），high flow nasal cannula（HFNC），noninvasive neurally adjusted ventilatory assist（NIV-NAVA），nasal intermittent positive pressure ventilation，noninvasive（nasal）high-frequency ventilation（oscillation）（NHFV, n-HFV, n-HFO）などが含まれる．さらに，bilevel CPAPをnasal intermittent positive pressure ventilationに含める場合と含めない場合とがある．本稿では，

NIPPVは経鼻的に間欠的強制換気を行うモードに限定して使用し，bilevel CPAPを含めないものとする．

2 Nasal intermittent positive pressure ventilationの適応

早産児の気管挿管による呼吸管理からのweaningの過程で使用することが多い．NCPAPで管理の早産児に栄養注入後などに一過性の無呼吸発作の増加を認めた際は，NCPAPからSIMVに切り替えることで使用することができる．

3 Nasal intermittent positive pressure ventilationの実際

新生児用人工呼吸器のYピースにNCPAP用のプロングあるいはマスクを装着することで使用可能となる．

鼻に対するプロングあるいはマスクの密着が求められるため，鼻とその周囲の皮膚・軟骨の損傷と顔面の陥没変形に注意する．陽圧換気への依存が長期化する場合は，気管挿管による呼吸管理に移行する．

参考文献

1) 星名 潤. IMV, A/C. In: 長谷川久弥, 編. 新生児呼吸管理ハンドブック. 1版. 東京: 東京医学社; 2021. p.71-4.
2) Lemyre B, Deguise MO, Benson P, et al. Nasal intermittent positive pressure ventilation（NIPPV）versus nasal continuous positive airway pressure（NCPAP）for preterm neonates after extubation. Cochrane Database Syst Rev. 2023; 7: CD003212.

〈長　和俊〉

34 NIV-NAVA の適応と実際

E 呼吸管理のコツ

> **POINT**
> - 適応：早産児の抜管後やすべての呼吸障害．
> - 禁忌：NAVAと同様，食道閉鎖や体重500g未満の早産児．
> - 特徴：同期が可能な非挿管の呼吸補助．バックアップによって無呼吸の抑制が可能．
> - 注意点：インターフェイスのフィッティングが難しい．
> - 期待すること：同期性がよいことで安静を保ちやすいこと，バックアップ換気のために無呼吸が抑制され，再挿管を回避できること．

1 NIV-NAVA の基本

挿管 NAVA と同様，Edi を用いて同期した呼吸補助を行う．同期した非挿管の呼吸補助であり，同期性によって腹部膨満が軽減し，安静度が改善する．挿管NAVA 同様，NAVA レベルによって呼吸補助の程度を規定する．NIV-NAVA での吸気圧は NAVA と同様ではあるが，+2cmH$_2$O の圧が付加されている点に注意が必要である．つまり供給圧は Edi（Peak − minimum）× Edi+2cmH$_2$O の圧となっている．NIV-NAVA には他の非挿管の呼吸補助にははいないバックアップ機構が備わっており，これが無呼吸の抑制に貢献している（表1）．

表1 新生児/小児の NPPV

	圧補助	侵襲性	同期性
Nasal High Flow Cannula	△	◎	×
DPAP	○	○	×
SiPAP	◎	○	×
NIV-NAVA	○	○	◎

2 NIV-NAVA の適応・禁忌・準備

　NIV-NAVA は，挿管 NAVA で管理されている場合にはそのまま同機種で NIV-NAVA ができるため，抜管後の呼吸補助の第一選択としている．実際抜管後の呼吸補助として CPAP と比較し，再挿管を回避できたとされる報告もある[1]．また生後すぐの呼吸補助として NIV-NAVA と CPAP を比較し，NIV-NAVA の方が無呼吸を抑制し，挿管を回避できたとの報告もある[4]．いずれにしても非挿管の呼吸補助の中で最も有効性が高いと思われるのが NIV-NAVA である．NIV-NAVA の禁忌は挿管 NAVA と同様に食道閉鎖や体重 500g 未満の早産児で，それ以外は使用可能である．

3 NIV-NAVA の初期設定

　NAVA と同様に NAVA レベルは 1 ～ 2 程度に収まることが多いが，NAVA よりも幾分高い設定で開始することが多い．挿管 NAVA と同様，設定後の Edi peak の推移をみて，NAVA レベルを調整する．PEEP も抜管前の NAVA と同程度である．こちらも Edi minimum や必要酸素濃度，X 線所見をみて調整をする．無呼吸時間も 2 秒程度で開始するが，抜管後に無呼吸の管理に難渋する場合には 2 秒よりも短縮することもある．バックアップの換気圧も above PEEP として 5 ～ 10 程度にしている．

　挿管 NAVA も同様であるが，圧上限アラームを設定することで，圧補助の上限を規定することができる．つまり圧上限アラームを 40cmH$_2$O と設定すると，－5cmH$_2$O の 35cmH$_2$O までの圧が上限となる．これによって偶発的に吸気圧が過剰になることを抑制する．しかし過剰な圧補助を懸念してこの圧上限を低く設定すると，リクルートメントのための圧補助が不十分になる．そのため，十分に圧上限アラームを高く設定することも重要である．

4 NIV-NAVA の Weaning

　Edi peak が適正な範囲内で，無呼吸が頻発しないようになったら，NAVA と同様，NAVA レベルを下げていき，無呼吸時間を延長する．NAVA レベルが 1 程度，無呼吸時間が 2 ～ 4 秒に延長できたら NIV-NAVA から high-flow nasal cannula（HFNC）などに変更する．後述するように NIV-NAVA のインターフェイスのフィッティングが難しく，装着することでの安静度が得られ難く，体動が多

く，インターフェイスがずれてしまい，それによって呼吸状態が不安定となる場合には思い切ってHFNCやCPAPなどに変更を試みる．

5 NIV-NAVAの注意点

インターフェイスのフィッティングが難しいことが最大の注意点である．この辺りは看護スタッフの協力と工夫が必要不可欠である．正中方向にプロングがフィットするように，固定紐をバランスよく調整し，前額部に固定する回路もまっすぐになるようにするとズレが少なくなるが，いずれにしてもフィッティングが難しく，リークは90％程度となることも多い．これをある程度許容することも重要で，密着性を強くするあまり，皮膚損傷をきたすことにも注意しなくてはならない．

6 NIV-NAVAを断念する時

NIV-NAVAでは上述の通りフィッティングが難しいことが最大の懸念点であるが，上手にフィットできると効果は大きく，無呼吸の抑制に大きく貢献する[3]．しかし，フィットを目指して鼻周囲の皮膚トラブルや変形が懸念される時や，無呼吸時間を1秒程度に短くしても無呼吸が許容できない頻度の時などは再挿管を検討するが，NIV-NAVAの装着を患者が非常に嫌がって安静が保てない時などはむしろHFNCに早めに移行するようにしている．

挿管NAVAと同様「さざ波Edi」によって呼吸が悪化する時も，NCPAPやHFNCを試みた上で，改善が得られなければ再挿管が検討される．

参考文献

1) Shin SH, Shin SH, Kim SH, et al. Noninvasive neurally adjusted ventilation in postextubation stabilization of preterm infants: a randomized controlled study. J Pediatr. 2022; 247: 53-9.e1.
2) Kallio M, Mahlman M, Koskela U, et al. NIV NAVA versus nasal CPAP in premature infants: a randomized clinical trial. Neonatology. 2019; 116: 380-4.
3) Lee J, Parikka V, Oda A, et al. NIV-NAVA versus NCPAP immediately after birth in premature infants: A randomized controlled trial. Respir Physiol Neurobiol. 2022; 302: 103916.

〈小田　新〉

35 慢性肺疾患に対するステロイド吸入療法の適応と実際

E 呼吸管理のコツ

> **POINT**
> - 適応：長期呼吸管理を要すると思われる早産児（概ね28週未満）．
> - 投与薬剤：フルチカゾンプロピオン酸エステル（フルタイド）．
> - 投与量：1回1puff（50μg/dose）を1日2回．
> - 注意点：22〜24週の急性期（生後72時間）は行わない．
> - 長期予後：BPDの発症率の低下，重症度の低下．ただし神経発達予後に有意差はなかったとの報告もある．

1 適応

　長期挿管を要し，CLDへの進展が懸念される早産児，および22〜28週出生の超低出生体重児時を適応としている．27〜28週以降で挿管期間が数日程度と見込める症例は適応としない．

2 投与薬剤，投与方法

　ジャクソンリース回路に，人工呼吸器で使用している濃度と同じ濃度の酸素を流し，エアロゾル噴霧器スペーサー（Diemolding Healthcare Division社製 ACER，内容量150mL）にフルタイド薬液容器を垂直になるように装着する．続いて，スペーサーを気管内チューブに接続した後にフルチカゾンプロピオン酸エステル（フルタイド）を1puff噴霧し，ただちに3〜5回用手換気して気道内に投与する．換気圧は児の呼吸器設定圧に準じる．これを1日2回行う．呼吸循環状態が安定した後なるべく早い段階で開始し，抜管まで続ける．

3 注意点

　上記の通り，用手換気を1日2回行うことになるため，頭蓋内出血が懸念さ

れる超早産児の急性期（生後 72 時間以内）はステロイド吸入を避けている．気胸や高度の気腫性病変を生じている症例では投与を中止する．ただし，HFO 管理中であってもステロイド吸入は行っている．

4 長期予後

　慢性肺疾患に対する全身ステロイド投与では神経学的予後が懸念されるとして，吸入ステロイドの効果が検証され，本邦では中村らが超低出生体重児に対してフルチカゾン吸入を生後 24 時間以内に開始し，6 週間もしくは抜管まで 24 時間ごとに継続したところ，サブグループ解析ではあるが，絨毛膜羊膜炎（CAM）があった在胎 24 〜 26 週出生の児では死亡もしくは退院時の酸素投与を減少したと報告している[1]．これ以前にも Bassler らも同様の検証を行い，プラセボと比較して，BPD の減少だけでなく，PDA 結紮術の実施や再挿管率もブデソニド吸入群で低かったと報告した[2]．こういった結果を受け，メタアナリシスや Cochrane Review でもステロイド吸入による BPD 発症の低下を認めている．ただし Bassler らはその後の 1 歳半以降での神経学的後遺症について検討を行い，有意差はなかったが，ステロイド吸入群で死亡率が高かったことを問題視している．しかし本邦での低い死亡率を考慮すると，この結果をもって今すぐにステロイド吸入療法を中止するほどのインパクトはない．ステロイド吸入によって，全身ステロイド投与の開始時期を遅らせる，あるいは投与量を減少させる効果が実感できる症例もある．

参考文献

1) Nakamura T, Yonemoto N, Nakayama M, et al; and The Neonatal Research Network, Japan. Early inhaled steroid use in extremely low birthweight infants: a randomised controlled trial. Arch Dis Child Fetal Neonatal Ed. 2016; 101: F552-6.
2) Bassler D, Plavka R, Shinwell ES, et al. Early inhaled budesonide for the prevention of bronchopulmonary dysplasia. N Engl J Med. 2015; 373: 1497-506.

〈小田　新〉

E 呼吸管理のコツ

36 慢性肺疾患に対するステロイド全身投与の適応と実際

> **POINT**
> - ステロイドの早期投与：
>   - 重症児の状態改善目的に，ハイドロコルチゾン投与を検討する．
>   - ハイドロコルチゾン投与時は，イブプロフェンやインドメタシンとの併用を避ける．
>   - 生後6日以内にデキサメタゾンを一律に投与しない．
> - ステロイドの後期投与：
>   - 児の呼吸状態悪化時に，ハイドロコルチゾンやデキサメタゾン投与を考慮する．

1 慢性肺疾患に対するステロイド全身投与の適応と期待される効果

　慢性肺疾患（CLD）の予防と治療のためのステロイド全身投与の効果について多くの報告があるが，副作用や神経学的予後への悪影響も知られており，慎重な議論が必要である．ステロイドによるCLD予防効果は根拠が乏しいが，治療に関してはCLDの急性増悪に対するステロイド投与が広く行われている．早産児の未熟肺に対するステロイドの生理学的効果としては，サーファクタント合成の増加や抗酸化物質の増加，細胞膜・ライソゾーム膜の安定化，サイトカインの合成阻害などが挙げられる．また，CLDの進行と相対的副腎不全の関連が示唆されており[1]，ストレスに対するコルチゾール産生が不十分な場合には，ステロイドの生理学的効果が得られずCLDが進行する可能性がある．

2 慢性肺疾患に対するステロイド全身投与の科学的根拠

　2023年にCLD診療ガイドラインが公開され，CLDに対するステロイド全身

投与の有効性と安全性に関する科学的根拠が新たに示された（**表1**)[2].

A．早期投与（生後6日以内）

32本のランダム化比較試験（RCT）により検討された既存のシステマティックレビュー（SR）[3]に追加の文献検索が行われ，在胎32週未満の早産児・極低出生体重児を対象としたメタ解析が実施された．ステロイド全身投与は死亡 or CLD, CLDを減少させたが，副作用として消化管合併症を増加させた[2]．脳性麻痺や神経発達異常への影響は認めなかったものの，増加の懸念がみられた[2]．ハイドロコルチゾン（HDC）投与は死亡を減少させたが，その効果は死亡リスクの高い週数に限られると推察された[2]．HDCはインドメタシンの併用がなければ消化管穿孔を増加させない可能性が示唆された[2]．

B．後期投与（生後7日以降）

既存のSR[4]の23本のRCTのうち対象基準を満たさなかった4本を除外し，

表1 早産児の慢性肺疾患の予防・治療のための診療ガイドライン

		推奨の強さ	エビデンスの確実性
CQ502-1　ステロイドの早期投与			
CQ	人工呼吸などの呼吸補助を要する在胎32週未満の早産児に対して，生後6日以内のコルチコステロイドの全身投与は副作用や神経学的後遺症などのリスクを考慮にいれても予後改善に寄与するか？		
推奨	在胎32週未満の早産児または極低出生体重児に対する生後48時間以内のハイドロコルチゾンの投与は，新生児慢性肺疾患を減少させず，死亡を減少させた．患者の重症度や状態を考慮して，生後早期にハイドロコルチゾンを一定期間投与することを検討してもよい．ただし，シクロオキシゲナーゼ阻害薬との併用による消化管穿孔の発症に注意する．デキサメタゾンは生後6日以内に一律には投与しないことを提案する．	弱い	低い
CQ502-2　ステロイドの後期投与			
CQ	人工呼吸などの呼吸補助を要する在胎32週未満の早産児に対して，生後7日以降のコルチコステロイドの全身投与は副作用や神経学的後遺症などのリスクを考慮にいれても予後改善に寄与するか？		
推奨	日齢7以降の在胎32週未満の早産児または極低出生体重児に対して，吸入酸素濃度や人工呼吸器設定が高い時などにハイドロコルチゾンやデキサメタゾンの投与を提案する．	弱い	低い

推奨の強さ（2段階）：強い，弱い
エビデンスの確実性（4段階）：高い，中程度，低い，とても低い
（JEBNeo 早産児の慢性肺疾患の予防・治療のための診療ガイドライン．第0.5版．2023[2]）

新規研究を追加した 21 本の RCT でメタ解析が行われた．ステロイド全身投与で，死亡，死亡 or CLD，CLD，在宅酸素療法のいずれも減少させたが，HDC とデキサメタゾン（DEX）のサブグループ解析で DEX のみ死亡 or CLD，CLD が減少した[2]．全身ステロイド投与による脳性麻痺，神経発達異常への影響は認めなかったが，増加の懸念は否定できなかった[2]．吸入酸素濃度が高い症例（$FiO_2 >$ 0.29）を対象とした解析では，神経合併症のリスクを増やすことなく，死亡や CLD を減少させる可能性が示唆された[2]．

3 ステロイド全身投与の実際

ステロイド全身投与の際には，HDC or DEX，投与時期，投与量，投与期間などを決定するが，その選択は施設間で差があり一定の見解は得られていない．投与量について，高用量 DEX は 1990 年代に広く使用されたが，神経発達への悪影響が認知されるようになり使用は減少した．近年，低用量 DEX の報告があるが，死亡と CLD の減少効果を認めていない[2]．一方，HDC に関しては，現在のところ投与量と神経学的後遺症に明らかな関連はない[5]．注意すべきことは，ステロイド自体に神経学的な負の要素があり，その総投与量が増えることで神経発達への影響が懸念されることを認識することである．

当院では，CLD の急性増悪時に HDC 4mg/kg/ 日を分 2 で投与し，漸減しながら 3 〜 7 日間投与している．生後 1 週間以降で HDC の効果が乏しい場合には，低用量 DEX 投与を検討する．

参考文献

1) Watterberg KL, Scott SM. Evidence of early adrenal insufficiency in babies who develop bronchopulmonary dysplasia. Pediatrics. 1995; 95: 120-5.
2) JEBNeo 早産児の慢性肺疾患の予防・治療のための診療ガイドライン．第 0.5 版．2023．新生児成育医学会 医療の標準化委員会 Japan Evidence-Based Neonatology（JEB-Neo）．
3) Doyle LW, Cheong JL, Hay S, et al. Early（< 7days）systemic postnatal corticosteroids for prevention of bronchopulmonary dysplasia in preterm infants. Cochrane Database Syst Rev. 2021; 10: CD001146.
4) Doyle LW, Cheong JL, Hay S, et al. Late（≥ 7days）systemic postnatal corticosteroids for prevention of bronchopulmonary dysplasia in preterm infants. Cochrane Database Syst Rev. 2021; 11: CD001145.
5) Baud O, Trousson C, Biran V, et al; PREMILOC Trial Group. Association between early low-dose hydrocortisone therapy in extremely preterm neonates and neurodevelopmental outcomes at 2 years of age. JAMA. 2017; 317: 1329-37.

〈増本健一〉

37 肺高血圧症合併慢性肺疾患の薬物療法の適応と実際

E 呼吸管理のコツ

POINT

- **診断と適応**：慢性肺疾患（chronic lung disease：CLD）児では修正36週時に，心エコーによる肺高血圧（pulmonary hypertension：PH）スクリーニングを行う．適切な呼吸管理や心疾患への介入を行った上で，PHが持続する場合，肺血管拡張薬の投与を考慮する．
- **治療の実際**：PDE5阻害薬であるシルデナフィルが主に使用されている．投与量は0.25～0.5mg/kg/回を1日3～4回経口投与する．低血圧や胃食道逆流などの副作用がある．
- **評価と管理**：臨床症状，SpO_2，NT-proBNP，心エコーで継続的にフォローアップする．長期的にPHが持続する場合は専門医への紹介・心臓カテーテル検査を考慮する．
- **治療終了基準**：症状が安定し，心エコーでPH所見を認めない場合は，肺血管拡張薬の中止を検討する．中止後も臨床症状やPHの増悪に注意し，長期間の経過観察を行う．

1 肺高血圧症合併慢性肺疾患の薬物療法の適応

慢性肺疾患に伴う肺高血圧（pulmonary hypertension associated with CLD：CLD-PH）は，主に超早産児における肺胞の発育不全，生後の高酸素・低酸素による血管リモデリング，肺血管の成長停止の結果として発症する．CLD-PHの有病率は，軽症CLDで6％，中等症CLDで12％，重症CLDで39％と，CLDの重症度とともに増加する．PHの合併は予後規定因子であり，生後2歳までの死亡率は40％であると報告されている．CLD-PHのリスク因子は，出生体重600g未満，在胎25週未満，small-for-gestational age，CLD重症度，高頻度振動換気の使用，気管挿管期間（60日以上），敗血症，NICU入院期（90日以上），

表1 心エコーによる肺高血圧評価指標の目安

測定項目	基準値
三尖弁逆流速度	>2.5 m/sec
LVEI	>1.1
PAAT	<70 msec（新生児～乳児期），< 90 msec（1 歳以上）
PAAT/RVET	<0.31

LVEI: left ventricular eccentricity index
PAAT/RVET: pulmonary artery acceleration time/right ventricular ejection time

母体羊水過少症が挙げられる[1]．

CLD-PH の管理については，最近の PH ガイドラインでも記述されている．European Pediatric Pulmonary Vascular Disease Network（EPPVDN） の CLD-PH の診断・治療のアルゴリズム[2]では，在胎 28 週未満の早産児で重度の呼吸障害があり，修正 36 週で CLD と診断された場合，心エコーによる PH スクリーニングを推奨している．PH 評価指標は，三尖弁逆流速度（peak tricuspid regurgitant velocity: TRV），左室扁平化率（left ventricular eccentricity index: LVEI），肺動脈収縮期流速加速時間 / 右室駆出時間比（pulmonary artery acceleration time/right ventricular ejection time: PAAT/RVET）などがある（表1）．これらのエコー指標は，体動や呼吸状態などに影響を受けやすく，安定した状態での検査実施に留意する．PH 診断後は，間欠的および持続的な低酸素血症を避け，SpO_2>95％を目標に呼吸管理を行う．気道・肺病変や先天性心疾患などを合併する場合は治療を行い，その上で，PH が持続している場合は，PH に対する薬物治療を考慮する．肺血管拡張薬の適応には，心エコーでの PH の確認に加え，啼泣時の SpO_2 低下や上述の CLD-PH リスクファクターの存在も考慮する．

2　薬物療法の実際

A．投与薬剤と投与量，副作用

肺血管拡張薬には，一酸化窒素（nitric oxide: NO），エンドセリン，プロスタサイクリンの３経路の薬剤がある．すべての肺血管拡張薬が１歳未満の患者には適応外使用になるため，必要な施設内での手続きの上で，慎重なインフォームドコンセントが必要である．CLD-PH では，NO 経路を標的とした PDE5 阻害薬である，シルデナフィル（レバチオ®）が使用されることが多い．その背景と

して，ラット CLD モデルで，シルデナフィルの肺血管新生・肺胞発育の促進やPH 改善効果が示されること[3]，また，多くは後方視的観察研究であるが，CLD-PH 患者におけるシルデナフィルの PH 改善効果を示す使用経験の報告が多いことが挙げられる[4]．EPPVDN のアルゴリズムにおいても，CLD-PH に対する第一選択薬としてシルデナフィルが推奨されている[2]．投与量は研究によりさまざまであるが，0.25 ～ 0.5mg/kg/ 回を 1 日 3 ～ 4 回の投与量が報告されている[5]．肺動脈性肺高血圧症の小児患者を対象とした START-1/-2 trials では，高用量の経口シルデナフィル投与は死亡率の上昇と関連することが報告され，高用量（3mg/kg/ 日以上）投与は推奨されない[6]．実際には，低用量（0.1 ～ 0.2mg/kg/回）を 1 日 3 ～ 4 回で開始し，0.5mg/kg/ 回，1 日 3 ～ 4 回まで 1 ～ 2 週間で増量する方法で経口投与している．副作用は，頭痛，顔面紅潮，鼻閉，低血圧，視力障害，胃食道逆流などがある．シルデナフィルと CYP3A4 阻害薬（クラリスロマイシンなど）の併用は，シルデナフィルの血中濃度が上昇するため注意が必要である．シルデナフィル治療後も PH が持続する場合，2 剤併用を考慮するが，追加治療としてボセンタンが多く使用されている[5]．ボセンタン（トラクリア®）は副作用として，肝機能障害の頻度が高く，肝機能障害が比較的少ないマシテンタン（オプスミット®）も使用が増えている．

　体血圧を上回る PH を認めるなどの重症例では，プロスタサイクリン誘導体であるエポプロステノール（フローラン®）やトレプロスチニル（トレプロスト®）などの静注薬，イロプロスト（ベンテイビス®）などの吸入薬による治療も行われるが，中心静脈ラインが必要であることや，低血圧，気管支けいれんなどの副作用のため使用は制限される．

B．投与中の評価方法，終了基準

　肺血管拡張薬を開始後は専門医での管理が推奨されており，臨床症状，SpO₂，NT-proBNP もしくは BNP の測定，心エコーでの PH 評価を行う[2,5]．治療開始時は 1 週間ごと，状態安定後は月 1 ～ 2 回の頻度で評価する．NICU 退院後は，PH の病勢に応じて，3 ～ 6 カ月ごとの評価を行う．適切な呼吸管理を行っているにもかかわらず重篤な PH が疑われる場合，修正 3 カ月を越えて肺血管拡張薬の効果が不十分である場合，長期的な肺血管拡張薬療法が必要な場合は，PH 専門医での評価，心臓カテーテル検査が推奨される[2,5]．心臓カテーテル検査では，PH 診断の確認，重症度評価，肺静脈狭窄，シャント病変（心房中隔欠損，心室中隔欠損，動脈管開存），側副血行路の評価を行う．

酸素療法を終了後も呼吸状態が安定し，心エコーで PH 所見を認めない場合は，肺血管拡張薬の中止を検討する．CLD は成人期の肺循環に影響することが明らかにされており，中止後も臨床症状や PH の増悪に注意し，長期間の経過観察を行うことが必要である．

参考文献

1) Nagiub M, Kanaan U, Simon D, et al. Risk factors for development of pulmonary hypertension in infants with bronchopulmonary dysplasia: systematic review and meta-analysis. Paediatr Respir Rev. 2017; 23: 27-32.
2) Hilgendorff A, Apitz C, Bonnet D, et al. Pulmonary hypertension associated with acute or chronic lung diseases in the preterm and term neonate and infant. The European Paediatric Pulmonary Vascular Disease Network, endorsed by ISHLT and DGPK. Heart. 2016; 102 Suppl 2: ii49-56.
3) Ladha F, Bonnet S, Eaton F, et al. Sildenafil improves alveolar growth and pulmonary hypertension in hyperoxia-induced lung injury. Am J Respir Crit Care Med. 2005; 172: 750-6.
4) van der Graaf M, Rojer LA, Helbing W, et al. EXPRESS: Sildenafil for bronchopulmonary dysplasia and pulmonary hypertension: a meta-analysis. Pulm Circ. 2019; 9: 2045894019837875.
5) Krishnan U, Feinstein JA, Adatia I, et al. Evaluation and management of pulmonary hypertension in children with bronchopulmonary dysplasia. J Pediatr. 2017; 188: 24-34.e1.
6) Barst RJ, Beghetti M, Pulido T, et al. STARTS-2: long-term survival with oral sildenafil monotherapy in treatment-naive pediatric pulmonary arterial hypertension. Circulation. 2014; 129: 1914-23.

〈武岡真美，澤田博文〉

E 呼吸管理のコツ

38 在宅酸素療法（home oxygen therapy：HOT）の適応と管理の実際

POINT

- **HOTの適応と実施**：NICUでは慢性肺疾患（chronic lung disease：CLD）で最も多くHOTが行われている．Target SpO_2は93〜95％以上が採用されていることが多い．HOTを客観的に評価するためには在宅モニタリングが有用である．HOT対象児では，感染予防が重要である．
- **HOT外来**：受診時には，身長，体重，SpO_2の測定と，平時や感冒時のSpO_2の低下がないか，熟睡できていそうかなどを確認する．定期的に血液ガスや胸部X線，必要時は心臓超音波などの検査を行う．CLDではCO_2の評価が必要であることに留意する．身体所見，問診，可能であれば在宅モニタリング結果をもとに，酸素流量を調整していく．
- **HOTの終了**：まず寝返りやハイハイの時期までに日中の酸素投与が終了できることを目標とする．夜間のみ酸素流量0.25L/分程度となっていれば終了も検討できる．終了後も感冒時に酸素投与が必要にならないかなどの確認が必要である．

1 HOTの適応と導入

A．適応

　適応疾患では，NICU領域では慢性肺疾患が最も多く，先天性心疾患，肺高血圧などが続く．適応基準では，慢性肺疾患は「動脈血酸素分圧で55mmHg以下または60mmHg以下で睡眠時または運動時に低酸素血症をきたすもの」となっている．新生児では安静時に動脈血採血を行うことが容易ではないためSpO_2で代用するなど，施設や地域の実情に合わせて解釈，実施がなされている．

B．導入

　導入が決まったら，機種の選定，流量の設定，家族への指導を行う．HOTは，

酸素濃縮器または液体酸素供給装置で行われる．NICU 領域では，液体酸素供給装置よりも小さく，室内での移動もしやすい酸素濃縮器が選択されることが多い．酸素濃縮器は，供給される酸素濃度が 90％程度になることに注意が必要である．病院内と同じ流量では SpO_2 が下がることがあるため，退院前に酸素濃縮器を使用し確認できるとよい．流量は，target SpO_2 を達成できるように調節する．Target SpO_2 は確立したエビデンスはないが，93 〜 95％以上が用いられることが多い[1,2]．HOT が適切に行われているかの評価は，在宅での SpO_2 モニタリングがポイントである．現在は在宅療養指導管理材料加算により，HOT 患者でパルスオキシメーターをレンタルすることができるようになった．アラームは，我々は SpO_2 では 90％を下限とし，脈拍は入院中の下限よりさらに少し下げた値に設定する．数値の評価は，保護者の印象なども有用であるが，遠隔モニタリングが可能であればより客観的に評価ができる．退院後は，CLD の増悪因子である感染を予防することが重要であり，我々はマクロライド系抗菌薬の少量長期投与を行う．

2 HOT 管理の実際（表1）

A．外来受診

HOT では，毎月の受診により在宅酸素療法管理料等の管理料を算定できる．受診時には，身長，体重，SpO_2，脈拍の測定を行う．呼吸状態が不安定なことが体重増加不良につながることがある．問診では，平時のおおまかな SpO_2 の低下がないか，アラーム鳴動状況，感冒への罹患状況とその時の SpO_2 の値などを保護者に確認する．保護者からの情報では睡眠の状況は有用な情報であり，熟睡できていないと感じられる場合は SpO_2 が不安定になっていることも少なくない．

表1 HOT 外来の確認事項

項目	ポイント
身体計測 バイタルサイン	・身長，体重，SpO_2
問診	・平時，感冒時の SpO_2 低下がないか ・熟睡できていそうか
身体所見	・全身状態，努力呼吸の有無，聴診
検査	・在宅モニタリング結果共有（実施あれば） ・胸部 X 線や血液ガス（退院直後，以降は数カ月，半年，1 年ごと） ・心臓超音波や心電図（必要時）

遠隔モニタリングをしている場合は，その結果を伝える．平時の SpO_2 が低下している場合や感冒時の SpO_2 の低下が想定より大きい場合には，酸素流量の増量を行うことや，現病の増悪を考慮して呼吸状態の精査を検討する．身体所見では，全身状態，努力呼吸の有無，聴診所見を確認する．外来での検査は，HOT 導入直後に血液ガス，胸部 X 線を確認し，以降は半年から 1 年に 1 回程度行う．CO_2 は SpO_2 では評価困難であり，血液ガスを測定すると思わぬ CO_2 貯留を認めることもあるため注意する．肺高血圧（pulmonary hypertension：PH）を認める場合や，HOT が長期間に及ぶ場合は，適宜心臓超音波や心電図検査を行う．

B．在宅モニタリング（SpO_2 連続記録解析）[3]

我々は在宅パルスオキシメーターの値を，インターネットを介して病院で受診することや，値がメモリされる携帯型のパルスオキシメーターを貸し出すことで，遠隔在宅モニタリングを行っている．頻度は退院後 1 カ月までは毎週，その後は 1〜2 カ月ごと程度である．夜間 12 時間程度の連続データのヒストグラムとトレンドグラムを解析し，HOT の適切さを評価している．HOT 管理の目標は，① SpO_2 中央値が 95％以上，②異常低酸素発作（図 1）がない，③徐脈，頻脈などの脈異常がない，④睡眠中の脈拍の周期的な変動がある，のすべてを満たすことである．④の脈拍の周期的な変化は，経験的なものではあるが睡眠リズムと関連があると考えており，熟睡の指標としている．この評価をもとに，酸素流量の増量や減量などを行う．

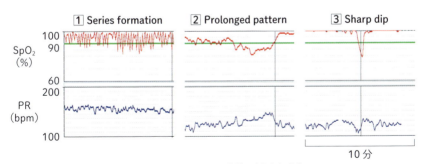

1 10 分以内に 5 回以上，SpO_2 90％ 未満の低酸素発作
2 1 分以上持続する SpO_2 90％ 未満の低酸素発作
3 SpO_2 80％ 未満となる重篤な低酸素発作

図 1　異常低酸素発作
トレンドグラフ上の SpO_2 の低下の仕方で 3 つの異常パターンを定義している．

3 HOT の終了

A. 終了までの流れ

　在宅モニタリングをしながら酸素投与量を漸減していく．連続記録解析ができない場合は保護者の印象で判断することになるが，客観性が乏しくなりえることに留意する．開始時の重症度にもよるが，寝返りやハイハイをする時期になると日中に鼻カヌラを装着することは困難となるため，この時期までに夜間睡眠時の酸素投与のみになることを目指す．この目標が達成できない場合は，本当にHOTが適切なのか，CO_2貯留や努力呼吸がありより積極的な呼吸管理が必要ではないかなどを考慮する．夜間のみで流量 0.25L/分程度となれば終了を検討できる．感染に考慮し，集団保育の開始当初や冬季を避けて酸素終了したモニタリングを確認し，終了可能かを評価する．

B. 終了後

　HOT終了後も感冒時にSpO_2が低下し酸素投与が必要とならないことをしばらく観察し，HOT機器，パルスオキシメーターを返却する．CLDでは，HOT終了＝CLD軽快ではないことに注意して管理を続ける．時に，HOT終了後の幼児期以降にSpO_2の低下やCO_2貯留を認めることがある．HOT再開や人工呼吸器管理などが必要になることもある．X線や血液ガスなどの定期フォローは頻度を落としながらも継続が必要である．

参考文献

1) Balfour-Lynn IM, Field DJ, Gringras P, et al. BTS guidelines for home oxygen in children. Thorax. 2009; 64: ii1-26.
2) Allen J, Zwerdling R, Ehrenkranz R, et al. American Thoracic Society. Statement on the care of the child with chronic lung disease of infancy and childhood. Am J Respir Crit Care Med. 2003; 168: 356-96.
3) 鶴田志緒. 在宅モニタリング. 周産期医学. 2019; 49: 609-12.

〈山田洋輔〉

39 在宅人工呼吸療法（home mechanical ventilation：HMV）の適応と管理の実際

E 呼吸管理のコツ

POINT

- **HMVの適応**：絶対的な適応は慢性的な換気不全で呼吸中枢の障害や神経筋疾患などである．相対的には，慢性肺疾患や気道病変などで慢性的に呼吸障害があり，呼吸状態が増悪しうるものにも適応がある．
- **HMVの導入**：医療機器の準備，退院後の医療環境の調整，保護者への指導を行う．重要なことは，病院の医療を行うことは不可能であることを認識し，持続可能な医療を目指すことである．
- **HMV管理**：適切な呼吸管理が行われているかの評価が重要で，在宅モニタリングが有用である．HMVを離脱できない疾患も多いため，長期的にみて増悪傾向にないか，児や保護者のQOLが保たれているかを確認しながら進める．

1 HMVの適応

A．適応となる病態や疾患

　HMVは，慢性的な換気不全や呼吸障害があり，在宅酸素療法では治療が不十分であると考えられる病態が適応となる．換気不全の基準は明確なものはないが，$PaCO_2$ が 50mmHg 以上では考慮される．その中で 70mmHg 以上であれば疾患を問わず，それ以下でも，神経筋疾患など呼吸筋疲労のリスクが高い場合は適応となるとされ[1]，余力の少ない新生児も含まれる．また，換気不全がなくても慢性的な努力呼吸を認める場合は，換気不全への進展や原疾患増悪のリスクとなるため HMV が選択される．NICU での換気不全としては低酸素性虚血性脳症，先天性中枢性低換気症候群などの呼吸中枢の異常，先天性の神経筋疾患，先天異常を含む肺低形成がある．慢性的な呼吸障害では，重症な慢性肺疾患や気管軟化症などの気道病変もしばしば適応となる．

B．非侵襲的と侵襲的呼吸管理について

　HMVはマスクによる非侵襲的呼吸管理（non-invasive positive pressure ventilation：NPPV）と気管切開による侵襲的呼吸管理（tracheostomy positive pressure ventilation：TPPV）がある．気管切開の適応（詳細は次項「気管切開術の適応と実際」参照）がない場合は，NPPVの導入を検討する．ただし，乳幼児では在宅でのマスクによる呼吸管理，特に常時の呼吸器装着は，児の忍容性の問題などから難しいことも少なくない．導入する医療者側も，導入される患者，保護者にも習熟が必要である．

2 HMVの導入（表1）

A．医療機器の準備

　在宅人工呼吸器・マスクや気管切開チューブの選択，呼吸器パラメータ・使用時間・アラームの設定，在宅モニタリング・在宅酸素・吸入器・排痰補助装置の必要性などを決定する．重要なことは，在宅では病院の医療はそのまま移行できないという考え方である．病院で行うような厳密な管理から，持続可能な在宅で実行できる現実的な管理を考える．

　在宅人工呼吸器では，院内人工呼吸器と同じ設定では一回換気量などが落ちることがある．デバイスや設定などが決まったら，退院前から在宅用の環境に切り替えて呼吸状態が安定していることを確認する．マスクの選択は，乳幼児期早期は嘔吐時に誤嚥，窒息のリスクがあることを考慮して行う．マスクに接続するヘ

表1 HMV導入時に行うこと

項目	ポイント
医療機器の準備	・在宅人工呼吸器 ・マスク，気管切開チューブ ・呼吸器設定，使用時間，アラーム設定 ・在宅モニタリング ・在宅酸素，吸入器，排痰補助装置
退院後の医療環境調整	・管理病院，かかりつけ医 ・訪問診療，訪問看護 ・社会保障，福祉サービス
保護者への指導	・自宅環境の調整 ・医療機器の使用，アラーム対応 ・児の観察ポイント，救急対応 ・付き添い入院や外泊練習

ッドバンドは，頭全体に均等にフィットできると児へのストレスも少ない．気切チューブは，病態に合わせて材質，長さなどを検討する．

退院後は院内の環境と異なり，特に加湿は大きく変わる．吸入器の使用は積極的に検討する．また，在宅医療を行う児は医療機関受診の手間が大きいため，少量酸素投与で急場をしのげることは重要である．適宜，在宅酸素療法（前項「在宅酸素療法（HOT）の適応と管理の実際」を参照）の導入も検討する．

B．退院後の医療環境の整備

管理病院の選定，訪問診療や訪問看護の必要性，かかりつけ医の選定，社会保障，福祉サービスの申請などについて進める．

訪問診療は地域の実情や保護者の希望に合わせて決定するが，TPPV の場合は訪問診療の必要性が高い．訪問看護については，TPPV では入っていた方が安定した在宅医療を行うことができ，近年では NPPV でも入ってもらうことが少なくない．申請・利用可能な小児慢性特定疾病や身体障害者手帳，福祉サービスなどをソーシャルワーカーとも相談する．

C．保護者への指導

自宅環境の整備，人工呼吸器などの医療デバイスの使い方，アラーム対応，児の様子観察でのポイント，救急対応などを指導する．多職種連携会議を行い，さまざまな視点から議論，確認することも重要である．家族の練習を進め，最終的には付き添い入院や外泊練習を行う．

自宅環境では呼吸器などを置く場所，児のいる場所などを実際の生活と合わせて検討する．外出時には加温加湿器は使用しにくいため，人工鼻を回路に用いることなどを検討する．救急対応についてはどこまで行うかの判断は難しいが，TPPV であればバッグマスク換気の指導は行う．家族の練習ではチェックリストなどを用意し，目標や達成度を明確にするとよい．総合的な練習は，短時間の面会では難しいため，付き添い入院や外泊練習を行う．

3 HMV 管理の実際

A．外来管理

HMV は在宅医療という観点から在宅酸素療法と共通する部分が多く，基本的に行うことは前項を参照されたい．管理料は HMV 用のものがある．感染予防は在宅酸素療法同様に重要であり，我々はマクロライド系抗菌薬の少量長期投与を行っている．HMV ではさらに，在宅呼吸管理がどの程度行えているかを評価す

ることが重要となる．NPPV では，児が嫌がって装着できないなどがないか，滅菌水が 1 日にどのくらい減るかなどで呼吸使用を判断する．人工呼吸器の機種によっては，メモリカードに呼吸器の使用時間や分時換気量などの換気パラメータを保存して解析できるものがある．その結果，期待している呼吸管理ができていないケースも時に認める．その時は，どうやったらできるか，もしくはこれならできるか，ということを保護者に寄り添いながら考える．NPPV では，マスクやヘッドバンドがずれやすい，顔面，頭皮の圧迫痕が目立つなどの情報は合併症予防として重要である．喘鳴や努力呼吸がある場合には，それが呼吸器装着で軽減できているかも尋ねる．TPPV では，可能であれば気管支鏡で気切チューブ以下を適宜確認する．

B．在宅モニタリング（SpO_2 連続モニタリング）[2]

HMV の評価においては，在宅での SpO_2 や脈拍を評価できることが最も重要であり，我々は在宅パルスオキシメーターの値を病院で解析する遠隔在宅モニタリングを行っている．これも基本的事項は前項を参照されたい．HMV では，在宅酸素療法と異なり離脱ができない疾患も多いため，詳細に評価するというよりも，大きな問題が起きていないかを確認するイメージで行っている．人工呼吸器の機種によっては，設定を複数作ることができるものもあるため，保護者の希望があれば細かく評価して，データに基づいて設定の使い分けを行うことも可能である．

C．HMV の離脱，中止

慢性換気不全が適応の HMV では離脱できない症例が多い．そういった場合は，長期的に呼吸状態が増悪してきていないか，児や保護者の QOL 向上のためにできることはあるか，という観点で HMV 管理を進める．慢性肺疾患や気道病変など成長により軽快が見込まれる疾患は，定期的に原疾患の評価を行い，離脱可能かを検討していく．

参考文献
1) 寺澤大祐．適応疾患と成人との違い．In: 一般社団法人日本呼吸療法医学会 小児在宅人工呼吸検討委員会, 編著．小児在宅人工呼吸療法マニュアル．2 版．大阪: メディカ出版; 2022. p.5-11．
2) 鶴田志緒．在宅モニタリング．周産期医学．2019; 49: 609-12．

〈山田洋輔〉

E 呼吸管理のコツ

40 気管切開術の適応と実際

POINT

- **適応**：上気道が閉塞する病態，長期にわたる人工呼吸管理が必要な場合，などが適応となる．
- **気管切開カニューレの選択**：気管が狭い，気管分岐部までが短い，頸部が短い，年長児においては側彎症，といった解剖学的・身体の特徴に注意してカニューレを選択する．
- **術後の管理**：カニューレの計画外抜去や閉塞，気管肉芽，気管切開孔の拡大などの合併症を防ぐためのポイントがあり，医師と看護師が連携して日々の観察を怠らないことが肝要である．
- **術後早期のカニューレ計画外抜去**：真田紐に過剰な緩みがないか注意するとともに，1サイズ小さいカニューレを準備しておくことが重要である．計画外抜去の際は，カニューレの誤挿入の危険があることを認識して，落ち着いて対応する．

1 適応

小児における気管切開の適応は，①上気道閉塞症に対する気道確保，②長期にわたる人工呼吸管理が予想される場合，③気道内分泌物の管理や頻回な吸引，④喉頭，気管手術に先立つ気道確保，⑤在宅人工呼吸管理などである（**表1**）[1]．

2 実際

A．家族の心理面への配慮

児に気管切開を提案された家族は，カニューレが誤って抜けたり詰まったりしないか，発声はできるか，気管切開孔を閉じられるか，などと不安や苦悩が生じる．術後のケアを含めて術前に情報提供をし，術後も家族への教育やサポートを

表1 気管切開の適応

1. 気道閉塞
   - 先天性/後天性の咽喉頭気管の狭窄：喉頭狭窄，声門下腔狭窄，喉頭気管食道裂，先天性上気道閉塞症候群（CHAOS），気管の狭窄症（内因性，外因性）
   - 急性感染症：急性喉頭蓋炎，急性喉頭気管炎
   - 気管挿管による喉頭浮腫
   - 機能的狭窄：両側反回神経麻痺
   - 腫瘍：声門下血管腫，頸部リンパ管腫，食道腫瘍，奇形腫などの先天性腫瘍
   - 外傷，気道熱傷
   - 気管，気管支軟化症
2. 長期にわたる人工呼吸管理
   - 極，超低出生体重児における新生児呼吸窮迫症候群後の慢性肺疾患
   - 先天性心疾患術後，胸郭の先天奇形，中枢神経系の先天奇形，神経筋疾患
3. 気道内分泌物の管理や頻回な吸引
   - 誤嚥
4. 喉頭，気管手術に先立つ気道確保
5. 在宅人工呼吸管理

(前田貢作. In: 田口智章, 他監修. スタンダード小児外科手術. 第3版. 東京: メジカルビュー社; 2016. p.40-1[1)]より改変)

十分にすべきである[2)].

B．術前の気管切開カニューレ選択

気管切開カニューレは慎重に選択する．カニューレ先端の接触や向きによって，術後に換気困難や気管内肉芽形成をきたすため，気管が狭い，気管分岐部までが短い，頸部が短い，年長児においては側彎症，といった要因には注意すべきである．新生児では声門下腔が上気道で相対的に最も狭い．気管切開カニューレは声門下腔を通過しないため，経口挿管チューブよりも1サイズ太いものが留置できるのが一般的である[3)]．当院では症例に応じて，術前に造影CTを撮影して，気管径，前頸部切開予定部位から気管や気管分岐部までの長さや角度を測定してカニューレのタイプとサイズを選択している．前述のような解剖学的特徴により，カニューレの長さや角度に制約が生じることがあるため，複数の種類のカニューレを準備する．

C．手術方法

肩の下に枕を入れて，頸部を十分に伸展した仰臥位をとる．頸部の伸展が不十分な場合，テープで下顎を牽引し，十分な操作スペースを確保する．胸骨上縁から1横指上を目安に前頸部に横切開を加え，前頸筋群を正中で分けて気管前面に到達する．甲状腺峡部は頭側へ圧排するか，離断して，第2～4気管輪に縦

切開を置く．この際，人工呼吸器の酸素濃度や換気状況について麻酔科医と十分に連携してから切開のタイミングを計る．気管切開孔が十分に開くように，気管切開部の左右にナイロン糸をかけて牽引用の支持糸とし，計画外抜去時の緊急用として初回カニューレ交換まで抜かずにおいておく（図1）．麻酔科医に経口挿管チューブを切開孔上縁まで抜いてもらい，支持

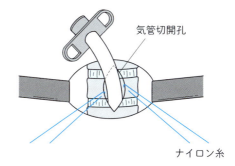

図1 気管壁にかかるナイロン糸
術中に気管切開孔の両側にナイロン糸をかけておき，初回交換までこの糸は抜かずにおいておく．

糸を牽引しながら直視下にカニューレを気管内腔に留置する．エアーリークなく十分に換気できていることを胸郭の上下動と聴診で確認した後，経口挿管チューブは完全に抜去する．当院では閉創後に気管支鏡で，体位によるカニューレ位置や先端の向き，気管分岐部までの距離，吸引チューブの挿入長の目安を確認している．

D．術後早期の注意点と初回気管カニューレ交換時期

　当院で行っている術後管理のポイントを示す．カニューレは真田紐を用いて固結びで頸部に指1本分の余裕をもって固定する．真田紐は解けにくいメリットがある反面，擦過傷や褥瘡が生じるデメリットがあるため，後頸部に創傷用シリコーンゲルドレッシング材（エスアイエイド®）を貼付してその上から真田紐でカニューレを固定している．術後数日で頸部の浮腫が軽減して真田紐が緩むことが多いので，病棟で必要に応じて縛り直す．

　創部の安静を保つために初回気管カニューレ交換までは肩枕を入れて前頸部を伸展させた体位としており，頸部を左右に大きく回旋させないようにタオルや砂嚢を置いている．術後の鎮静薬は，頸部の動揺が著しく，安定したカニューレ管理が困難な症例では数日間使用することがある．

　気管切開孔からの滲出液や分泌物に備えてカニューレにはYガーゼを挟んでおり，1日1回は交換と同時に創部を観察し，状況に応じて洗浄している．

　術後早期は気道内分泌物が多くカニューレ閉塞に留意すべきである．乾燥や冷気，感染，異物による刺激で喀痰は増加するため十分な加湿と吸引が必要である．

　カニューレに接続されている蛇管が倒れて気管切開孔にカニューレが圧力をか

けると，気管切開孔の拡大や肉芽形成を生じるため，タオルなどで蛇管を支えてカニューレが垂直に立つような管理としている．合併症を最小限にするためには，医師と看護師が密に連携し，日々の観察を怠らないことが何より大切である．

初回カニューレ交換のタイミングは，気管切開孔部から皮膚までの瘻孔が完成する術後1週以降が目安であるが，当院では安全のため術後2週間で実施している．挿入困難な場合に備え，小児科医立ち合いのもとで経口挿管の準備をした状態で初回交換を行っており，安静保持が困難な場合には軽度の鎮静をかけることもある．

3 早期合併症

術後早期はカニューレや吸引チューブが気管壁に物理的に接触することで，気管内に肉芽が形成されることがあり，出血や換気困難をきたすことがある．瘻孔が完成するまでは皮下に感染が生じうる．気管から漏れた空気が皮下に貯留すると，皮下気腫，気縦隔，気胸といった合併症が生じる[4]．

特に術後早期のカニューレ計画外抜去は，呼吸困難や呼吸停止といった重篤な事態となりえる．カニューレが皮下に迷入する重大な事故もありえるため細心の注意が必要である．計画外抜去の時は，まずは人員を呼び，モニターを確認し，経口もしくは気管切開孔から酸素を投与する．気管にかけた支持糸を牽引して気管切開孔を開きつつカニューレを再挿入する．ベッドサイドに1サイズ小さいカニューレを用意しておくことも重要である．経口挿管が可能な症例では，ためらわずに経口挿管による気道確保を行うことが考慮される[1]．

参考文献

1) 前田貢作. 気管切開術. In: 田口智章, 岩中 督, 監修. スタンダード小児外科手術. 第3版. 東京: メジカルビュー社; 2016. p.40-1.
2) 廣瀬正幸, 竹内宗之. 気管切開. 小児科診療. 2019; 1: 115-20.
3) 佐々木隆士. 気管切開. In: 窪田昭男, 奥山宏臣, 編. 最新新生児外科学. 第1版. 東京: ぱーそん書房; 2019. p.63-5.
4) Fuller C, Wineland AM, Richter GT. Update on pediatric tracheostomy: indications, technique, education, and decannulation. Curr Otorhinolaryngol Rep. 2021; 9: 188-99.

〈梅山知成〉

41 F 循環管理のコツ
未熟児動脈管開存症：薬物療法（インドメタシン，イブプロフェン）

POINT

- **薬物治療の適応基準**：臨床所見と心エコーから総合的に判断される．急性期の予防投与では，所見にかかわらず投与する．
- **投与量と方法**：COX阻害薬は定められた用量を1時間程度で投与する．
- **副作用**：COX阻害薬では，低血糖，腎障害，消化管粘膜障害，血小板機能障害，肺高血圧が共通している．
- **禁忌**：重篤な腎機能障害，消化管粘膜障害を示唆する状態，活動性の頭蓋内出血，血小板減少症である．

1 薬物療法と目的

　イブプロフェン（イブリーフ®），インドメタシン（インダシン®）のみがプロスタグランジン合成阻害薬として保険収載されている．また，アセトアミノフェンの多施設共同ランダム化比較試験が2022年から開始されている．保険診療内での直接的な薬物治療としては，イブプロフェンとインドメタシンに限られる．

　薬物療法は治療的と予防的に分けられる．また，生後早期には主に脳室内出血の予防を目的に薬物療法が行われる．脳室内出血の大多数は生後7日以内に起こるので，それ以降では，呼吸状態の改善や経腸栄養を促進するためなどが薬物療法の目的である．

2 薬物治療の適応基準

　臨床所見と心エコーから総合的に判断される．動脈管による左右短絡のために肺うっ血をきたす．臨床所見は，拡張期血圧の低下，呼吸状態の悪化，収縮期から連続性の心雑音，心尖拍動の増強，尿量減少などがある．通常は，酸素化や換気状態ともに悪化するが，急速に左右短絡血流量が増えると，むしろ酸素化は短

期的に上昇することもある．

　心エコーは，超低出生体重児で動脈管の径 1.5mm 以上，pulsatile 血流波形，ridge 形成なし，左肺動脈拡張末期速度 15cm/ 秒以上，左房径 / 大動脈径（LA/Ao）比 1.3 以上，左房容積 0.8mL/kg 以上（single-plane area-length 法で，左房容積＝ $0.85 \times [LA 面積]^2/[LA 長さ][cm^3]$ で算出される），左室拡張終末期径（LVDd）12mm 以上，腎動脈拡張期逆転波形などをみた場合は PDA の治療を検討する．これらも単一の指標では判断が困難である．例えば，卵円孔が比較的小さい場合には，左房容積は大きいが左肺動脈拡張末期速度は必ずしも増加しない．反対に，卵円孔が比較的大きい場合には，左房容積はそれほど大きくなくても，左肺動脈拡張末期速度増加が目立つこともある．

　また，生後早期とそれ以降では薬物療法の目的が異なるので適応基準も全く同じではない．究極的には予防投与で，在胎週数と出生体重から動脈管による臨床所見や心エコー所見をきたすことを見越して，詳細な適応基準は度外視している．

3 投与量と方法

A．インドメタシン

　治療用量は，生後 48 時間未満では，1 回目 0.2mg/kg，2 回目 0.1mg/kg，3 回目 0.1mg/kg．生後 2 〜 7 日未満では，1 回目 0.2mg/kg，2 回目 0.2mg/kg，3 回目 0.2mg/kg．生後 7 日以上では，1 回目 0.2mg/kg，2 回目 0.25mg/kg，3 回目 0.25mg/kg（いずれも 12 〜 24 時間間隔）が添付文書の投与法である．最適投与時間は不明ながら 1 時間かけての投与が，投与後の高血圧の可能性なども考慮し安全に思われる．

　予防投与は，我が国で行われた NRN による研究の投与法では，0.1mg/kg を 6 時間かけて持続静注し，24 時間ごとに追加の 6 時間持続投与を 2 回，計 3 回行う．

B．イブプロフェン

　治療用量は，初回は 10mg/kg，2 回目および 3 回目は 5mg/kg を 15 分以上かけて 24 時間間隔で静脈内投与する．

　予防投与は，システマティックレビューで重症な IVH は，プラセボに比較して RR 0.67（95％信頼区間 0.45-1.00）とされており，根拠がない，あるいは効果が乏しいと片付けるのには微妙な結果である．また，諸外国の文献を読む上で注意が必要なのは，経口および経直腸投与も含まれていることがある．静脈投与

のプロトコールをみると治療療法と同様で，投与開始のタイミングはランダム化された際と記載されていた．

C．アセトアミノフェン（パラセタモールとも呼ばれる）

現在進行中のiPAPP trialのプロトコールでは，生後24時間以降で1回15mg/kgを15分かけて6時間ごと1日4回，3日間連続投与する．予防投与は，システマティックレビューで重症なIVHは，プラセボに比較してRR 1.09（95%信頼区間0.07-16.39）とされており，今後の症例の蓄積が望まれる段階である．

4 薬物治療の副作用

A．COX阻害薬

一般的な副作用として，低血糖，腎障害，消化管粘膜障害，血小板機能障害，肺高血圧が共通している．インドメタシンよりもイブプロフェンの方が，腎障害や壊死性腸炎の方が少ないと報告されている．一方で，イブプロフェンでは，肺高血圧の報告がある．

B．アセトアミノフェン

小児や成人における中毒症状として最も有名なのは肝機能障害であるが，早産児の動脈管を対象にした研究では肝機能障害はない．

5 禁忌

COX阻害薬では，重篤な腎機能障害，消化管出血，頭蓋内出血，血小板減少症である．日本の薬剤添付文書には，頭蓋内出血と記載されるが，海外の教科書的な記載には，活動性出血，特に活動性頭蓋内出血とされる．

また，大動脈縮窄症では動脈管の閉鎖に伴い顕在化するので，投与前の大動脈の形態の確認が必要である．アセトアミノフェンの禁忌は明らかではない．

参考文献

1) 豊島勝昭, 下風朋章. 循環・未熟児動脈管開存症. 神奈川県立こども医療センター, 編. 新生児診療マニュアル. 第7版. 東京: 東京医学社; 2022. p.195-9.
2) 平野慎也, 藤村正哲, 楠田 聡, 他. 超低出生体重児の脳室内出血および動脈管開存症の発症予防（ランダム化比較試験）. 日小児臨薬理会誌. 2007; 20: 98-102.
3) Mitra S, de Boode WP, Weisz DE, et al. Interventions for patent ductus arteriosus (PDA) in preterm infants: an overview of Cochrane Systematic Reviews. Cochrane Database Syst Rev. 2023; 4: CD013588.
4) NCT01149564. Comparison of oral and intravenous ibuprofen for PDA treatment in

premature infants. clinicaltrials.gov/show/NCT01149564（first received 23 June 2010）
5）日本周産期・新生児医学会. 特定臨床研究「未熟児動脈管開存症に対するアセトアミノフェン静注療法の安全性及び有効性に関する多施設共同ランダム化比較試験」（iPAPP trial）について. 2022.
6）Gournay V, Savagner C, Thiriez G, et al. Pulmonary hypertension after ibuprofen prophylaxis in very preterm infants. Lancet. 2002; 359: 1486-8.
7）Jasani B, Weisz DE, McNamara PJ. Evidence-based use of acetaminophen for hemodynamically significant ductus arteriosus in preterm infants. Semin Perinatol. 2018; 42: 243-52.

〈下風朋章〉

F 循環管理のコツ

42 未熟児動脈管開存症：外科治療を考慮するタイミング

POINT

- 未熟児動脈管開存症の手術基準[1]：
  - 未熟児動脈管開存症では，臨床所見（循環，呼吸，栄養状態，腎機能）と検査所見（胸部X線検査，心エコー検査）を指標とし，施設ごとに手術適応を決定する．
  - 心エコー検査所見は，未熟児動脈管開存症手術の必要性を判断するのに有用である．
  - 心不全で壊死性腸炎や腎不全を合併した場合には，迅速に手術を決定する．
- 院内手術不可の場合[1]：
  - 未熟児動脈管開存症の手術は，可能な限り手術件数が多い施設で行うことが望ましい．

1 未熟児動脈管開存症の手術適応

　未熟児動脈管開存症（PDA）は肺出血，頭蓋内出血，壊死性腸炎，腎不全などを引き起こし，後遺症や死亡の原因となりうる早産児合併症である．未熟児PDAの治療にはインドメタシンやイブプロフェンによる薬物治療と外科治療があり，続発する重篤な合併症を生じる前に適切に治療する必要があるが，手術基準に関する質の高い科学的根拠はなく，手術適応の決定は施設間で異なるのが現状である[1]．

　2010年公表の未熟児PDA治療ガイドライン（**表1**）によると，循環，呼吸，栄養状態，腎機能の臨床所見と，胸部X線および心エコー検査所見を併せて，施設ごとに手術適応を決定することが推奨されている[1]．また，心不全による壊死性腸炎や腎不全の合併は一般に手術の時期を逸するべきでない状態であり，迅

表1 根拠と総意に基づく未熟児動脈管開存症治療ガイドライン

	クリニカルクエスチョンと推奨文	推奨グレード
CQ16	未熟児動脈管開存症においてより効果的な手術の基準（臨床症状，検査所見）は何か？	
推奨	未熟児動脈管開存症において，循環，呼吸，栄養状態，腎機能，胸部X線および超音波検査所見などを指標とし，①経過観察，②内科治療（水分制限，インドメタシン投与など）の禁忌・効果・副作用，③施設毎の手術の経験・問題点を，継続的に天秤にかけての手術適応の決定を奨める．	C
推奨	未熟児動脈管開存症による心不全があり，壊死性腸炎や腎不全を合併した状況では，施設毎の手術に関わる総合的リスクを考慮した上で，迅速に手術決定することを奨める．	C
CQ17	未熟児動脈管開存症の手術において手術件数が多い施設での治療は少ない施設での治療に比べて合併症は少ないか（効果的か）？	
推奨	未熟児動脈管開存症の手術において，可能な限り手術件数が多い施設で治療を行うことが望ましい．	C

・推奨グレード（3段階）：A，B，C
・この推奨グレードは，根拠になる情報の確かさや強さに基づいてつけられたものであり，その推奨の重要度を示すものではない．

（未熟児動脈管開存症診療ガイドライン作成プロジェクトチーム．日本未熟児新生児学会雑誌．2010; 22: 77-89[1]）

速に手術を検討するよう推奨されている[1]．未熟児PDA手術適応の決定には当該施設の治療成績が不可欠であり，ランダム化比較試験から推奨を導き出すのは困難との結論であった．一方，ガイドライン公表後に報告された日本の34施設における多施設共同研究によると，最も多い手術適応は循環動態不安定で，ついで栄養の問題（経腸栄養の制限または消化管障害），腎障害，呼吸障害であった[2]．そして，心エコー検査は未熟児PDA手術の必要性を判断するのに有効であり，動脈管径と左肺動脈拡張末期速度が最も有用な心エコー指標であることが明らかとなった[2,3]．日本の98%のNICUで心エコー検査を基にしたPDA管理が行われており[4]，これらの報告は手術適応を決定する上で重要な根拠になると考えられる．

2 未熟児動脈管開存症の手術において手術件数が多い施設での治療は少ない施設での治療に比べて合併症は少ないか？

未熟児PDAに対して院内で手術ができない施設は，手術目的で他施設へ新生

児搬送が必要となるが，その判断は難しい．搬送の是非や搬送先の施設の決定には，搬送時間や距離などの搬送に伴うリスク，自施設の PDA 治療成績，搬送先の施設の PDA 手術成績などを検討する必要がある．未熟児 PDA 治療ガイドラインによると，可能な限り手術件数が多い施設で PDA 治療を行うことが望ましいと推奨されている[1]．これは，PDA 手術件数と予後の関連を調査した研究がないため，NRN Japan データを用いて解析したところ，PDA 手術件数が多い施設で行われる治療ほど退院時死亡を少なくする可能性が示唆されたことによる[1]．PDA 手術目的で新生児を搬送する際には，手術の必要性や緊急性の有無とともに，当該施設の手術成績を具体的に検討することが望ましい．しかしながら，施設を取り巻く環境によって搬送に伴うリスクや搬送先施設の選択は大きく異なるため，施設ごとの地域にあった判断が必要である[1]．

参考文献

1) 未熟児動脈管開存症診療ガイドライン作成プロジェクトチーム（J-PreP）．根拠と総意に基づく未熟児動脈管開存症治療ガイドライン．日本未熟児新生児学会雑誌．2010; 22: 77-89.
2) Toyoshima K, Isayama T, Kobayashi T, et al. What echocardiographic indices are predictive of patent ductus arteriosus surgical closure in early preterm infants? A prospective multicenter cohort study. J Cardiol. 2019; 74: 512-8.
3) Masutani S, Isayama T, Kobayashi T, et al. Ductus diameter and left pulmonary artery end-diastolic velocity at 3 days of age predict the future need for surgical closure of patent ductus arteriosus in preterm infants: A post-hoc analysis of a prospective multicenter study. J Cardiol. 2021; 78: 487-92.
4) Isayama T, Kusuda S, Adams M, et al. International variation in the management of patent ductus arteriosus and its association with infant outcomes: a survey and linked cohort study. J Pediatr. 2022; 244: 24-9.e7.

〈増本健一〉

F 循環管理のコツ

43 未熟児動脈管開存症：周術期管理の実際と注意点

POINT

- **未熟児動脈管開存症の術前管理**：肺血流量増加による呼吸障害と末梢臓器血流の減少による尿量減少，消化器症状に対する全身管理を行う．
- **未熟児動脈管術後の循環不全**：post-ligation cardiac syndromeによる後負荷不整合が病態の循環不全を念頭に循環管理を行う．
- **未熟児動脈管閉鎖後の循環不全に対する治療**：第一選択は血管拡張薬．動脈・静脈拡張作用による後負荷の軽減と細胞内のカルシウム濃度の上昇により心収縮力を上昇させる．

1 未熟児動脈管開存症（術前）の血行動態とその対応

　未熟児動脈管開存症の術前管理は，(A) 肺血流量の増加に伴う呼吸障害と，(B) 末梢臓器血流の減少による尿量減少や消化器症状に対する包括的な全身管理を行う．

A．肺血流量の増加

　無呼吸発作の頻度が増えるため，呼吸サポートを行う必要がある．酸素投与は肺血管抵抗を低下させ，肺血流量を増加させるため過度の使用は避ける．SpO_2の目標値は90〜95％とするが，肺血流量が増加するため通常SpO_2は低下しない．高心拍出性心不全（後負荷の低下により心収縮は過収縮）であり，胸部X線や心エコーなどで前負荷を評価し，水分管理（水分制限は心不全を軽減するが体血流量をさらに減少させるため過度の制限は避けるべき）や利尿薬の投与（前負荷の軽減）を調整する．治療抵抗性を示す場合はN_2を用いた低酸素療法（肺血管抵抗を上昇させ，肺血流量を減少させる）により心不全を軽減させ，待機的に外科手術に臨んだ報告も散見される．

B．末梢臓器血流の減少

 前負荷の低下による腎前性腎不全（尿量減少），腸管血流の減少による腹部症状（胃残の増加，腹壁の色調の変化）などを認める．特に外科治療を要する症例はNSAIDs（インドメタシンやイブプロフェン）に対する治療抵抗性であり，薬剤そのものの副作用による尿量減少，腹部症状も考慮すべきである．腎不全に対しては水分管理，腹部症状に対しては経腸栄養の中止などを行う．

C．術前の管理

 早産児では特に手術侵襲による相対的副腎不全をきたすため，術前にヒドロコルチゾン投与を行う．また，貧血の是正（Hb＞12g/dL）は動脈管を閉鎖する因子であり，心不全の軽減にもなる．しかし，輸血は容量負荷となるため利尿薬を併用して投与する．また，当然ながら手術手技を円滑に行うためには全身浮腫の軽減に努める．

2 未熟児動脈管開存症（術後）の血行動態

 外科治療による動脈管の閉鎖は前負荷の相対的な低下に加え，術前の後負荷が低下した状態が機械的閉鎖により急激に後負荷が上昇し，後負荷不整合をきたす．正期産児ではこの後負荷の上昇に対して心収縮が代償し，循環不全をきたすことは少ないが，早産児では心筋の未熟性のために後負荷の上昇に代償できず心収縮能が低下する．術後の後負荷不整合による心ポンプ不全をPLCS（post-ligation cardiac syndrome）という．

A．後負荷不整合

 後負荷の増大により通常は代償される心収縮力が低下するため生じる．ESWS（収縮期末期左室壁応力）とmVcf（心拍補正左室平均円周短縮速度）を指標としたstress-velocity曲線で評価する．

B．PLCS（post-ligation cardiac syndrome）

 外科治療後の動脈管の機械的な閉鎖により引き起こされる循環不全で，その病態は後負荷不整合である[1-3]．外科治療症例の多くは内科治療抵抗性であり，前負荷の過剰，後負荷の低下した状態が長期間持続している．このような状況下での外科治療による急激な血行動態の変化はPLCSによる循環不全のハイリスクである[4]．また，PLCSは循環不全のみならず生命予後，発達予後にも悪影響をきたすため，より厳重な管理を要する．PLCSに対する内科的治療はホスホジエステラーゼⅢ阻害薬が第一選択である（表1）．

表1 周術期に使用する主な薬剤と投与量・投与方法

薬剤	γ	作用	前負荷	末梢血管抵抗	肺血管抵抗	心収縮力	心拍数	効果	特徴
ドブタミン	2〜10	α,β1,β2	±	↓	↓	↑	0	心拍出量↑	
ミルリノン	0.25〜0.75	PDE Ⅲ阻害	↓	↓↓	↓	↑↑	0	心拍出量↑	耐性が生じにくい

α受容体作用：末梢血管収縮作用　　β1受容体作用：心収縮力↑心拍数↑
β2受容体作用：末梢血管拡張

3 周術期に使用する主な薬剤と投与量・投与方法

　未熟児動脈管開存症の周術期には循環動態が異なるため，心エコーや胸部X線，血液ガス分析などで病態生理を正しく理解し，適切な薬物療法を行う．

A．術前に使用

- フロセミド（ループ利尿薬）：前負荷の軽減を目的に1〜2mg/kg/日で使用．
- ヒドロコルチゾン（ステロイド）：手術による侵襲に対する相対的副腎不全の予防的投与．1〜2mg/kg/dose（生理量），5mg/kg/dose（ショック量）．

B．術後に使用（表1）

- ミルリノン（ホスホジエステラーゼⅢ阻害薬）：0.25〜0.75γで動脈拡張作用により後負荷を軽減し，細胞内のカルシウム濃度を上昇させ，心収縮力を改善させる．
- ドブタミン：3〜10γでβ1受容体作用により心収縮力を増加させる．

参考文献

1) El-Khuffash AF, Jain A, McNamara PJ. Ligation of the patent ductus arteriosus in preterm infants: understanding the physiology. J Pediatr. 2013; 162: 1100-6.
2) Teixeira LS, Shivananda SP, Stephens D, et al. Postoperative cardiorespiratory instability following ligation of the preterm ductus arteriosus is related to early need for intervention. J Perinatol. 2008; 28: 803-10.
3) Abdel-Bary M, Abdel-Baseer KA, Abdel-Latif AF, et al. Left ventricular dysfunction postsurgical patent ductus arteriosus ligation in children: predictor factors analysis. J Cardiothorac Surg. 2019; 14: 168.
4) Bravo MC, Ybarra M, Madero R, et al. Childhood neurodevelopmental outcome in low birth weight infants with post-ligation cardiac syndrome after ductus arteriosus closure. Front Physiol. 2019; 10: 718.

〈石田宗司〉

F 循環管理のコツ

44 未熟児動脈管開存症：外科手術（開胸）の実際

POINT

- **手術適応**：手術の適応基準に確立されたものはなく，施設の経験に照らして，新生児科医と心臓外科医が相談して患者ごとに適応を決める．
- **手術の実際**：左第三肋間開胸で動脈管周囲を愛護的に剥離し，チタン製クリップを用いて閉鎖する．
- **術後合併症**：術後6〜12時間に血圧が低下するpost-ligation cardiac syndromeに注意し，適切な対処を行う．

1 外科手術の有効性と適応

　動脈管開存症（patent ductus arteriosus: PDA）を有する未熟児に循環不全兆候を認め，薬物治療が無効，効果不十分または合併症のため継続不能な場合には外科手術を行うことが多い．一方，手術の臨床的有効性に懐疑的な意見も多い．ランダム化対照試験では，symptomatic PDA（症候性動脈管開存症）への治療的外科手術により動脈管が閉鎖されても生命予後は統計学的に有意でない改善にとどまった[1]．これを受けて，米国では未熟児PDA手術の件数は減少している．我が国のPDA治療ガイドラインにおいては手術適応についての基準は明確には示されず，施設ごとの手術経験，問題点，総合的リスクを考慮して決める（グレードC）とする推奨にとどまっている[2]．薬物治療が有効でなかった症候性動脈管開存症全例に手術を行うのは適応を広く取りすぎているかもしれない．

　現実には，手術の有効性のエビデンスが十分でないことを認識し，特に重症な患者では迅速に手術し，さほどではない患者では慎重に経過観察することで，総合的には最善の結果が得られるものと考えている．

2 治療相談のタイミング

　未熟児 PDA は緊急手術となることが多く，我々心臓外科医は，手術の依頼があればなるべく速やかに行うことを基本方針としているので，今日手術してほしいとの依頼も極力引き受けている．しかし，可能なら 1 ～ 2 日のうちに手術が必要になるかもしれないという事前の情報提供があると大変助かる．手術を行うために，心臓外科の手術予定を変更しなければならないことも少なくない．患者の一般状態やエコー所見などをみて心臓外科でも手術適応を確認しておくことは治療の妥当性確保のために重要なので，その時間的余裕を持ちたい．他の先天性疾患や壊死性腸炎などで手術を要する場合には，どちらの手術を先行させるかについて他の外科系診療科との打ち合わせが必要となる．そのために余裕を持って相談してほしい．手術の必要性がなくなれば，その旨を連絡してもらえばよい．

3 手術の実際

　未熟児 PDA 閉鎖術の要点は，最小限の肺の圧排で，動脈管を愛護的に剥離することである．手術は NICU で行う．

　うつぶせ気味の右側臥位とし，動脈ラインが取れない場合には足に酸素飽和度モニターを装着する．術者は患者の背側に立ち，肩甲骨の下端の高さで皮膚を 3cm 横切開し，第三肋間で開胸する．

　動脈管付近の大動脈を覆う胸膜を切開し，腹側縁に牽引糸をかけ腹側に牽引すると，助手の鈎なしでも動脈管の視野が得られる．第三肋間で開胸すれば大動脈弓下縁と動脈管が並行してみえる視野が得られ，動脈管周囲の剥離は容易である（図1）．反回神経を確認し，その大動脈側で動脈管の上縁と下縁を鋭的に剥離する．動脈管の太さと同じ深さまで剥離すれば十分で，裏側まで剥離する必要はない．動脈管の上縁と下縁にクリップアプライヤーが入るスペースがあることを確認し Weck 社製の Horizon clip を用いて動脈管を閉鎖する（図1）．ドレーンを入れて閉胸する．通常，手術時間は 30 分程度である．

4 術後管理と合併症

　本手術に特有な合併症が，post-ligation cardiac syndrome（PLCS）である．動脈管閉鎖術の 6 ～ 12 時間後に血圧が低下するもので，呼吸不全や動脈血酸素化の低下を伴う．手術を日中に行うと夜間に発症することになるので，新生児科

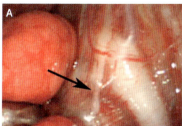
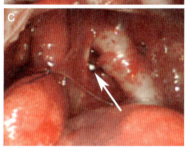
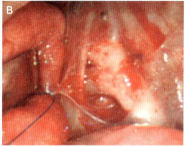

図1 ● 術中写真
A：開胸時の所見．黒矢印で反回神経を示す．
B：剥離終了時の所見．
C：動脈管閉鎖後の所見．白矢印でクリップを示す．

医に治療してもらわなければならない．病態は，動脈管閉鎖による左室後負荷の増加と静脈還流量の低下による左室前負荷の減少による左室収縮の低下であり，修飾因子としては術前の水分制限による脱水や，術前の高肺血流と手術での肺圧迫による呼吸コンプライアンスの低下，手術侵襲に関連した相対的副腎機能不全などである．予防法としてはミルリノンなどのホスホジエステラーゼⅢ阻害薬投与がある．診断は，まず気胸，血胸，無気肺を胸部X線で否定する．心エコーで左室機能の低下が認められれば直接診断できるが，判然としないことも多い．状況からみてPLCSと思われたら治療を開始する．ドブタミンやアドレナリンなどのカテコラミンを開始し，輸液負荷を試みる．ヒドロコルチゾンの投与が有効なこともある．血中二酸化炭素の増加が循環に悪影響を及ぼすことがあるので，血液ガス検査を行い換気条件を適正化する．

参考文献

1) Benitz WE. Treatment of persistent patent ductus arteriosus in preterm infants: time to accept the null hypothesis? J Perinatol. 2010; 30: 241-52.
2) 未熟児動脈管開存症ガイドライン作成プロジェクトチーム（J-PreP）．根拠と総意に基づく未熟児動脈管開存症治療ガイドライン．日本未熟児新生児学会雑誌. 2010; 22: 77-89.

〈金子幸裕〉

F 循環管理のコツ

45 未熟児動脈管開存症：内視鏡下動脈管閉鎖術の適応と実際

POINT

- **未熟児VATS-PDAの手術適応**：
  ① 手術室に搬送可能であること
  ② 体重に制限はないが，500g以上が望ましい
  ③ 手術時期については出生28週以前でも可
- **未熟児VATS-PDAの実際**：現在までに83例に行い，3例が開胸手術に移行し，そのうち2例（400g台）が手術死亡している．
- **合併症**：術前状態不良の2例を気道出血と腎不全・多臓器不全で失った．それ以外は反回神経麻痺や乳び胸・創部感染などの合併症はなかった．
- **新生児科医に知ってもらいたいこと**：手術成績は術前状態，特に出生体重が大きな要素である．700g以上ではカテーテル治療の適応もあるので，500g以上700g未満の症例は躊躇せず，インドメタシンによる合併症が起こる前の比較的状態のよい時期に手術を考慮してほしい．

1 概要

　動脈管開存症に対する胸腔鏡（内視鏡）下手術（VATS-PDA）は1993年にLaborde[1]が報告したのが最初である．本邦でも前原[2]が1993年に5歳の女児に対する胸腔鏡下動脈管遮断術成功例を初めて報告した．筆者は現在までに，200例以上に同術式を施行し，良好な結果を収めている[3]．また，1,000g未満の超低出生体重児に対しても80例以上にVATS-PDAを積極的に行っている[4]．2014年4月より，動脈管開存症に対して内視鏡下動脈管閉鎖術が新たに保険適応となった．一方，カテーテル治療も広く行われており，現在，我が国で使用可能なPDA閉鎖用のデバイスは，コイル，Amplatzer™ Duct Occluder（ADO），

Amplatzer™ Duct Occluder II（ADO II），および Amplatzer Piccolo™ Occluder である．我が国では，施設基準を満たした施設の術者基準を満たした医師が，学会の定める教育プログラムを受けた場合にのみ ADO を使用できる．特に，Amplazter Piccolo™ Occluder は，主に早産児 PDA 閉鎖用に開発されたデバイスである．2019 年 1 月に FDA で承認され，我が国では 2020 年 4 月に保険収載され，体重 700g 以上での留置が認められていて，良好な成績を収めている．

2 VATS-PDA の手術手技

　患児は気管挿管・全身麻酔下に右側臥位とし，下肢に動脈圧ラインを確保する．患児の体温管理が重要であるので，手術室温を 30℃に設定する．

　皮膚切開は 2 カ所で，患者背側より剥離用電気，剥離用綿棒，クリップ鉗子を挿入する切開（8mm），内視鏡カメラのポート（肩甲骨下 5mm）である．内視鏡カメラは 2.7mm 径で長さ 17cm，内視鏡先端が 30°の角度がついている硬性鏡を使用している．フック型電気メスを背側の切開部より挿入する（**図 1**）．

　内視鏡下に下行大動脈，動脈管，迷走神経がはっきりと確認される（**図 2A**）．

　フック型の電気メスで動脈管周囲の組織を鋭的に切離，また綿棒を用いて鈍的に動脈管を剥離する．背側の切開創は 8mm 程度でも，綿棒と電気メスの両者を挿入しても working space としては十分である（**図 2B**）．

　切開した胸膜を綿棒で左側に圧排して，動脈管の上下縁を十分に剥離する．動

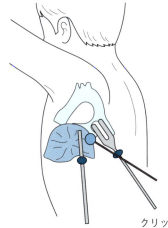

内視鏡カメラ　　クリップ鉗子　　**図 1**　内視鏡下動脈管閉鎖術
　　　　　　　　フック型電気メス　　　　　（2 ポート法）
　　　　　　　　綿棒

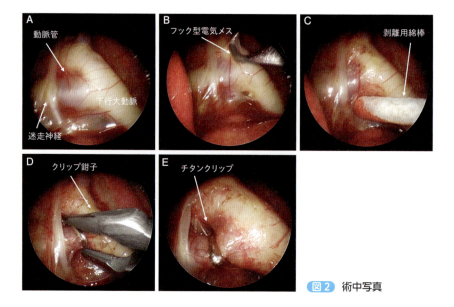

図2 術中写真

脈管裏側の剥離は必要ではない．動脈管をテーピングしようとする行為は極めて危険で，絶対に施行すべきではない．動脈管の前面を中心に2/3周程度剥離されれば十分である（図2C）．

クリップ鉗子は背側切開創より胸腔内に挿入（図2D），チタンクリップを動脈側でかつ患者右側に押し付けるような感じで動脈管を挟みこみ閉鎖する（図2E）．

術後，胸腔ドレーンは留置せず，切開創を閉鎖，手術を終了する．手術時間は30分程度である．

参考文献

1) Laborde F, Noirhomme P, Karam J. et al. A new video-assisted thoracoscopic surgical technique for interruption of patient ductus arteriosus in infants and children. J Thorac Cardiovasc Surg. 1993; 105: 278-80.
2) 前原正明, 大上正裕, 古梶清和, 他. 胸腔鏡下動脈管遮断術（本邦初例）を施行した動脈管開存例の1例. 日胸外会誌. 1993; 41: 1522-7.
3) Miyaji K, Ka K, Okamoto H, et al. One lung ventilation for video-assisted thoracoscopic interruption of patent ductus arteriosus. Surg Today. 2004; 34: 1006-9.
4) Kemmochi M, Senzaki H, Senzaki H, et al. Optimal timing of video-assisted thoracoscopic surgery for patent ductus arteriosus in preterm infants born at ≦ 28 weeks of gestation. Pediatr Int. 2019; 61: 792-6.

〈宮地　鑑〉

F 循環管理のコツ

46 未熟児動脈管開存症：カテーテル治療の適応と実際

POINT

- **適応**：現時点でのAMPLATZERピッコロオクルーダーの適応は，①日齢3以上，②PDA長≧3mm，③PDA最小径≦4mm，④体重≧700gであり，「体重2.5kg未満の動脈管開存症に対する経皮的動脈管閉鎖セット使用の適正使用に関する手引き」に記載された術者基準，施設基準を満たす必要がある．
- **諸外国と本邦における実際**：本治療は，2020年に本邦に導入された．海外では外科的動脈管結紮術の代替として普及している．

1 概要

　外科的動脈管結紮術の治療成績は良好であるものの，出血，肺損傷，感染，乳び胸や反回神経麻痺などの合併症が報告されている．AMPLATZER ピッコロオクルーダー（図1）は，早産低出生体重児に対する経皮的動脈管閉鎖術用に開発されたデバイスであり[1]，2020年に本邦に導入され，より安全かつ低侵襲な治療の選択肢の1つになることが期待されている．在胎22〜34週の早産低出生体

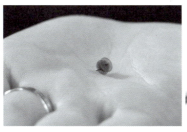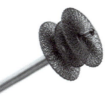

図1 AMPLATZER ピッコロオクルーダー
（Abbott Medical Japan 提供）

重児を対象とした米国の前向き多施設共同試験では，手技成功率は99％で6カ月後の閉鎖率は100％であり，合併症率は4.2％であった[2]．3年のフォローアップでも全例で閉鎖が維持され，治療関連死亡は認めず，良好な成績が示された[3]．米国ではすでに外科的動脈管結紮術の代替として普及している[4]．現在，本邦では体重700g以上が対象だが，海外ではすでに体重400g台の児にも治療が行われ，さらに超音波ガイドやポータブルのX線透視装置によるNICU内での治療も可能となっており，本邦でもさらなる普及が望まれる．

2 本邦における適応

　現時点でのAMPLATZERピッコロオクルーダーの適応は，①日齢3以上，②PDA長≧3mm，③PDA最小径≦4mm，④体重≧700gである．体重2.5kg未満の患者へ使用する場合には，日本先天性心疾患インターベンション学会（JCIC学会），日本小児循環器学会，日本新生児成育医学会の3学会合同で作成された「体重2.5kg未満の動脈管開存症に対する経皮的動脈管閉鎖セット使用の適正使用に関する手引き」に沿って治療の適切性が慎重に検討・判断される必要がある．施設基準として，経皮的動脈管閉鎖セット使用に関する施設基準を満たすことに加え，①周産期センターの併設，②経皮的動脈管閉鎖術の教育担当医師，小児心臓血管外科医の常勤，③体重2.5kg未満を含む動脈管結紮術の経験，④小児循環器科医，新生児科医，小児心臓血管外科医および関連する多職種から構成されるチーム（Infant Heart Team）があることなどが求められる．

3 治療の実際

　手技自体は経皮的動脈管閉鎖術と同様の手技であるが，血管アクセスは大腿静脈のみで行われる．デリバリーカテーテルを大腿静脈から右房，右室，肺動脈，動脈管を経由して下行大動脈まで通過させ，動脈管内にデバイスを留置する（図2）．造影剤の使用は1回（1mL/kg）のみに留められ，デバイスの位置確認は主に超音波によってなされる．児の体温保持のため，室温の管理や搬送や手技にかかる時間の短縮が重要であり，当院では手技時間は30分程度にまで短縮されている．将来的にはNICU内で手技が行うことが可能となると予想される．

4 合併症

　閉鎖栓の脱落，閉鎖栓による大動脈や左肺動脈の狭窄，三尖弁閉鎖不全，遺残

短絡などの報告があるが，重篤な合併症は稀である[1,2].

5 新生児科医に知っておいてもらいたいこと

AMPLATZER ピッコロオクルーダーによる未熟児動脈管開存症に対するカテーテル治療は，外科的動脈管結紮術の代替となりうる．現時点では，本治療の安全な普及に重点が置かれ，JCIC 学会，日本小児循環器学会，日本新生児成育医学会の3学会合同で作成された「体重 2.5kg 未満の動脈管開存症に対する経皮的動脈管閉鎖セット使用の適正使用に関する手引き」に沿った適応，施設基準，術者基準を遵守することが求められている．小児循環器科医，新生児科医，小児心臓血管外科医および関連する多職種から構成されるチーム（Infant Heart Team）による集学的サポート体制が重要であり，チームの成熟により，より安全かつ低侵襲な未熟児動脈管開存症の治療のさらなる普及が期待される．

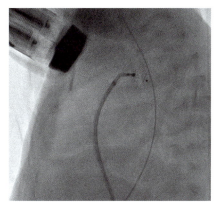

図2 動脈管内に留置された AMPLATZER ピッコロオクルーダー

参考文献

1) Sathanandam S, Gutfinger D, Morray B, et al. Consensus guidelines for the prevention and management of periprocedural complications of transcatheter patent ductus arteriosus closure with the Amplatzer Piccolo Occluder in extremely low birth weight infants. Pediatr Cardiol. 2021; 42: 1258-74.
2) Sathanandam SK, Gutfinger D, O'Brien L, et al. Amplatzer Piccolo Occluder clinical trial for percutaneous closure of the patent ductus arteriosus in patients ≥700 grams. Catheter Cardiovasc Interv. 2020; 96: 1266-76.
3) Morray BH, Sathanandam SK, Forbes T, et al. 3-year follow-up of a prospective, multi-center study of the Amplatzer Piccolo™ Occluder for transcatheter patent ductus arteriosus closure in children ≥700 grams. J Perinatol. 2023; 43: 1238-44.
4) Shah ZS, Clark RH, Patt HA, et al. Trends in procedural closure of the patent ductus arteriosus among infants born at 22 to 30 weeks' gestation. J Pediatr. 2023; 263: 113716.

〈藤井隆成〉

F 循環管理のコツ

47 カテコラミン使用の適応と実際

> ## POINT
> - カテコラミンはルーチンだから使用するのではなく，目的をもって使用する．
> - 血行動態を把握しないと，調節や終了が判断できない．
> - 血行動態の把握には，バイタルサイン・血圧・心エコー．
> - 心室収縮性を上げる薬剤の血管に対する基本的な作用は，PDE_3阻害薬は拡張，ドブタミンはやや拡張，ドパミンは収縮である．
> - 少量のドパミン（1〜3 mg/kg/分）は腎・腸管血流増加への期待がある．

1 心拍数と血圧と心拍出量

　カテコラミンや血管拡張薬という心血管作動薬は，時々刻々と変化する循環を正しくとらえて，適切に使用する必要がある．まずは在胎週数と生後の時間に応じた，通常の心拍数と血圧のおよその範囲を理解し，現在の循環がどのようであるかを考える．カテコラミンを使用し，奏効する代表的な病態は，負荷条件が適正であっても壁運動が悪い（収縮性が低下している）循環不全である．

　血圧（平均血圧－中心静脈圧）は心拍出量と体血管抵抗の積である（オームの法則）．心拍出量は，心拍数と一回拍出量の積である．ここではひとまず中心静脈圧は脇において考えてもよいが，必ずこれを念頭に置き，血圧が低い時に，心拍出量が不足して困っているか，そうではなく困っていないか＝許容される低血圧（permissive hypotension）であるのかを考える．その際，血液ガスでの乳酸値の上昇の有無が参考になる．最優先される臓器（脳・心）と犠牲にされやすい臓器（腎・腸・皮）を理解し，後者ではそれぞれ，利尿，胃残，皮膚のcapillary refillを評価して全身の循環評価の参考にする．犠牲にされやすい臓器の血

流が良好で,バイタルサインが安定していれば,血圧が想定より低くても循環不全とは限らない.一方で現在の循環に余裕がある場合にも,感染や頭蓋内出血など,不調を引き起こす原因があれば早期に把握し,原因に対する治療介入を行う.それは循環のサポート以前に大切である.たとえば敗血症による循環不全では,敗血症がよくならない限り循環不全は改善しない.多くの臨床の状況では,循環不全の原因に対する治療と循環不全に対するサポートとしての治療は平行して行われる.平均血圧が在胎週数(mmHg)以上という基準がわかりやすく多用される.それ以下でも許容される低血圧は多々ある一方で,値だけで許容されない低血圧もある.たとえば収縮期血圧が 15mmHg であれば,許容される状況はまずないであろう.

2 血行動態と治療の方向性

許容されない低血圧や循環不全をみた時,原因検索とともにどのような血行動態かを,先天性心疾患のない状況で,考えてみる.まず,心臓の満ち具合,前負荷は十分だろうか.左室拡張末期径の予測径は,たとえば長澤の式(予測径〔mm〕=身長〔cm〕×0.495 − 5.43;身長<50cm)[1]を用いる.左室拡張末期径を測定して,予測径に対する割合を% of normal(実測径/予測径×100〔%〕)で計算し,評価する.たとえばこれが 90% of normal とする.径は容積に 3 乗で効いてくるので,0.9 の 3 乗は 0.73 であり,容積は 3 割近く小さそう,と考える.こうした際は,状況によって適正なスピードで容量を確保し,相対的副腎不全が疑われればステロイドの投与も考慮する.

許容されない低血圧や循環不全で前負荷の不足がなく,壁運動が低下している場合(たとえば短縮率<25%,駆出率<50%,心拍補正左室平均円周短縮速度〔mVcfc〕<0.75[2])は,負荷の過剰がないかを検討する.後負荷の指標として血管エラスタンスという指標は収縮末期圧(平均血圧で近似)/一回拍出量で表される.つまり血液を 1mL 拍出するのにどれだけの収縮末期圧が必要か,というものである.血圧が高く,一回拍出量が小さければ,血管エラスタンスの増加は明らかであり,後負荷の異常に対する対処が優先される(次項参照).定量的には収縮末期壁応力(ESWS)を計算して,mVcfc との関係みると,後負荷は高いかどうか(血液は拍出しにくいかどうか),後負荷の程度に見合った壁運動をしているかについて示唆が得られる(**図1**).この関係をみる前に,前述の前負荷について評価を行っておく.ESWS は前負荷過剰だけでも増加するからである.

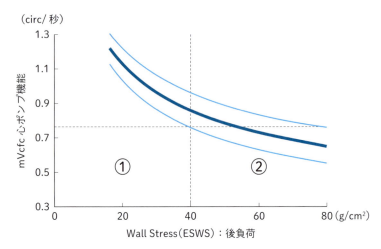

図1 ストレス速度関係

極低出生体重児（n = 198）の回帰曲線と± 1 SD の範囲[2].
短縮率＝（拡張末期径 − 収縮末期径）/拡張末期径を用いて，心拍補正左室平均円周短縮速度（mVcfc）＝短縮率 / 駆出時間×sqrt（RR），R ＝収縮末期における後壁の厚み / 内径とし，収縮末期圧を平均血圧で代用した時，ESWS＝0.34 ×平均血圧 /（R+R^2）で表される[3].
左下の①にある時，後負荷が過大でないのに壁運動が低下している．前負荷が適正であれば（本文参照），収縮性の低下があると判断でき，臨床上必要であればカテコラミンの投与が考慮される．
（豊島勝昭. 日本新生児成育医学会雑誌. 2019; 31: 305-11 [2] を元に作成）

同様に壁運動が悪く，ESWS が高い，図1の②の状況で必要と判断すれば，まずは負荷過剰への対応を考えたい（次項参照）．

3　カテコラミンの選択と投与量

　カテコラミンを考慮する代表的病態は，前負荷の不足がなく，後負荷の過剰もない収縮性の低下が疑われる循環不全である．高度のショックをきたしていない状況での強心薬選択とおよその投与量について考えてみる．血管はどちらかといえば収縮させたい場合，昇圧を期待したい場合，ドパミナージック作用による腎・腸管血流の増加を期待したい場合はドパミンを，それ以外はドブタミンを，血管を拡張させたい場合で動脈管開存症リスクの低い場合はミルリノン，オルプリノンを選択する．状況により，ドパミン，ドブタミンは 2 〜 5μg/kg/ 分で開始して増減する．血管収縮作用のあるドパミンは，中心静脈からの投与が望ましい．

ミルリノン，オルプリノンはローディングをせず，筆者らは記載投与量の少ない方（それぞれミルリノン 0.25，オルプリノン 0.1μg/kg/分）のさらに半分程度で始めて調節する．ミルリノン，オルプリノンには動脈管開存症のリスクが比較的高く見込まれるため，動脈管開存症のリスクが高い場合は使用しにくい．減量・中止は，これらの薬剤を必要と考えた病態の改善に併せて行う．漫然投与は行わない．

参考文献

1) Nagasawa H. Novel regression equations of left ventricular dimensions in infants less than 1 year of age and premature neonates obtained from echocardiographic examination. Cardiol Young. 2010; 20: 526-31.
2) 豊島勝昭. 新生児の心エコー検査. 日本新生児成育医学会雑誌. 2019; 31: 305-11.
3) 増谷 聡. 新生児の血行動態に迫る：心室圧容積関係を理解して，ストレス速度関係を深める. Neonatal Care. 2017; 30: 554-5.

〈増谷 聡〉

F 循環管理のコツ

48 経静脈血管拡張薬使用の適応と実際

POINT

- 静脈投与の血管拡張薬には，低血圧のリスクがある．
- 高い，あるいは少し下がっても大丈夫な血圧であることが投与にあたり必要である．
- 使用することに根拠が必要である．
- 血行動態の把握とモニタリングが必須である．
- 使用する場合には，効果には個人差があることを念頭に置き，少量から開始して調整する．

1 血管拡張薬を考える前に

血管拡張薬[1]の使用を考慮する際には，前項に記載した，現在の血行動態の把握がまず必要である．血管拡張薬は文字通り血管を拡張するため，低血圧のリスクがあるほかに動脈管を開存させるリスクがある．そうした副作用の懸念を上回る効果が期待できる時に使用する．何を目的にどこの血管を拡張させたいか，体の動脈か肺動脈か，動脈か静脈かを意識する．血圧が高いか，少し下がっても大丈夫な余裕があることが投与にあたり必要な条件である．

頭蓋内出血は回避したい早産児の合併症であり，循環動態の安定が大切である．前項に記載したストレス速度関係で，②に位置した際，すなわち壁運動が低下して収縮末期壁応力（ESWS）が高い時に限っても，その要因と対処法はさまざまである．たとえば動脈管が開存し，左室に容量負荷がかかり，前負荷が増大していれば，それだけでもESWSは増加しうる．血管拡張薬は動脈管をより開存させ，肺血管抵抗も下げることで動脈管開存症を悪化させるリスクがあり，動脈管開存症が懸念される状況では動脈管開存症の治療を先行させることが合理的である．短絡がなく前負荷が過多であれば，フロセミドにも効果が期待される状況はある

かもしれない．鎮静・鎮痛薬の多くには血管拡張作用があり，循環の変動も少なくなるため，頭蓋内出血のリスクのある超早産児の急性期には，必要に応じて鎮静・鎮痛薬を使用する．それにより血管拡張薬の必要な状況は限られてくると考えられる．こうした適切な鎮静・鎮痛や呼吸循環管理を行ってなお後負荷が高く困っている急性期，あるいは慢性期に治療を要する高血圧がある症例に静注の血管拡張薬の使用が選択肢に挙がる．前項に記載したように，血圧が高く，一回拍出量が小さければ，後負荷の指標である血管エラスタンスの増加は明らかであり（図1A），そのような状態で血管拡張薬が考慮される．こうした思考と経時的な

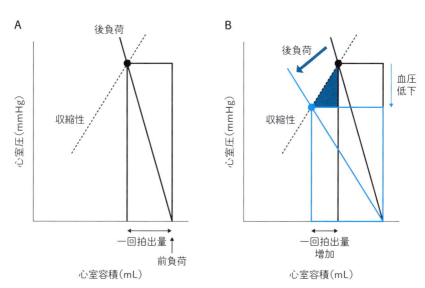

図1　心室圧容積関係による血管拡張薬の考え方

A：縦軸に心室圧，横軸に心室容積をとる．縦軸の高さは血圧から，横軸の心室容積は心エコーの心室容積，あるいは心室径から推測する．長方形の横幅は一回拍出量を表し，右下がりの直線の傾きは血管エラスタンスという後負荷の指標である．右上がりの波線（収縮末期圧容積関係）の傾きは収縮性の指標である．黒丸が収縮末期を表す．この図では，血圧は高め，拡張末期容積は大きめだが，駆出率が30％の状況を示す．

B：そこで血管拡張薬により前負荷と収縮性が変わらずに後負荷のみが有意に低下した場合を考えてみる．すると後負荷の低下により新たな収縮末期の点は青丸に移る．これにより新たな心室圧容積関係は青色の長方形になる．駆出率は50％の状況になっている．変化分は図中の直角三角形で表される．その縦が血圧低下分であり，横が一回拍出量の増加分である．血管拡張薬は血圧低下・一回拍出量増加を予測して使用する．
拡張型心筋症のように収縮性が落ちている心室では波線の傾きがゆるやかなため，直角三角形は横長になる．すなわち，後負荷の低下によって血圧はあまり低下せずに一回拍出量が大きく増加することが予想され，後負荷を低下させることの有効性が高いと見込まれる．

観察には，ストレス速度関係[2,3)]とともに，心室圧容積関係の考え方（**図1**）が有用である．前負荷（拡張末期容積）と収縮性（収縮末期圧容積関係）が一定で後負荷（血管エラスタンス）のみを低下させる状況を仮定すると，**図1B**のように血圧が低下し，一回拍出量が増加する．それが血管拡張薬の使用によって予想される循環変化であり，使用したら実際にそのような好ましい変化を生じているかを同様に評価する．予想される変化を踏まえれば，これ以上血圧が低下しては困る状態において血管拡張薬の使用が危険であることがわかる．熟慮の上で血管拡張薬を使用する場合について次に記す．

2 静注の血管拡張薬の使用の実際

日本の新生児領域では，ミリスロール®の経験が多い．神奈川県立こども医療センター編の新生児診療マニュアル第7版（東京医学社）によれば，同センターではミリスロール®を0.3〜0.5μg/kg/分で開始し，最大でも2μg/kg/分と記載されている．ミリスロール®は静脈の拡張を主に，動脈の拡張も期待する薬剤である．静脈の拡張によりうっ血の改善が期待でき，動脈の拡張により後負荷の軽減が期待できる．いずれも収縮末期壁応力（ESWS）を低下させ，それに伴いストレス速度関係は左上に向かうことが予想される．カルペリチド（ハンプ®）[4)]の投与量は，添付文書では0.1μg/kg/分となっているが，その量では低血圧が多く経験されるため，その1/5から1/4で開始して増量するのがよいだろう．ミルリノン，オルプリノンは強心作用があり，純粋な血管拡張薬というよりは，血管拡張とともに心室の収縮性も改善したい場合に使用を考慮する．ミルリノン，オルプリノンはローディングをせず，筆者らは記載投与量の少ない方の量のさらに半分程度で始めて調節する．減量・中止は，強心薬を必要と考えた病態の改善に併せて行う．カルペリチド，ミルリノン，オルプリノンには動脈管開存症のリスクが比較的高く見込まれるため，動脈管開存症のリスクが高い場合は使用しにくい．カルシウム拮抗薬は，新生児期には重篤な心機能の抑制が懸念されるため使用しない．

3 肺血管に対する静注の肺血管拡張薬

新生児の重症肺高血圧の多くでは，体血圧・体血管抵抗は低下させたくなく，肺血管抵抗を選択的に低下させ，肺血流量を確保したい．静注の肺血管拡張薬は，体血圧の低下が懸念されるため，NICUでの重症肺高血圧に対してはまず適切な

酸素を用いた呼吸管理と酸塩基平衡の是正を行った上で，必要に応じて一酸化窒素吸入を試みる．効果が不十分な重症例では，エポプロステノール静注の併用を考慮する．

参考文献
1) 増谷 聡. 新生児の血行動態に迫る: 血管拡張薬を考える（その1）. Neonatal Care. 2017; 30: 762-3.
2) 増谷 聡. 新生児の血行動態に迫る: 心室圧容積関係を理解して, ストレス速度関係を深める. Neonatal Care. 2017; 30: 554-5.
3) 豊島勝昭. 新生児の心エコー検査. 日本新生児成育医学会雑誌. 2019; 31: 305-11.
4) 増谷 聡, 先崎秀明, 石戸博隆, 他. ハンプ投与が奏効した後負荷不適合の超低出生体重児の2例. 日本未熟児新生児学会雑誌. 2003; 15: 241-5.

〈増谷 聡〉

F 循環管理のコツ

49 経口血管拡張薬使用の適応と実際

POINT

- 新生児の肺高血圧症（PH）に対する経口血管拡張薬はoff-label useの状況である．
- 経口血管拡張薬の中では，シルデナフィルが最も使用される薬剤である．
- 新生児遷延性肺高血圧症に対する第一選択薬は吸入一酸化窒素（NO）で，経口血管拡張薬は吸入NOとの併用または吸入NOからの離脱目的で用いられる．
- 慢性肺疾患に合併するPHの治療では，心エコー検査などに基づいてPHを評価し，適切に呼吸管理を行ってもPHが悪化または改善しない場合に，経口血管拡張薬の導入を検討する．

1 新生児に対する経口血管拡張薬

　新生児期に問題となる肺高血圧症（PH）に，新生児遷延性肺高血圧症（PPHN）と慢性肺疾患に合併する肺高血圧症（CLD-PH）がある．2018年の肺高血圧症ワールドシンポジウムで「平均肺動脈圧20mmHg以上」がPHの定義として提案され，同会議のPH臨床分類で，PPHNは肺動脈性PHの1群，CLD-PHは肺発育障害に伴うPHの3群に属する[1]．両者とも死亡や神経学的予後に影響しうる新生児合併症であり，その対応は重要である．しかし，新生児のPH治療に関し，承認されている薬剤は吸入一酸化窒素（NO）のみで，他の血管拡張薬はoff-label useの状況である[2]．小児のPH治療には，NO-cGMP経路，PGI2-cAMP経路，エンドセリン受容体拮抗薬（ERA）の三大肺血管作動薬が使用され[2]，このうち新生児で主に用いられる経口血管拡張薬はNO-cGMP経路を標的とするPDE5阻害薬のシルデナフィルとERAのボセンタンである．これらの血管拡張

薬は，短期的には体血管より肺血管選択性が強い血管拡張作用を，長期的には潜在的に含有する抗リモデリング作用を期待して使用する[2]．吸入 NO 以外の血管拡張薬は動脈管にも作用し，早産児では動脈管開存症のリスクとなるため注意が必要である．

2 新生児遷延性肺高血圧症

　PPHN とは，さまざまな原因で出生後に肺血管抵抗が下がらず，動脈管または卵円孔を介した右左短絡により重篤な低酸素血症をきたす病態である．PPHN は正期産児や過期産児に多くみられるが早産児に発症することがあり，我が国の報告によると超早産児における PPHN の発症頻度は 8.1％で，在胎期間が短いほど発症頻度は高い[3]．治療に関して，我が国では NO 吸入療法が PPHN に対する第一選択である．経口血管拡張薬は，症例の重症度に応じて NO 吸入療法との併用または NO 吸入療法からの離脱目的で用いられる[4]．薬の種類は，NO と同じく NO-cGMP 経路を標的とするシルデナフィルが選択されることが多い．

3 慢性肺疾患に合併する PH

　早産児の未熟肺に酸素や陽圧換気などの障害が加わり，肺血管系のリモデリングや機能障害が引き起こされると，肺胞形成が阻害され CLD が進行する．CLD-PH は CLD に伴う肺血管障害の重症型であり，中等症から重症の CLD を有する新生児のほぼ 1/3 が罹患している[1]．CLD-PH は PH 分類上で 3 群だが，1 群の「肺動脈性肺高血圧」の要素の存在も示唆されており，肺血管拡張薬の効果も期待できる[5]．CLD-PH の診断は，CLD に伴う陽圧換気および補助酸素療法の必要性や，心エコー検査などの評価に基づいて行われる．European Pediatric Pulmonary Vascular Disease Network は，CLD-PH の診断・治療のアルゴリズムを作成した（図 1）[6]．このアルゴリズムによると，心エコー検査と NT-proBNP で PH 評価を行い，適切に呼吸管理を行った上で PH が悪化または改善しない場合に，肺血管拡張薬を使用するとされている．また，治療効果の判定に，心臓カテーテル検査による評価を用いることを検討する．CLD-PH の治療において，シルデナフィルが最も使用される経口血管拡張薬である．ERA のボセンタンも CLD-PH 治療に使用されるが，2 剤併用によりシルデナフィルの血中濃度を低下させる可能性がある[1]．

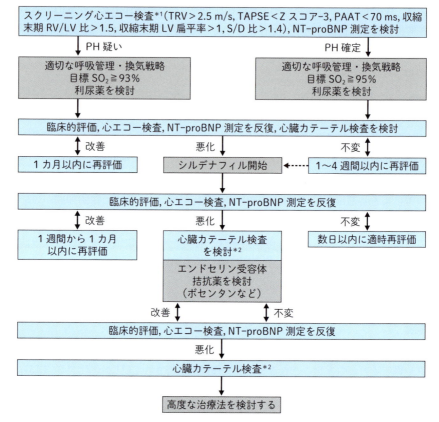

図1 慢性肺疾患に伴う肺高血圧症の管理

LV：左心室, RV：右心室, PAAT：肺動脈収縮期加速時間, PH：肺高血圧, S/D比：収縮期/拡張期持続時間比, TAPSE：三尖弁輪収縮期移動距離, TRV：三尖弁逆流速度

[*1] 心エコー検査による肺高血圧症のスクリーニングは，(1) 妊娠28週未満の早産児に重篤な呼吸障害が認められる場合，(2) 修正36週または退院前にCLDが確定している場合，(3) 酸素需要期間が長く，発育不良で，臨床的改善が満足に得られない場合，に適応となる．

[*2] 心臓カテーテル検査は，(i) 2つ目の経口血管拡張薬を導入する前に検討すべきであり，2剤併用療法でPHが悪化した場合，または，修正3カ月を超えたPHの乳児で治療効果が満足に得られない場合に勧められる．

(Hansmann G, et al. Pediatr Res. 2021; 89: 446-55[6]) より改変)

4 経口血管拡張薬投与の実際

経口血管拡張薬の中ではPDE5阻害薬が肺血管選択性に優れ，その有用性，安全性，安定性などからも治療の中心的位置を占める[2]．

PDE5阻害薬であるシルデナフィルやタダラフィルは，肺循環においてcGMP分解を阻害することで，cGMP濃度を上昇させ肺血管拡張作用を示す．PDE5は網膜にも分布するため，未熟児網膜症への悪影響の懸念がある[4]．シルデナフィルは0.25～1mg/kg/回で1日4回投与が報告されているが[4]，投与回数を1日4～8回に増やすと症状が安定することを経験する．シルデナフィルより作用時間の長いタダラフィルをCLD-PHに使用したデータは限られている[1]．

　エンドセリンは血管内皮由来の強力な血管収縮作用を有するペプチドで，血管平滑筋および血管内皮細胞に存在する．ERAであるボセンタンは，成人・小児における肺動脈性PHに対する有効性は認められているが，新生児では報告が少なく効果は明らかでない．副作用として肝機能障害が報告されているため，定期的な肝機能チェックが必要である[4]．通常，ボセンタンは1mg/kg/日 分2で開始し，2～3mg/kg/日まで増量可能である[4]．

　PGI_2であるベラプロストは，cAMPを増加させることで平滑筋を弛緩し血管を拡張させるが，CLD-PHの治療として投与する根拠は乏しい[1]．

参考文献

1) El-Saie A, Varghese NP, Webb MK, et al. Bronchopulmonary dysplasia - associated pulmonary hypertension: An updated review. Semin Perinatol. 2023; 47: 151817.
2) 佐地　勉, 中山智孝, 高月晋一, 他. 小児期肺動脈性高血圧の正しく的確な治療戦略. 日本小児循環器学会雑誌. 2015; 31: 157-83.
3) Nakanishi H, Suenaga H, Uchiyama A, et al. Persistent pulmonary hypertension of the newborn in extremely preterm infants: a Japanese cohort study. Arch Dis Child Fetal Neonatal Ed. 2018; 103: F554-61.
4) 増本健一. 新生児遷延性肺高血圧症. 周産期医学. 2016; 46: 602-5.
5) 小野　博. 慢性肺疾患に合併した肺高血圧症に対する肺血管拡張療法. 日本小児呼吸器学会雑誌. 2019; 29: 178-85.
6) Hansmann G, Sallmon H, Roehr CC, et al; European Pediatric Pulmonary Vascular Disease Network（EPPVDN）. Pulmonary hypertension in bronchopulmonary dysplasia. Pediatr Res. 2021; 89: 446-55.

〈増本健一〉

F 循環管理のコツ

50 一酸化窒素吸入療法の適応と実際

> **POINT**
> - **適応**：新生児の肺高血圧を伴う低酸素性呼吸不全に対して使用可能である．
> - **投与量**：正期産児に対しては吸入濃度20ppmで開始し，酸素化の改善に従い，5ppmに減量する．早産児に対しては肺高血圧の病態に応じて，吸入濃度5〜20ppmで開始し，酸素化の改善に従い，5ppmに減量する．
> - **副作用**：メトヘモグロビン（MetHb）血症を呈する可能性があるため，定期的に血液ガスなどにてMetHb濃度をチェックする．
> - **終了基準**：5ppmに減量後は，1ppmまで漸減し，肺高血圧の再増悪がないことを確認後に終了する．

1 一酸化窒素（NO）吸入療法の適応

　NO吸入療法は，新生児遷延性肺高血圧症（PPHN）をはじめとする，生後早期（生後7日以内）の「新生児の肺高血圧を伴う低酸素性呼吸不全」に対して使用可能である．一酸化窒素はcGMPを介した強力な血管拡張作用を有する．吸入ガスであり，肺血管に選択的に働くことで体血圧を下げない，換気血流不均等を悪化させないなどの利点がある．

2 新生児遷延性肺高血圧症（PPHN）

　PPHNは，かつて胎児循環遺残といわれていたように，胎児期の高い肺血管抵抗が生後も持続することで，全身の酸素供給が不十分である状態を指す．
　胎児期は胎盤でガス交換を行うため，最も酸素化された血液は臍静脈血である（図1）．酸素化された血液は，臍静脈から下大静脈を通り右房に流入した後，解

50 ● 一酸化窒素吸入療法の適応と実際

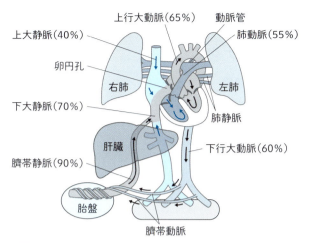

図1 胎児循環（カッコ内は酸素飽和度）

剖学的位置から大部分が卵円孔を通り左房に入る．これにより左心系に酸素化された血液が到達し，大動脈から脳へと酸素を供給することができる．一方，胎児の肺血管は収縮しており血管抵抗が高いため，ガス交換を行っていない肺への血液循環が制限される．代わりに上大静脈から右心系に還流した酸素化されていない血液は，肺動脈から動脈管を通り下行大動脈に流れ，臍帯動脈で酸素化される．

出生後，呼吸が確立するにつれ，肺胞の拡張による周囲の毛細血管の拡張，肺胞内酸素分圧の上昇による肺小動脈平滑筋の拡張，内因性の一酸化窒素やプロスタグランジン I_2 などによる血管平滑筋の拡張などにより肺血管抵抗が低下し，肺血流量が増加する．これらにより肺動脈圧は低下し，血管抵抗の低い胎盤から切り離された体血圧の上昇により体血圧＞肺動脈圧となり，動脈管血流は大動脈から肺動脈への短絡（左右シャント）が主体となる．

呼吸器疾患や分娩時のストレスなど何らかの原因により，出生後の肺血管抵抗の低下が遅延すると，右室から拍出される静脈血の大部分は胎児期と同様，動脈管を介して肺動脈から下行大動脈に流れる（右左シャント）．このため下肢（や左上肢）には静脈血が混じることで，酸素供給が不十分となっていく．これがPPHNの病態である．PPHNが重度，すなわち肺血管抵抗の著明な上昇が存在すると，右房圧も左房圧を上回るようになり，卵円孔の血流も右左シャントが主体となる．また右室の拡張から左心室の拡張不全が生じ，左心室の拍出不良が生じる．この段階では左心室や上行大動脈にも酸素化の低い血液が供給され，状態

はますます悪化する．

3 有効性のエビデンス

A．正期産児に対する使用

正期産児や後期早産児への使用については，コクランの systematic review でも有効性が示されており[1]，現在成熟児の PPHN に対する肺血管拡張薬として第一選択薬に位置づけられている．

B．早産児に対する使用

早産児に対しては，重篤な呼吸不全に対するレスキューとしての使用，早期からのルーチンの使用，気管支肺異形成症（BPD）予防のための急性期以降の使用のいずれも systematic review においては有効性が示されず，治療として確立されていない[2]．この理由としては，早産児の PPHN には，体血圧が低いために，肺血管抵抗としてはさほど高くなくとも体血圧＜肺血圧になっている「相対的な肺高血圧」の割合が正期産児に比べて多いことや，NO 吸入療法により肺血管抵抗が急激に低下した後の，動脈管開存症（PDA）発症の可能性が考えられる．逆にいえば，臨床現場として「使用した方がよいと考えられる症例」に対して慎重に使用すれば効果を実感するケースも多々あり，国内外とも早産児に対する使用は増加している現状である[3,4]．

4 NO 吸入療法の実際

アイノフロー®吸入用 800ppm の添付文書には以下のとおり使用法が示されている[5]．

- 本剤は吸入濃度20ppmで吸入を開始し，開始後4時間は20ppmを維持する．
- 酸素化の改善に従い，5ppm に減量し，安全に離脱できる状態になるまで吸入を継続する．
- 離脱の際には，1ppm まで徐々に減量し，1ppm 投与中, 酸素化に変化がみられない場合は FiO_2 を 0.1 増量のうえ, 本剤を終了する．

上記は，成熟児を念頭に置いた使用方法である．早産児に対する使用では，dry lung 症候群など，肺血管抵抗が高い「絶対的な肺高血圧」では成熟児と同様の 20ppm から開始することが多いが，先述の「相対的な肺高血圧」の場合は，体血圧が上昇するまでの時間稼ぎの意味合いでの使用となるため，5〜10ppm で開始することが多い．いずれも，肺高血圧や酸素化が改善した後は，PDA の

症候化に注意しながら，成熟児に比べてすみやかに減量・終了する（当院では超早産児に使用する場合は，生後 24 時間以内に 1/3 が，生後 48 時間以内まで含めると 2/3 が終了している）．

　投与経路は，PPHN は呼吸不全を合併するため挿管人工呼吸管理下での使用となるが，先天性横隔膜ヘルニアなどの重症例など肺高血圧が残存する例では，抜管後も非挿管下で NCPAP や HFNC で使用する事例も自院ではある．

　NO ガスの副作用としては，MetHb 血症が知られており，血液ガスにて MetHb をチェックしながらの使用となるが，20ppm までの使用では自験例では臨床的に意味のある MetHb 上昇を呈した症例はなかった．

【コラム】心疾患管理の NO 吸入療法

　2016 年に「心臓手術の周術期における肺高血圧」に対する NO 吸入療法も保険適応に加わった．肺血流増加型心疾患の術後の肺高血圧クライシス（PH crisis）に対する予防もしくは治療として使用されてきた現状があるが，以下の場合には術後でなくても使用する事例がある．

- 動脈管早期収縮や完全大血管転位（TGA）の一部でみられるような新生児遷延性肺高血圧を合併する心疾患
- Ebstein 奇形や三尖弁異形成など三尖弁や肺動脈弁の形態・機能異常のため，機能的肺動脈閉鎖を生じる心疾患

参考文献

1) Barrington KJ, Finer N, Pennaforte T, et al. Nitric oxide for respiratory failure in infants born at or near term. Cochrane Database Syst Rev. 2017; 1: CD000399.
2) Barrington KJ, Finer N, Pennaforte T. Inhaled nitric oxide for respiratory failure in preterm infants. Cochrane Database Syst Rev. 2017; 1: CD000509.
3) Subhedar NV, Jawad S, Oughham K, et al; UK Neonatal Collaborative. Increase in the use of inhaled nitric oxide in neonatal intensive care units in England: a retrospective population study. BMJ Paediatr Open. 2021; 5: e000897.
4) Nakanishi H, Isayama T, Kusuda S, et al. Inhaled nitric oxide therapy in the post-acute phase in extremely preterm infants: a Japanese cohort study. J Pediatr. 2023; 252: 61-7.
5) アイノフロー吸入用 800ppm 添付文書.

〈中尾　厚〉

F 循環管理のコツ

51 体外式膜型人工肺（ECMO）の適応と実際

POINT

- **適応**：①呼吸器疾患（横隔膜ヘルニア，胎便吸引症候群，新生児遷延性肺高血圧，呼吸窮迫症候群，気胸）．②心疾患（先天性心疾患の術前，術後）．③心肺蘇生（主に院内心停止した適応）．
- **適応基準**：Oxygenation index（OI）や動脈血中酸素分圧，人工呼吸器条件などで適応を判断する．
- **急性腎不全**：ECMOを必要とする重症呼吸循環不全を呈する新生児では，急性腎障害（acute kidney injury: AKI）や体液過多（fluid overload: FO）のリスクが高く，持続的腎代替療法（continuous renal replacement therapy: CRRT）を考慮する．

1 ECMOの適応疾患

　Extracorporeal membrane oxygenation（ECMO）は，体外循環，膜型人工肺を用いて，呼吸および循環を補助する治療法である．重篤な呼吸不全，心不全を認め，従来の内科的な治療では管理が困難な可逆性のある疾患が適応となる．ECMOの生存率は，1970年代は30％だったが，1980年代半ばには80％を超えた．近年のECMO生存率は現在約70％であるが，これはECMOで治療される適応疾患が広がった影響と考えられる．表1にELSO（Extracorporeal Life Support Organization）に登録されたECMO症例を示す[1]．基礎疾患別の生存率では，呼吸器疾患が適応のECMO症例が全体の約60％で，生存率は約70％である．心疾患が適応のECMO症例は約30％で，生存率は約50％，心肺蘇生が適応のECMO症例は約10％で生存率は約40％である．

A．呼吸器疾患

　胎便吸引症候群（MAS），新生児遷延性肺高血圧（PPHN），呼吸窮迫症候群

表1 新生児 ECMO：ELSO European and international report における診断と生存率

Etiology	ELSO European reports[*1]		ELSO international report[*2]	
	Incidence (%)	Survival (%)	Incidence (%)	Survival (%)
Pulmonary	59.8	74	54.6	68
CDH	33.7	59	33.1	53
MAS	16	97	16.3	91
PPHN	12	71	13.2	72
RDS	0.7	100	0.7	85
Sepsis	2.6	56	2.6	51
Pneumonia	0.8	42	0.5	45
Other	33.9	72	33.2	71
Cardiac	31.7	46	34.5	50
Congenital defect	55.3	51	58.9	48
Cardiogenic shock	4.9	36	4.9	50
Cardiomyopathy	0.4	0	0.8	40
Myocarditis	0.4	50	0.7	61
Other	38.9	55	34.9	54
ECPR	8.5	39	10.9	44

[*1] Survival rates from 2015 to 2019, according to ELSO ECLS Registry Report, European Summary–July 2020
[*2] Survival rates from 2015 to 2019, according to ELSO ECLS Registry Report, International Summary—July 2020
CDH: congenital diaphragmatic hernia, MAS: meconium aspiration syndrome, PPHN: persistent pulmonary hypertension of the newborn, RDS: respiratory distress syndrome, ECPR: extracorporeal cardiopulmonary resuscitation
(Amodeo I, et al. Eur J Pediatr. 2021; 180: 1675-92[1] より改変)

（RDS），気胸は ECMO のよい適応となるが，周産期医療の改善によりこれらの発生率は低下している．母体の B 群溶血性連鎖球菌（GBS）スクリーニングと分娩中の抗菌薬投与の結果，肺炎および新生児敗血症に対する ECMO の使用も減少している．一方，呼吸器疾患適応の 1/3 が先天性横隔膜ヘルニア（CDH）で，その生存率は約 50%で長期にわたって改善していない．

B．心疾患

心疾患に対する ECMO 症例は増加傾向である．先天性心疾患の術前，術後の安定化が最も頻度の高い ECMO 適応となる．症例の 80%は手術介入後に発生する．これは，手術室で心肺バイパス（cardiopulmonary bypass：CPB）からの離脱が困難な場合や，CPB からの離脱後に状態が悪化したためである[2]．心筋炎，心筋症は稀であるが，末梢組織の循環の維持と心機能回復までのつなぎとして ECMO を用いることがある．ウイルス性心筋炎は比較的予後良好であるが，心

筋症は予後不良である．

C．心肺蘇生

主に，院内心停止後の心肺蘇生に ECMO を用いる方法である．心停止の原因や ECPR（extracorporeal cardiopulmonary resuscitation）までの時間が生存に影響する．

2 ECMO の適応基準

A．適応基準（CDH 以外）

新生児 ECMO の適応基準を**表2**に示す[1]．絶対的および相対的禁忌は，呼吸

表2 新生児 ECMO の適応と禁忌

Neonatal respiratory ECMO
1. Oxygenation index (OI) > 40 for $> 4h$
$$OI = \frac{\text{Mean airway pressure} \times FiO_2 \times 100}{\text{Post ductal } PaO_2}$$
2. Failure to wean from 100% oxygen despite prolonged ($> 48h$) maximal medical therapy or persistent episodes of decompensation
3. Severe hypoxic respiratory failure with acute decompensation ($PaO_2 < 40mmHg$) unresponsive to intervention
4. Severe pulmonary hypertension with evidence of right ventricular dysfunction and/or left ventricular dysfunction
5. Pressor-resistant hypotension
Neonatal cardiac ECMO
1. Low cardiac output with evidence end-organ malperfusion despite maximal medical therapy
2. Refractory hypotension
3. Low cardiac output with increasing lactates levels ($> 4mmol/L$)
4. Low cardiac output state with mixed venous oxygen saturation (or superior central venous oxygen saturation for single ventricles patients) $<50\%$
Absolute contraindications
1. Lethal chromosomal disorder* or another lethal anomaly
2. Irreversible brain damage
3. Uncontrolled bleeding
4. Grade Ⅲ or greater intraventricular hemorrhage
Relative contraindications
1. Irreversible organ damage (unless considered for organ transplant)
2. Weight$<2kg$
3. Postmenstrual age<34weeks
4. Mechanical ventilation $> 10-14$days

*Includes trisomy 13 and trisomy 18 (not trisomy 21)
(Amodeo I, et al. Eur J Pediatr. 2021; 180: 1675-92[1])

表3 CDH に対する ECMO 適応基準

ELSO[*1]	CDH EURO Consortium Consensus[*2]
1. Inability to maintain preductal saturations ＞ 85% or postductal saturations ＞ 70%; 2. Respiratory acidosis with pH ＜ 7.15 despite optimal ventilator management; 3. PIP ＞ 28cm H_2O or MAP ＞ 17cm H_2O is required to achieve saturation ＞ 85%; 4. Refractory metabolic acidosis; 5. PaO_2 ＜ 40 for 4 h on FiO_2 1.00; 6. Hypotension refractory to vasopressors; 7. OI ＞ 40 for 4h.	1. Inability to maintain preductal saturations ＞ 85% or postductal saturations ＞ 70%; 2. Increased $PaCO_2$ and respiratory acidosis with pH ＜ 7.15 despite optimization of ventilator management; 3. PIP ＞ 28 cm H_2O or MAP ＞ 17cm H_2O is required to achieve saturation ＞ 85%; 4. Inadequate oxygen delivery with metabolic acidosis as measured by elevated lactate ≥ 5mmol/L and pH ＜ 7.15; 5. Systemic hypotension, resistant to fluid and inotropic therapy, resulting in urine output ＜ 0.5 mL/kg/h for at least 12-24 h; 6. OI ≥ 40 present for at least 3h.

[*1] Adapted from the ELSO Guidelines for neonatal respiratory failure 2017
[*2] Adapted from the CDH EURO Consortium Consensus – 2015 Update
PIP: peak inspiratory pressure, MAP: mean airway pressure, OI: oxygenation index
(Amodeo I, et al. Eur J Pediatr. 2021; 180: 1675-92[1])

器 ECMO と心臓 ECMO で同じである．

B. CDH の適応基準

　CDH の新生児の肺機能不全の程度はさまざまである．最も重篤な症例では，心肺機能を維持するために ECMO が行われる．CDH の新生児の約 30％が ECMO を受けている[3,4]との報告もあり，その生存率は 50％である．ELSO や CHD EURO Consortium Consensus では，CHD のデータを比較し，転帰の改善を目的に ECMO 適応のプロトコールを作成した（**表3**）[3]．プロトコール実施後，生存率の改善を認めたと報告している[5]．

3　ECMO の実際

　ECMO には V-A ECMO と V-V ECMO の 2 つの方式がある．ECMO を行うことで肺の安静が可能となる．過度の換気圧や高濃度酸素による肺障害を防ぐことにより気管支異形成（BPD）の発生を予防できる．

A. V-A 方式

　血行動態は，（ポンプ流量＋自分の心拍出量）に依存している．内頸静脈から右房へ挿入したカテーテルから脱血し，内頸動脈へ挿入したカテーテルに返血する方法である．右心不全の状態においては，右房から脱血することにより右心系の前負荷を軽減することができる．また，酸素化された血液を直接大循環系へ送るため，肺機能不全に基づく右心不全だけでなく，左心不全の循環補助が可能となる．

B. V-V 方式

　血行動態は，自分の心拍出量に依存している．静脈から脱血し，静脈へ返血する方式である．内頸静脈が用いられる．頸動脈の結紮の必要がなく，肺動脈へ酸素飽和度の高い血液を送り込むことが可能であり，低酸素性肺動脈収縮には効果的である．

4 持続的腎代替療法（continuous renal replacement therapy：CRRT）

　ECMOを必要とする重症呼吸循環不全を呈する新生児では，急性腎障害（acute kidney injury：AKI）や体液過多（fluid overload：FO）を含む体液バランス障害を発症するリスクが高い．AKIはECMOで治療された小児の60〜80%に発生し，有害な転帰と関連している[6]．AKIとFOがECMOでサポートされている小児の転帰に影響を与えるというエビデンスが増え，ECMOの複雑さが増している．新生児のAKIのstagingはKIDMO分類の新生児修正版が参考になる[7]．これらの患者では，ECMOに併用したCRRTの使用が増加している．

　近年の周産期医療の発展により，ECMO対象症例は減少傾向にあるが，先天性横隔膜ヘルニアや心疾患の周術期など，新生児領域でも重要な治療方法である．症例数が限られており，集約化（ECMOセンター化）が望まれる．

参考文献

1) Amodeo I, Di Nardo M, Raffaeli G, et al. Neonatal respiratory and cardiac ECMO in Europe. Eur J Pediatr. 2021; 180: 1675-92.
2) Ford MA, Gauvreau K, McMullan DM, et al. Factors associated with mortality in neonates requiring extracorporeal membrane oxygenation for cardiac indications: analysis of the Extracorporeal Life Support Organization registry data. Pediatr Crit Care Med.

2016; 17: 860-70.
3) Putnam LR, Harting MT, Tsao K, et al; Congenital Diaphragmatic Hernia Study Group. Congenital diaphragmatic hernia defect size and infant morbidity at discharge. Pediatrics. 2016; 138: e20162043.
4) Putnam LR, Tsao K, Morini F, et al; Congenital Diaphragmatic Hernia Study Group. Evaluation of variability in inhaled nitric oxide use and pulmonary hypertension in patients with congenital diaphragmatic hernia. JAMA Pediatr. 2016; 170: 1188-94.
5) Snoek KG, Reiss IK, Greenough A, et al; CDH EURO Consortium. Standardized postnatal management of infants with congenital diaphragmatic hernia in Europe: the CDH EURO consortium consensus - 2015 update. Neonatology. 2016; 110: 66-74.
6) Totapally A, Bridges BC, Selewski DT, et al. Managing the kidney - The role of continuous renal replacement therapy in neonatal and pediatric ECMO. Semin Pediatr Surg. 2023; 32: 151332.
7) Zappitelli M, Ambalavanan N, Askenazi DJ, et al. Developing a neonatal acute kidney injury research definition: a report from the NIDDK neonatal AKI workshop. Pediatr Res. 2017; 82: 569-73.

〈徳久琢也〉

F 循環管理のコツ

52 肺血流増加型先天性心疾患に対する低酸素療法の適応と実際

POINT

- **適応**：肺血流増加型先天性心疾患に対して，増加した肺血流の抑制を目的として使用可能である．
- **投与方法**：呼吸不全も合併する場合は，挿管人工呼吸管理下で使用する．呼吸不全を合併しない場合は，非挿管下で行う．目標SpO_2やSaO_2は，その疾患の肺体血流比（Qp/Qs）が1：1（すなわち肺血流増加がない状態）の時のSpO_2，SaO_2を目安とする．
- **留意点**：長期予後に与える点など確立されきった治療法ではないことに留意する．
- **治療変更基準**：肺血流量や心不全のコントロールができない場合は，高二酸化炭素療法も考慮するとともに，手術介入のタイミングを逸しないように注意が必要である．

1 低酸素療法の適応

　窒素ガス（N_2）を用いた低酸素吸入療法は「肺血流増加型心疾患に対する低濃度酸素吸入」として2018年度に保険算定が可能になり，治療方法として公に認められた形となった．ただし残念なことに酸素吸入のカテゴリーに含められており，診療報酬も酸素吸入と同等である．対象となる疾患の重症度や，施行中の綿密なモニタリングの必要性からは，むしろNO吸入療法と同等の診療報酬が妥当であり，今後の課題ともいえる．

2 肺血流増加型先天性心疾患と低酸素療法の期待される効果

　体循環を担う左心系（左房，左室，大動脈）と肺循環を担う右心系（右房，右室，肺動脈）との間に交通を有する先天性心疾患の場合，シャント血流は低圧系の右心系に流入しやすくなる．これにより，肺血流量（Qp）は増加し，体血流量（Qs）は減少する．体血流量の減少を代償するために，心拍数が増加するが，心臓にとっては仕事量（容量負荷）がさらに増加する結果となり，代償機構が破綻すると心不全やショックに至る．

　ところが，このような肺血流増加型の先天性心疾患を有する児の多くは，胎児期に心不全を発症していない．胎児期は肺血管が収縮していて肺血管抵抗が高いため，交通があっても右心系に血液が流れにくいためである．そして，生後の肺血管を拡張させる代表的な因子が酸素である．

　上記を逆手にとって，21％よりも低い酸素濃度のガスを吸入し，肺胞周囲の末梢肺動脈を収縮させることで，肺血流を減少させ体血流を増加させる，いわゆる胎児期の血行動態に戻す治療法が，低酸素吸入療法（N_2吸入療法）である．

　したがって，低酸素療法は，肺血流増加型先天性心疾患，その中でも左心低形成症候群や単心室形態，大動脈弓離断や大動脈縮窄複合，総動脈幹症や大動脈肺動脈窓のように，早期に重度の肺血流過多をきたす疾患が主な適応となる．

3 低酸素療法の実際

A．吸入方法

　院内中央配管の人工空気（酸素濃度22％）と窒素ガスを混合して低酸素ガスとし，吸入させる．呼吸不全も合併する場合は，挿管人工呼吸管理下で使用するが，非定常流式の人工呼吸器の吸気回路に窒素ガスを混合する場合は，人工呼吸器からの空気ガス流量が一定でないため，投与酸素濃度も変動することに留意が必要である．呼吸不全を合併しない場合は，人工呼吸管理によりpCO_2が低下することで肺血管抵抗が下がり肺血流増加を助長する可能性があるため，ヘッドボックスなどを用いた非挿管下で行う．

B．開始時期

　低酸素療法を行う理由として，①手術を予定していた児の心不全が急性増悪した際の緊急避難的治療，②体格が小さいなど何らかの理由で手術を待機せざるを

得ない場合の心不全コントロールが挙げられる．①の場合，経皮酸素飽和度（SpO_2）高値に加えて呼吸窮迫症状，皮膚色不良，尿量減少，血液中乳酸値上昇のいずれかが認められる場合に開始している．②のように，手術までの待機期間が長期になることが予想される場合，特に早産児や体格が著明に小さい児においては心機能の予備力がないため，胸部X線所見（肺血管陰影や心胸郭比）や心臓超音波所見を参考にしながら，多呼吸傾向などの比較的軽微な症状でも開始している．また，左心低形成症候群のように体血流を，動脈管を介して右心系血流に依存している疾患では，プロスタグランジン E_1 製剤（PGE_1）で動脈管開存を維持しても，生後時間とともに肺血管抵抗が下がり，また PGE_1 自体に肺血管拡張作用があるため，肺血管抵抗が下がった後に低酸素療法を開始しても効果が不十分であることをしばしば見受ける．このため，SpO_2 が高値であれば，その他の症状が出現していなくても開始している．

C．目標の経皮的酸素飽和度（SpO_2），動脈血酸素飽和度（SaO_2）

低酸素療法中の目標 SpO_2 や SaO_2 は確立されていないが，目安として，その疾患の肺体血流比（Qp/Qs）が1：1（すなわち肺血流増加がない状態）の時の SpO_2，SaO_2 が目標となる．心臓に戻ってくる肺静脈血酸素飽和度と混合静脈血の酸素飽和度をそれぞれ100％，70％と仮定すると，心内で動脈血と静脈血が完全に混合する疾患（単心室など）の場合は，Qp/Qs 1：1の場合でも SpO_2，SaO_2 は（100＋70）/2＝85％となり，これを目標に吸入酸素濃度を調節する．一方，Qp/Qs が1：1でも SpO_2，SaO_2 が90％後半～100％になる心疾患（心室中隔欠損や房室中隔欠損，大動脈縮窄複合の右上肢）の場合は，本来は SpO_2 90％後半が目標になるが，それでは肺血流過多になっても SpO_2 の変化としてとらえられないため，低酸素療法を行う場合には，90％前半を管理目標にすることが多い．

D．当院の工夫
1）吸入方法

非挿管下での使用はヘッドボックスを用いる方法が安定した濃度を吸入できるが，哺乳がしにくく，啼泣時にあやすことが難しいなどの欠点がある．心不全の児では酸素消費量を減らす目的で安静を保つことが重要であるため，哺乳や抱っこのしやすい鼻カニュラを使用して吸入する場合もある．当院では，安静を保つ，加湿をしっかりかける，外れにくく抱っこしやすいなどの点から，高流量鼻カニュラシステム（HFNC）を用いることが多い．HFNC は二酸化炭素の洗い出し効果も有するため，換気改善に伴う肺血管抵抗低下には注意する．

流量は，鼻カニュラであれば 1 ～ 3L/ 分，HFNC であれば新生児期の場合，4 ～ 6L/ 分で使用している．

2）窒素の供給源

従来使用してきた窒素ボンベは巨大で極めて重かった．設置にスペースを要し，地震などで倒れたりすると危険であると考えられた．災害時対応の点からも当院NICUでは窒素ガスも中央配管様式に変更した．

E．留意点

院内中央配管の人工空気は酸素濃度 22％である．軽度の呼吸障害を合併しているため NCPAP や HFNC で FiO_2 21％に設定（人工空気のみ吸入）していても，実際は「ごく少量の酸素を吸入」しており，肺血管抵抗を下げる方に向いていることを忘れない．

心疾患児を診療しているとどうしても循環状態にのみ目が向きがちだが，呼吸の観点も忘れてはならない．低酸素療法を開始後に SpO_2 が低下し，肺血流増加が改善したと考えていたが，実際は無気肺を合併していただけで肺血流量自体は減っていたなかったということも起こり得る．呼吸努力は酸素消費量を増加させるため，心不全児での呼吸窮迫合併は循環状態の破綻に容易に結びつく．このような場合は気管挿管による人工呼吸管理をためらわない．また酸素消費を減らすためには，啼泣をあやしたり，鎮静・鎮痛管理も重要となる．

低酸素療法によっても肺血流量や心不全のコントロールができない場合は，肺血管抵抗を上げる目的で，筋弛緩薬を併用した完全調節下での高二酸化炭素療法がある．高二酸化炭素血症による肺血管抵抗上昇により肺血流を減少させる目的で行う．呼吸性アシドーシスを生じやすく，筋弛緩のため無気肺を形成しやすく，気道分泌物による影響が大きいなどのデメリットがあるため，手術介入のタイミングを逸しないように注意が必要である．

開始のタイミングや，至適酸素濃度が臓器にかかわらず同じなのかどうかなど，低酸素療法はまだ確立された治療法ではなく，今回の内容はあくまでも当院でのやり方を述べた．神経発達など長期予後に及ぼす影響がはっきりしておらず，あくまでも手術までのつなぎの治療であることを忘れてはならない．

〈中尾　厚〉

G 消化管疾患管理のコツ

53 胃食道逆流症：薬物療法の適応と実際

> **POINT**
> - 胃食道逆流症に特異的な症状はない．
> - 胃食道逆流症を疑った場合は，診断的治療を開始する．
> - 栄養投与方法の変更から試みる．
> - 消化管運動機能改善薬を使用しても改善がなければ，診断確定のための検査を実施する．

1 胃食道逆流（GER）と胃食道逆流症（GERD）の概念

　胃内容が食道へと逆行性に移動する病態を胃食道逆流（gastroesophageal reflux: GER）という．GER によって，喘鳴や食道炎などの臨床症状を認める病態を，胃食道逆流症（gastroesophageal reflux disease: GERD）という[1]．GER による嘔吐は溢乳と呼ばれ，その他の臨床症状がなければ治療介入は不要である．しかし，GERD の場合には，窒息や誤嚥性肺炎などを引き起こす可能性があるため治療介入が必要となる．

　生後 2 カ月以内に，新生児の 75 〜 90％以上は GER を認めるという報告もあるが，ほとんどは自然軽快する[2]．GER は，さまざまな要因によって引き起こされる．1 つ目は臓器内圧の差である．すなわち，胸腔内圧は腹腔内圧と比較すると低いため，食道と胃の内圧差が生じる結果，GER が生じやすい[3]．2 つ目は消化管の蠕動運動である．消化管の蠕動運動は，副交感神経によって支配されているが，特に早産児では神経発達が未熟で，蠕動運動が乏しいため GER が生じやすい．3 つ目はポジショニングである．新生児は背臥位の時間が長いため，GER が起きやすい．

2 臨床症状

　GERDの主な臨床症状は，消化器症状と呼吸器症状である．消化器症状としては，嘔吐や哺乳困難などを認めるが，これらの臨床症状は便秘症，外科的消化管疾患，新生児・乳児食物蛋白誘発胃腸症，先天性代謝異常症，感染症などでもみられるため，鑑別する必要がある．呼吸器症状としては，無呼吸発作，呼気性喘鳴などを認めるが，これらの臨床症状も他の呼吸器疾患で認められる．以上のようにGERDに特異的な臨床症状はないため，鑑別診断することが重要である．

3 診断

　GERDを積極的に疑うポイントは，症状が「哺乳中・哺乳後に症状が出現すること」と「再現性があること」である．したがって，哺乳中の診察が重要となる．診断方法は，診断的治療，確定診断のための検査の2つに大別される．栄養チューブや十二指腸チューブが挿入されている場合は先端位置が適切な位置にあるか（胃内に留置されているか，胃壁に当たっていないかなど）を確認する．

A．診断的治療
　GERDを疑った場合は，栄養の投与方法を変更して症状改善の有無を判断する．詳細については後述する．症状改善が乏しい場合には，薬物治療を開始する．

B．確定診断のための検査
　薬物治療でも効果がない場合には，24時間食道インピーダンスpHモニタリングや上部消化管造影などの検査を実施する．

4 治療の実際

　GERDの治療方法は，栄養投与方法の変更，薬物的治療および外科的治療の3つに分けられる．

A．栄養投与方法の変更
　GERDの診断的治療として，以下を試みる．経管栄養の場合には，注入時間を延長する．注入中のポジショニングも重要で，仰臥位であれば30°程度ギャッジアップさせる．経口哺乳の場合には，ポジショニングに加えて，1回哺乳量を減らして哺乳回数を増やす方法も有効な場合がある．とろみ剤を添加する方法もある．通常は1％程度の添加から開始して適宜増減する．とろみ剤の添加によって便性が硬くなる可能性があるため，注意が必要である．

表1 胃食道逆流症に使用される主な薬剤と投与方法

製品名	一般名	投与量	投与回数
ガスモチン®	モサプリドクエン酸	0.2〜0.6mg/kg/日	分3
六君子湯	六君子湯エキス顆粒	0.3g/kg/日	分3
大建中湯	大建中湯エキス顆粒	0.3g/kg/日	分3
ガスター®	ファモチジン	0.6mg/kg/日	分2

B．薬物療法

表1に新生児のGERDに使用される主な薬剤と投与方法を記載する．表1に記載されている薬剤を単独または併用して使用する．どの薬剤を優先して使用するのが効果的であるかについてのエビデンスは確立されていない．現状では，六君子湯および大建中湯の主な作用部位が，それぞれ上部消化管，下部消化管であることなどを考慮して，薬剤選択を行っている．逆流性食道炎を合併する場合には，H_2ブロッカーを併用する．なお，いずれの薬剤にも便性の変化や肝機能障害などの副作用があるため注意が必要である．さらにH_2ブロッカーには，汎血球減少など血球系に対する重篤な副作用もある．したがって，これらの薬物療法中は，定期的に血液検査などで副作用の有無を確認する必要がある．

C．外科的治療

GERDに対する薬物治療が無効な場合は，外科的治療の適応になる．

5 治療終了のタイミング

前述したようにGERDの原因はさまざまであるため，治療開始後ただちに改善する可能性は低い．したがって，少なくとも週単位の評価が必要となる．栄養投与方法については，退院後の両親の負担を考慮し，退院の目途が立った時点で，12回哺乳の場合は8回哺乳に戻して症状の再燃の有無を確認する．症状が落ち着いている場合には，退院前にとろみ剤もいったん終了を検討する．再燃を認めた場合には，家族に指導して退院後も継続する．なお，在宅でとろみ剤を経管栄養で使用する際は自然落下では投与不可のため，注入ポンプの持ち帰りが必要になる．ギャッジアップを自宅でも継続する際は，児が仰臥位にならないように指導を行う．児が内服治療を行っている場合，2〜3週間以上治療を行い症状が改善している場合には，退院の目途が立った時点で，いったん内服を中止する．再燃を認めた場合には，再開して外来で中止を検討する．

外来での投薬終了のタイミングは，離乳食の開始時期を目途に検討することが

多い．在宅で経管栄養が必要な児の場合は，病状にもよるが，注入時間の変更や薬剤の中止・再開も外来で行うことが多い．外来で治療内容を変更する場合には，上部消化管造影を行い現状の評価を行うことも有用である．

参考文献

1) Rosen R, Vandenplas Y, Singendonk M, et al. Pediatric Gastroesophageal Reflux Clinical Practice Guidelines: Joint Recommendations of the North American Society for Pediatric Gastroenterology, Hepatology, and Nutrition and the European Society for Pediatric Gastroenterology, Hepatology, and Nutrition. J Pediatr Gastroenterol Nutr. 2018; 66: 516-54.
2) Czinn SJ, Blanchard S. Gastroesophageal reflux disease in neonates and infants : when and how to treat. Paediatr Drugs. 2013; 15: 19-27.
3) Sawyer C, Sanghavi R, Ortigoza EB. Neonatal gastroesophageal reflux. Early Hum Dev. 2022; 171: 105600.

〈落合成紀〉

G 消化管疾患管理のコツ

54 胃食道逆流症：経鼻空腸カテーテル使用の適応と注意点

POINT

- 適応：哺乳時の工夫や薬物療法で管理困難な胃食道逆流症である．
- 挿入：透視下にスタイレット付のものを挿入する（基本は6.5Fr径）．
- 注入方法：持続注入が基本である．
- 閉塞予防：重曹水によるチューブ内腔の洗浄や充填が効果的である．
- 留置時合併症：消化管穿孔のリスクの他に，腸重積症や壊死性腸炎の発症がある．

　経口哺乳や胃管からのミルク注入で起こる嘔吐や喘鳴，もしくは体重増加不良などから胃食道逆流症（gastroesophageal reflux disease：GERD）を疑った場合，バリウムを用いた上部消化管造影検査を行い，GERD の評価を行う．

　GERD の場合，まず体位の工夫（頭高位），与え方の工夫（少量頻回投与，長時間かけての注入），とろみ付加などを行い，症状が改善するかを評価する．症状の改善が不十分である場合，H_2 blocker，モサプリドクエン酸塩水和物，漢方薬（六君子湯）などの薬物治療を試みる．このような方法でも効果が十分でなければ，経鼻空腸カテーテル（naso-jejunal feeding catheter，通称 ED チューブ）の挿入を行う．実際には ED チューブ挿入を要するのは染色体異常児や重症心身障害児であることが多く，最終的に逆流防止術（噴門形成術）が必要になることが多い．

1 挿入

　NICU のベッドサイドでチューブ先端を胃内に留置し蠕動で進める方法もあるが，基本的には透視下で直接確認しながら挿入する．スタイレットを先端まで挿入したまま胃内まで進めた後，右側臥位〜腹臥位よりとすることで先導子を幽門輪の方へ向ける．ここでスタイレットを数 cm 引き抜いて先端付近に自由度を持

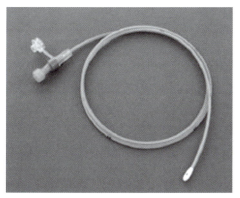

図1 Cardinal Health 社のニューエンテラルフィーディングチューブ

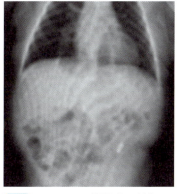

図2 ED チューブ挿入後 X 線像

たせてゆっくり進めていくと通常幽門輪を越える．そのままさらに先端を進めTreitz 靱帯より1ループ程度のところで固定する．

経鼻空腸カテーテル（ED チューブ）には複数の製品が存在するが，当科ではCardinal Health 社のニューエンテラルフィーディングチューブ（図1, 図2）を通常使用している．先端形状が愛護的で大きすぎないため小回りがきくことや，スタイレットが付属するため挿入が比較的しやすいためである．新生児や早期乳児には 6.5Fr のものを使用するが，体格によっては 5Fr, 8Fr の使用を検討する．

2 注入方法

経腸アクセスがリザーバー機能をもつ胃でないため，持続注入が基本でありポンプを使用する．ボーラス投与は，下痢やダンピング症候群を起こすリスクがあるため行わない．

3 入れ替え

位置異常・チューブ破損・閉塞の際に入れ替える必要がある．上記チューブは先端孔ではないため，ガイドワイヤーによる入れ替えは通常困難である．抜去後速やかに透視下で新たなチューブを挿入すると，容易であることが多い．

4 重炭酸ロックによる閉塞予防

経腸栄養剤は酸性下で凝固しやすくチューブ閉塞の大きな要因といわれている．

また，EDチューブは通常内腔が細くて長いため胃管や胃瘻チューブと比べて閉塞しやすい．その一方で透視下でないと入れ替え困難であり，閉塞予防が安定した栄養管理に重要である．1%重曹水を用いてチューブの洗浄や充填を行うことにより，チューブの閉塞予防効果が得られる．さらには充填により，閉塞していたチューブを再開通させる効果も報告されている[1]．

5 挿入・留置による合併症の報告

腸管が脆弱な新生児・乳児期早期に留置する際には，消化管穿孔のリスクは常に考えなければならない．その他，腸重積症や壊死性腸炎のリスクが報告されている[2]．これらは一度発症すれば重篤な状態になり得るため，安易な挿入は慎むべきである．

6 留置症例の実際

注入時の工夫や薬剤による管理が困難でEDチューブ挿入を要する症例は，染色体異常や重症新生児仮死などの基礎疾患をもっていることが多く，成長によるGERDの軽快，EDチューブ抜去に成功する症例は少ない．多くは将来的に，逆流防止術の実施を要するのが現状である．

参考文献

1) 田渕裕子, 大石雅子, 辻本貴江, 他. 1%重曹水による経腸栄養チューブ閉塞防止に関する基礎的および臨床的検討. 静脈経腸栄養. 2011; 26: 1119-23.
2) 幸脇正典. 胃食道逆流がある早産児 〜 EDチューブを安易に使用しない. 周産期医学. 2023; 53: 78-80.

〈森　昌玄〉

G 消化管疾患管理のコツ

55 短腸症候群に対する栄養の進め方の実際

POINT

- 小児短腸症候群に対する栄養管理は，術後早期は，多量の下痢により水分，電解質を失うため，中心静脈カテーテルを用いて静脈栄養による栄養投与と下痢によって失った水分，電解質を十分に補充する．
- 経腸栄養は可及的早期に開始し，静脈栄養に伴う合併症に留意しながら管理する．失った腸管の部位や長さにより，静脈栄養法離脱後も栄養吸収障害による問題を認めることがあるため，長期に経過観察を行う．

1 短腸症候群とは

　短腸症候群（short bowel syndrome: SBS）は，壊死性腸炎，中腸軸捻転，広範囲型 Hirschsprung 病，多発小腸閉鎖症などの先天的・後天的な外科的疾患などによる大量小腸切除により残存腸管が短くなり，経腸栄養のみでは各種栄養素やエネルギー，水分などを十分に消化・吸収できない状態である．小児では残存腸管が 75cm 未満（乳幼児期は 30cm 未満）と定義されている．予後は残存腸管の長さに大きく左右されるが，残存腸管の部位や回盲弁の有無，結腸との連続性や腸管切除時の年齢，ストーマの有無にもよる．基本的に中心静脈栄養による静脈栄養法（parenteral nutrition: PN）をしながら経腸栄養法（enteral nutrition: EN）の管理も並行して行う．しばしば PN は数年〜十数年単位の長期の管理が必要となり，特にカテーテル関連血流感染症（catheter related blood stream infection: CRBSI）や腸炎などの感染を繰り返すと腸管不全関連肝障害（intestinal failure-associated liver disease: IFALD）が進み，予後の悪化につながるため，早期から EN を確立し PN 依存度を下げる必要がある．多職種連携の腸管リハビリテーションが啓発されるようになってから残存小腸が 40cm 未

満の 2 年死亡率が 10%以下と改善しており[1]，回盲弁温存例で 10cm，回盲弁切除例で 25cm が TPN 離脱の目安とされている[2]．

2 病期による管理

一般に SBS の臨床経過は下記に分類され，各々の病期における病態に合った管理を行う．

A．第Ⅰ期（腸管麻痺期/蠕動亢進期：術直後〜術後 1 カ月）

術後数日から 1 週間の腸管麻痺期は静脈栄養が主体となる．その後の蠕動亢進期では頻回の水溶性下痢がみられ，多量の水分や電解質，タンパク質が漏出するため補正が必要となる．また，下痢に対して整腸剤や水溶性食物繊維などの投与を行いながら，なるべく早期から少量の EN を開始する．

B．第Ⅱ期（回復順応期：術後数カ月〜1 年）

残存小腸が再生し，代償機能が回復してくるので慎重に EN を増量する．しかし EN で栄養素の必要量が賄われているとは限らないため，定期的にモニタリングして静脈栄養法を併用する．

C．第Ⅲ期（安定期：Ⅱ期以降〜数年）

腸管順応が最大限に達し，症例により TPN からの離脱が可能となるが，補助的に経腸栄養剤を必要としたり，水分・電解質・ビタミン・微量元素の補給を必要とする場合もある．低血糖や脱水などの心配がなければ cyclic TPN を導入し IFALD の予防を行う．また，在宅中心静脈栄養（home parenteral nutrition：HPN）への移行もこの時期である．後述する glucagon-like peptide-2（GLP-2）アナログ製剤の導入時期も TPN 投与量が安定したこの時期に行われる．生活環境の変化や患児の自我の芽生えなどに伴い，生活管理が乱れ再び TPN を必要とすることもあり，生活全般についての指導も大切である．

3 静脈栄養法（PN）

小児の SBS では PN による栄養管理は必須であり，中心静脈路の確保・管理が治療期間の多くで課題となる．低出生体重や新生児では PI カテーテルを使用し，乳児期以降ではシリコン製のカフつき長期留置型の中心静脈カテーテル（CVC）を留置する．CRBSI の治療法はカテーテル抜去が原則であるが，小児の場合，感染を繰り返すことによる中心静脈路の枯渇が予後に直結するため，CVC 温存のためエタノールロック療法（ethanol-lock therapy：ELT）が治療的，予

防的に行われるようになっている．

　各栄養素の必要量は児の体格や成熟度，残存小腸の順応程度や下痢程度によって異なるが，基本的な水分量は低出生体重児で 100 〜 120mL/kg/ 日，正常出生体重児で 60 〜 80mL/kg/ 日に設定し，熱量は新生児期・乳児期早期は肝が未熟なため 60 〜 80kcal/kg/ 日程度として徐々に増量する．アミノ酸投与量は非タンパクカロリー窒素比（NPC/N）が 200 〜 250 になるように設定し，小児用アミノ酸製剤を 1.5 〜 2.0g/kg/ 日を投与する．脂肪酸は 20％脂肪乳剤を 1 〜 2g/kg/ 日で投与することが望ましい．国内で使用できる脂肪乳剤は大豆油を主成分としたω6 系脂肪乳剤のみだが，近年，ω3 系多価不飽和脂肪酸を豊富に含んだ魚油由来の脂肪乳剤（Omegaven®）の有効性が報告されている[3]．

4　経腸栄養法（EN）

　EN は積極的に行うことで腸管順応が促進され，胆汁うっ滞性肝障害が予防される．術後早期に母乳や経腸栄養剤を少量（10 〜 12mL/kg/ 日）から開始する．投与量は毎日〜数日ごとに 1mL/kg/ 日ずつ増量するが，下痢や腹部膨満などの症状や排便・排液量，肛門や腸瘻の皮膚トラブル，体重の推移などを観察し適宜調整する．便量が 50％以上増えたり，40 〜 50mL/kg/ 日よりも多い場合は EN を積極的に促進しない，70 mL/kg/ 日を超える時は禁忌とする報告が多い[4,5]．

　投与方法は利用可能な吸収面積を最大限有効利用するためにも経管による持続投与がよいとされている．EN の内容は新生児期や乳児期は母乳が推奨される．母乳が使えない場合は小児用成分栄養剤（エレンタール P®）を使用するが，腸管順応を考慮した場合は積極的に半消化態栄養剤を使うこともある．

5　切除部位や栄養素別の管理

A．切除腸管部位による管理

　腸管のどの部位が切除されたかで吸収障害が起こる栄養素は異なる．Na, K, Mg は空腸から大腸にかけて吸収されるので喪失しやすい．切除された腸管が空腸など上部消化管の場合は鉄欠乏性貧血や低 Ca 血症，葉酸欠乏性の巨赤芽球性貧血が起こる可能性がある．回腸末端を切除した場合は，Vit B_{12} 欠乏による巨赤芽球性貧血や，胆汁酸の再吸収不全による胆汁性下痢や胆石の予防を行う．結腸が切除された場合には Na, K, 短鎖脂肪酸の吸収障害が起こる．

　稀に経口摂取した炭水化物が，小腸での消化・分解が不十分なまま結腸に多量

に流入することにより意識障害を繰り返すD型乳酸アシドーシスにも注意が必要である．血液ガス分析ではL型乳酸しか測定されないため，乳酸値が正常でアニオンギャップが高値の代謝性アシドーシスを認める場合に本症を疑う．

B．栄養素別の管理

1）微量元素

銅や亜鉛，セレン（Se）の欠乏症に留意する．銅・亜鉛は回腸の胆汁酸の吸収低下に伴い欠乏する可能性がある．両元素は在胎後期に体内蓄積量が急激に増加するため，在胎週数の短い児では蓄積量が少なく，特に注意が必要である．微量元素製剤を低出生体重児では成人用製剤の1/10〜1/5バイアル，成熟児で1/4バイアルを投与するが，セレンは微量元素製剤には含まれていないため別にセレン製剤を1〜4μg/kg/日で投与する．

2）カルニチン

L-カルニチンは生体の脂質代謝に関与するビタミン様物質で，長鎖脂肪酸のエネルギー産生，生理機能の保持に重要な役割を果たしている栄養素である．必要量の75％を食事に依存する条件的必須栄養素であり，肝臓での合成は成人と比して乳児期は約10％，3歳児で30％，15歳で成人と同等と言われている．病態により投与量は異なるが，中心静脈栄養では2〜5mg/kg/日の投与が推奨されている．

3）ビタミンD，カルシウム

短腸症候群では消化管内の食物滞在時間が短いため胆汁酸の腸管循環が停滞しやすく，脂質吸収能が低下するのに伴い，脂溶性ビタミンであるVit A, D, E, Kも欠乏しやすく補充が必要である．特にVit D不足は骨代謝異常を招くので定期的に検査し不足していないかを確認する．カルシウムは不足すると骨代謝だけでなく，シュウ酸性腎結石を招くことがあるのでカルシウムの補充も必要である．

📖 参考文献

1) 米倉竹夫, 森下祐次, 山内勝治, 他. 小児短腸症候群の栄養管理. 日静脈経腸栄養学会雑誌. 2019; 34: 11-9.
2) 土岐　彰. 短腸症候群に対する在宅栄養管理. 臨床栄養別冊 JCN セレクト8 在宅静脈経腸栄養 今日の進歩. 東京: 医歯薬出版; 2013. p.188-91.
3) Gura KM, Parsons SK, Bechard LJ, et al. Use of a fish oil-based lipid emulsion to treat essential fatty acid deficiency in a soy allergic patient receiving parenteral nutrition. Clin Nutr. 2005; 24: 839-47.
4) Rudolph JA, Squires R. Current concepts in the medical management of pediatric intes-

tinal failure. Curr Opin Organ Transplant. 2010; 15: 324-9.
5) Andorsky DJ, Lund DP, Lillebei CW, et al. Nutritional and other postoperative management of neonates with short bowel syndrome correlates with clinical outcomes. J Pediatr. 2001; 139: 27-33.

〈小松崎尚子〉

G 消化管疾患管理のコツ

56 短腸症候群に対する薬物療法と外科手術の実際

POINT

- 前項に引き続き短腸症候群の管理について述べ，特に薬剤による治療や外科的治療について記述する．
- 薬物の多くは胃や残存小腸で吸収されるが，効果が乏しい場合は投与経路の変更を検討する．
- 外科的治療は年齢や体格，他臓器の状況によって適応が異なるため，そのメリットとデメリットを比較し検討する．

1 整腸剤

　短腸症候群では術後の抗菌薬使用や絶食により腸内細菌叢が乱れているため，経腸栄養を開始する前から腸蠕動が回復し次第，プロバイオティクスとプレバイオティクスを組み合わせたシンバイオティクスを行い，腸管粘膜修復作用を促進する．プロバイオティクスとは「宿主に有益に働く生きた細菌によって構成される添加物」と定義され，乳酸菌やビフィズス菌などが挙げられる．その効果は腸管機能の賦活化，病原菌の増殖抑制，宿主の免疫増強である．プレバイオティクスは「大腸内の特定の細菌の増殖および活性を選択的に変化させることにより，宿主に有利な影響を与え，宿主の健康を改善する難消化性食品成分」と定義される．オリゴ糖や水溶性食物繊維（サンファイバー®など）などが相当し，腸管絨毛の伸展や短鎖脂肪酸産生による腸機能の賦活化に寄与する．

2 胃酸分泌抑制剤

　術後急性期にはガストリンの過剰分泌やエンテログルカゴンの分泌減少により胃酸分泌が亢進する．H_2ブロッカーやPPI（proton pump inhibitors）で胃酸分泌を抑制することは消化管からの水分や電解質の喪失を減少させ得るが，長期

投与により腸炎発症のリスクを高める可能性もある[1]．このため胃酸分泌が亢進する術後半年から1年を超えて漫然とは投与しないことが肝要である．

3 脂肪乳剤

　前項で記述したように，必須脂肪酸欠乏や脂肪肝による肝機能障害を防ぐためにも脂肪乳剤の投与は必要である．しかし国内で認可されている脂肪乳剤は大豆油由来でω6系脂肪酸優位で植物ステロールを含むため，アラキドン酸代謝経路による炎症反応が促進され，IFALDと関連していると考えられている[2]．ω3系脂肪乳剤（Omegaven®）は近年IFALDへの有効性と安全性が示されてきたが保険収載がされておらず，これまでは個人輸入されていたが，2023年より国内で医師主導治験が行われており，早期の薬事承認が期待される．腸管の吸収機能が十分である場合にはEPA製剤の内服薬や食品（EPA1100など）の投与を行い，IFALDが予防できたとする報告もある．

4 GLP-2（glucagon-like peptide-2）アナログ製剤

　テデュグルチド（レベスティブ®）は短腸症候群の治療薬として開発されたGLP-2アナログ製剤である．GLP-2は消化管ペプチドホルモンで消化管の吸収面積を増加させて腸管の成長を促す作用があり，短腸症候群における経静脈栄養の依存度を下げることが期待できる．

　海外では2012年から，本邦では2021年に1歳以上で体重10kg以上の小児と成人に対して3.8mg製剤が，2023年6月には0.95mg製剤が販売され，4カ月以上で10kg以下の乳児にも使えるようになった．投与方法は腸管順応期間を経て，静脈栄養量が安定した時期から0.05mg/kgを1日1回皮下注射する．小児における有害事象には嘔吐や腹痛などがあるが，多くは数週間から2～3カ月程度の一過性かつ軽度で投与中止には至らないが，重篤なものに水分吸収による硬便での腸閉塞が報告されている[3]．また，長期使用による影響の報告がまだなく，投与開始のタイミング（stoma閉鎖の前か後かなど）や投与期間，静脈栄養の減量の仕方や，静脈栄養から離脱例における本薬剤中止のタイミングなどは決まったものがなく，今後の症例の蓄積が待たれる．

　また，本剤は薬価が高額であり乳幼児医療費助成制度により全額または一部が補助されるが，乳幼児助成が受けられない年齢では小児慢性特定疾患医療費助成の申請も必要となる．

5 手術療法：腸管延長術 (STEP: serial transverse enteroplasty)

　SBS の小腸は吸収効率を上げるために拡張する傾向があり，腸管内容が停滞して bacterial translocation を起こしやすい．このような拡張腸管に対して腸管延長術が行われる．術式には Bianchi らによる longitudinal intestinal lengthening and tailoring (LILT) 手術と，Kim らの serial transverse enteroplasty (STEP) 手術があるが[4]，STEP の方が国内で多く行われている．STEP は手技が比較的安全かつ簡単で，拡張腸管の拡張が均一でなくても腸管径が 3～4cm あれば施行でき，吻合を行う必要がない．また保険も適応されている．乳幼児期に施行されることが多いが新生児期に行われた報告もあり，学童・成人を含めどの年代でも可能である．しかし，肝機能障害の進行した症例では効果が乏しく，出血傾向を示すような肝障害進行例は適応外である[4]．合併症は縫合不全や腸閉塞，腹腔内膿瘍形成，staple line の消化管潰瘍による出血，腸管の再拡張がある．腸管の再拡張に対しては repeat STEP が行われることもある．

6 手術療法：小腸移植

　小腸移植は，IFALD の末期や中心静脈へのアクセス血管の枯渇，CRBSI や腸炎から反復する敗血症などを合併する SBS 患者にとって最終的な治療法であるものの，長期予後の観点からも適応は限定的である．近年腸管リハビリテーション治療により SBS の予後が改善しつつあることも大きい．2022 年の日本移植学会のファクトブックによると 2021 年 12 月末まで小腸移植は 37 例が実施されている（脳死ドナー 24 例，生体ドナー 13 例）[5]．対象は小児期の疾患に基づくものが多いが，乳児例が 1 割みられるものの 19 歳以上の成人症例が約 4 割を占めており，小児のドナーがきわめて少なく成人期まで待機した患者しか移植を受けられない状況を反映している．待機期間も小腸移植は他の臓器に比べて年齢や体格などのドナーの移植臓器の条件が厳しく数年となることも多い．2021 年 12 月までの 1 年生存率は 91％，5 年生存率は 73％，10 年生存率は 59％であり，他の臓器移植に比べて遜色はないが，グラフト生着率は 1 年，5 年，10 年がそれぞれ 86％，64％，47％と短期成績は向上したものの，長期成績はまだ十分ではない点で短腸症候群に対する標準的な治療法として確立できていない．しかし，グラフトが安定して生着できたケースでは，約 90％が経静脈栄養から完全に離脱したとされている．補液を必要とする患者も約 30％程度であり，ひとたび移植小腸

が生着すれば腸管機能は維持され，ほとんどの患者が日常生活に支障のない状態まで回復しているため，今後の免疫抑制療法の向上が望まれる．小腸移植は2018年4月より脳死，生体ともに健康保険の適応となっており，小児慢性特定疾患なども適用される．

参考文献

1) Moayyedi P, John WE, Jackie B, et al. Safety of proton pump inhibitors based on a large, multi-year, randomized trial of patients receiving rivaroxaban or aspirin. Gastroenterology. 2019; 157: 682-91.e2.
2) Beath SV, Davies P, Papadopoulou A, et al. Parenteral nutrition-related cholestasis in postsurgical neonates: multivariate analysis of risk factors. J Pediatr Surg. 1996; 31: 604-6.
3) Hill S, Carter BA, Cohran V, et al. Safety findings in pediatric patients during long-term treatment with teduglutide for short-bowel syndrome-associated intestinal failure: Pooled analysis of 4 clinical studies. JPEN J Parenter Enteral Nutr. 2021; 45: 1456-65.
4) 増本幸二. 短腸症候群と腸管延長術. 小児外科. 2022; 54: 311-7.
5) 移植外科学会. ファクトブック 2022. https://www.asas.or.jp/jst/pdf/factbook/factbook2022.pdf（2024年2月24日アクセス）

〈小松崎尚子〉

G 消化管疾患管理のコツ

57 IFALDの予防と治療の実際

POINT

- IFALDは新生児外科疾患にしばしば発生する致死的な合併症である．
- ω3系脂肪乳剤は早産・低出生体重児のIFALDにも効果があり安全に使用できる．
- 本邦ではω3系脂肪乳剤の医師主導治験が開始され，早期の薬事承認が期待される．
- 大豆油・魚油・総合脂肪乳剤とさまざまな脂肪乳剤を含む新生児の栄養学的治療戦略の整備が期待される．

小腸機能不全関連肝機能障害（intestinal-failure-associated liver disease: IFALD）は，腹壁破裂，中腸軸捻転，腸閉鎖症，壊死性腸炎など新生児の外科的疾患に起因する短腸症候群を背景として長期静脈栄養に依存する小児の60％に起こり，25〜40％は末期の肝不全に陥る致死的な合併症として知られている[1]．ω3系多価不飽和脂肪酸を豊富に含んだ魚油由来の脂肪乳剤の有効性が報告され，我々もこれまでその有効性と安全性を報告してきた[2]．本稿では，小児のIFALD予防・治療の歴史的背景，我々のω3系脂肪乳剤と治療成績について概説する．

1 IFALDの予防と治療の歴史的背景

グリーンランドにおける疫学調査において，魚介類を中心とした食生活であるイヌイット族の心筋梗塞の発症が少ないことが認められて以来，エイコサペンタエン酸（EPA）やドコサヘキサエン酸（DHA）などのω3系脂肪酸の疾病予防効果について数多くの研究が行われてきた．小児では大豆アレルギーをもつ必須脂肪酸欠乏の患児にω3系脂肪乳剤を使用した際，必須脂肪酸欠乏の改善とともに黄疸や肝機能異常の改善が観察された[3]．この経験を契機にボストン小児病院やトロント小児病院において，ω3系脂肪乳剤の有効性と安全性が示された．従来の

IFALDの予防と治療の戦略は，可及的に経腸栄養を促進し，脂質や糖質の静脈栄養カロリーを減量すること，周期的な中心静脈栄養管理，プロバイオティクスによる bacterial overgrowth の予防，中心静脈栄養カテーテルの感染対策，ウルソ®投与などの内科的管理[4]，あるいは腸管延長術による外科的な対策[5]が行われてきたが，これらが奏効しない症例では肝・小腸移植が唯一の救命治療となっていた．ω3系脂肪乳剤の登場により，小児の IFALD の治療は大きなパラダイムシフトを迎え，小児の肝・小腸移植患者数は劇的に減少へと転じ，IFALD に対する臓器移植の適応に大きな影響を与えた．

2 我々のω3系脂肪酸乳剤の使用経験と治療成績

我々はこれまで14症例に対して魚油由来のω3系脂肪酸乳剤（Omegaven®）を使用した．内科的治療に抵抗性の IFALD（直接ビリルビン 2.0mg/dL 以上が2週間以上継続）と診断した12症例にω3系脂肪酸乳剤による治療を行った．患者背景から IFALD に至る可能性が高いと考えられた2症例は予防的に投与された．ω3系脂肪酸乳剤は，中心静脈栄養カテーテル，または末梢ラインから12時間かけて緩徐に投与した．投与量は 0.2g/kg/日から開始し2日ごとに 0.2g/kg/日ずつ増量して 1.0g/kg/日で維持した．大豆油由来の脂肪乳剤（Intralipid®）の併用は行わなかった．対象症例14例のうち11例（79％）が在胎37週未満の早産児であり，出生体重では低出生体重（2,500g 未満）が3例，極低出生体重（1,500g 未満）が3例，超低出生体重（1,000g 未満）が5例，と新生児の未熟性が非常に強い特徴がみられた．背景疾患はさまざまな小児外科的疾患であったが，残存小腸長が 75cm 未満と定義される短腸症候群であったのは5例（36％），腸管蠕動運動機能不全である Hirschsprung 病類縁疾患は segmental dilatation, immaturity of ganglia, congenital hypoganglionosis 各々1例ずつの3例（21％）にみられた．

ω3系脂肪酸乳剤による治療が有効であった11例の直接ビリルビン値を図1に示す．それまで大豆油由来の脂肪乳剤を投与されていた症例はω3系脂肪乳剤に変更された直後，あるいは数週間後から直接ビリルビンの低下を認めた．カテーテル感染による敗血症や細菌性腸炎のイベントにより直接ビリルビンが再上昇する症例もみられたが，ω3系脂肪乳剤を継続することにより最終的に黄疸は消失した．予防的投与1例を含むω3系脂肪乳剤の効果を認めなかった3例の直接ビリルビン値を図2に示した．順調に直接ビリルビンの低下を示したが，ω3系

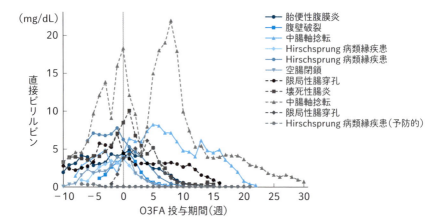

図1 ω3系脂肪乳剤の投与前後の直接ビリルビン値の推移（効果を認めた11例）

ω3系脂肪乳剤投与後から速やかに直接ビリルビンの低下を認めた．カテーテル感染症や細菌性腸炎により直接ビリルビンが再上昇する症例もみられたが最終的に黄疸は消失した．

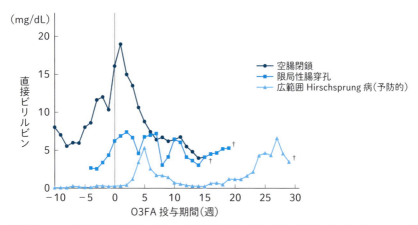

図2 ω3系脂肪乳剤の投与前後の直接ビリルビン値の推移（効果を認めなかった3例）

ω3系脂肪乳剤の開始時期が遅れた症例，あるいは細菌性腸炎を繰り返し黄疸が遷延した症例では，黄疸の消失がみられず最終的に肝不全のため死亡した．

脂肪乳剤の開始時期が遅れたこと，あるいは反復性の細菌性腸炎のために黄疸が消失せず，最終的にこの3例は肝不全からの消化管出血を呈して救命できなかった．

14例のω3系脂肪乳剤の治療成績は，中央値70日のω3系脂肪乳剤投与で治療前後の直接ビリルビン値に有意差が認められ奏効率は約80％で，生存患者の

約90％が最終的に静脈栄養から離脱できた．ω3系脂肪乳剤投与に伴う有害事象は認められなかった．日本小児外科代謝研究会の調査[6]では，IFALD症例の68.6％に治療効果があったとされている．

3　IFALDに対する有効性のメカニズム

　IFALDは児の肝酵素合成システムの未熟性，長期の静脈栄養，バクテリアルトランスロケーション，繰り返す敗血症，経腸栄養の不足による消化管ホルモンの分泌減少などさまざまな要因が原因とされている[4]．近年，ω3系脂肪酸の活性代謝物であるレゾルビンやプロテクチンなどの抗炎症性脂質メディエーターが同定され，これらは好中球の浸潤抑制，マクロファージによる貪食を促進，リンパへのドレナージを促進することにより，組織を修復へと導く炎症の収束過程に関わり，慢性炎症への移行や組織の線維化を防ぐと考えられている．包括的メタボローム解析によりEPAの新規活性代謝経路が同定され，ω6系脂肪酸にはないω3系脂肪酸に特有の活性代謝物が固有の生理機能に関わっている可能性が指摘されている[7]．早産児や低出生体重児の胆汁輸送機能は未熟で，胆汁酸のプールが少ないうえに腸肝循環も不十分であるため肝不全に進行するハイリスクグループであり，我々の症例の多くがこのグループに属していた．

　IFALDの新生児では，大豆由来の脂肪乳剤によって著しく植物ステロールが蓄積するため，胆汁うっ滞の原因となる独立したリスクファクターであるとされている．植物ステロールの蓄積に関する我々の検討[8]でも，IFALDの症例ではIFALD以外が原因の黄疸症例に比べ，有意に高い植物ステロールの蓄積が認められ，ω3系脂肪酸製剤の治療効果を期待できる予測因子としての役割が考えられる．

4　新たなω3系脂肪乳剤の登場

　魚油を含むいくつかの脂肪を配合した総合脂肪乳剤とでも呼ぶべき脂肪乳剤が世界の主流となってきている．中でもSMOFlipid®は大豆油30％，MCT30％，オリーブ油25％，魚油15％を配合した中性脂肪に含まれる脂肪酸のバランスのよい脂肪乳剤となっている．カナダの多施設共同研究では，SMOFlipid®とIntralipid®のRCTが行われ，SMOFlipid®ではIFALDが進行するリスクを減少させることが証明された[9]．しかしながら，SMOFlipid®の予防投与でIFALDが増悪した症例においてOmegaven®に変更してIFALDが改善した報告[10]もあ

り，Omegaven®とSMOFlipid®の役割分担が今後の課題である．

ω3系脂肪乳剤は早産・低出生体重児のような新生児のIFALDに対しても有害事象なく安全に使用することができ，高い奏効率を認めた．本邦でもようやくω3系脂肪乳剤の医師主導治験が開始され，ω3系脂肪乳剤を含む小児外科疾患における栄養学的治療戦略が整備されることを期待したい．

参考文献

1) Wales PW, de Silva N, Kim J, et al. Neonatal short bowel syndrome: population-based estimates of incidence and mortality rates. J Pediatr Surg. 2004; 39: 690-5.
2) 渡辺稔彦, 船山理恵, 山田耕嗣, 他. 小児の在宅栄養支援の問題点と今後の展開 小腸機能不全関連肝機能障害に対するFish oilの使用経験. 日本小児栄養消化器肝臓学会雑誌. 2013; 27: 143-7.
3) Gura KM, Parsons SK, Bechard LJ, et al. Use of a fish oil-based lipid emulsion to treat essential fatty acid deficiency in a soy allergic patient receiving parenteral nutrition. Clin Nutr. 2005; 24: 839-47.
4) Kelly DA. Intestinal failure-associated liver disease: what do we know today? Gastroenterology. 2006; 130: S70-7.
5) Garnett GM, Kang KH, Jaksic T, et al. First STEPs: serial transverse enteroplasty as a primary procedure in neonates with congenital short bowel. J Pediatr Surg. 2014; 49: 104-7; discussion 108.
6) 天江新太郎, 渡辺稔彦, 和田 基, 他. 本邦におけるオメガベン使用の現状と効果. 外科と代謝・栄養. 2016; 50: 71-6.
7) 有田 誠. 脂肪酸代謝と炎症のメタボロミクス. 医学のあゆみ. 2014; 249: 318-22.
8) 渡辺稔彦, 高橋正貴, 大野通暢, 他. 小腸機能不全関連肝機能障害に対するω3系脂肪乳剤の効果と適応拡大の可能性. 日本静脈経腸栄養学会雑誌. 2017; 32: 977-82.
9) Diamond IR, Grant RC, Pencharz PB, et al. Preventing the progression of intestinal failure-associated liver disease in infants using a composite lipid emulsion: a pilot randomized controlled trial of SMOFlipid. JPEN J Parenter Enteral Nutr. 2017; 41: 866-77.
10) Lee S, Park HJ, Yoon J, et al. Reversal of intestinal failure-associated liver disease by switching from a combination lipid emulsion containing fish oil to fish oil monotherapy. JPEN J Parenter Enteral Nutr. 2016; 40: 437-40.

〈渡辺稔彦〉

G 消化管疾患管理のコツ

58 新生児・乳児食物蛋白誘発胃腸症（ミルクアレルギー）：診断と管理の実際

POINT

- **新生児・乳児食物蛋白誘発胃腸症（non-IgE-GIFAs）の診断**：我が国の新生児・乳児期のミルクによるnon-IgE-GIFAsは慢性経過を認める例も多く，診断にはまずミルクの除去試験での改善の有無を確認する．
- **Non-IgE-GIFAsの鑑別診断**：小児外科疾患を中心に嘔吐や血便を認める疾患を鑑別する．
- **Non-IgE-GIFAsの検査**：アレルゲン特異的リンパ球刺激試験は感作の確認に有用だが，疾患特異的ではない．
- **Non-IgE-GIFAsの治療**：基本は原因食物除去であり，重症度に合わせて治療方針を決める．重症では絶食や成分栄養剤，中心静脈栄養を要することもある．
- **経口食物負荷試験（OFC）**：診断のためのOFCは十分に症状が改善したのちに慎重に判断する．陽性の場合は半年から1年あけて再OFCを行う．

1 我が国で消化管アレルギーの概念が確立した経緯

2000年頃から牛乳由来調製粉乳（ミルク）を原因食物として，主に新生児期に嘔吐，下痢・血便，体重増加不良を認める非IgE依存性アレルギーが増加した[1]．国際的にはnon-IgE-mediated gastrointestinal food allergies（non-IgE-GIFAs）の範疇に入り，food-protein induced enterocolitis syndrome（FPIES）の一種あるいは，我が国独自の疾患と考えられた[1]．その後，我が国や韓国の臨床像を鑑みて，chronic（慢性）FPIESという概念が示された[2]．しかしながら依然として分類できない例もある．我が国では，新生児・乳児（非IgE依存性）食物蛋白誘発胃腸症と命名され（分類を**表1**に示す），ガイドラインが公開された[1]．

表1 消化管アレルギーの分類

IgE 依存性	混合性	非 IgE 依存性		
食物アレルギー（即時型）	好酸球性消化管疾患（EGIDs）	（新生児・乳児）食物蛋白誘発胃腸症* ≒（新生児・乳児）消化管アレルギー ≒ Non-IgE-GIFA	FPIES	急性
				慢性
			FPE	
			FPIAP	
花粉-食物アレルギー症候群（PFAS）		グルテン過敏性腸症（celiac 病）		

FPIES: food-protein induced enterocolitis syndrome, FPIAP: food-protein induced allergic proctocolitis, FPE: food-protein induced enteropathy
＊FPIES，FPE，FPIAP の3つに分類できないものもある．
(Yamada Y. Clin Exp Pediatr. 2023; 66: 240-9 [3]より改変)

消化管好酸球浸潤との関連も報告されている[3]．

2 新生児・乳児食物蛋白誘発胃腸症（non-IgE-GIFAs）の鑑別診断

　小児外科疾患の鑑別が重要である．それぞれの症状ごとに鑑別を考える．反復性嘔吐では消化管の狭窄や閉鎖を伴う疾患を考える．胃食道逆流時の鑑別診断も参考になる．下痢・体重増加不良では，FPE による消化吸収障害の可能性があり，生検による，絨毛の萎縮や陰窩の過形成といった所見が重要である．血便は，FPIES や FPIAP で認めるが，腸回転異常症，新生児壊死性腸炎，Hirschsprung 病などの外科的疾患，血性羊水，新生児メレナなどの鑑別が必要である．我が国の non-IgE-GIFAs は嘔吐と血便で分類されることが多い．鑑別疾患はガイドラインを参照されたい[1]．

3 Non-IgE-GIFAs の検査

　まず，血液検査，単純 X 線検査，超音波検査，造影検査が鑑別診断のためにも重要である．その上で慢性経過例では，まずしっかりと除去をすること（除去試験）での改善を確認する．可能なら経口食物負荷試験（OFC）で確認する．また補助診断検査は，特異的 IgE が検出されない例が多く，我が国では感作確認のためアレルゲン特異的リンパ球刺激試験（ALST）が施行されるが，本疾患に特異的な検査ではない．必要時の消化管内視鏡検査は FPE などの診断の正確度を

表2 Non-IgE-GIFAs の治療

	症状	第1段階	第2段階	補助治療	
軽症	体重増加不良（−）QOL低下（−）	ミルクもしくは母乳の哺乳中止	母の乳制限母乳 高度加水分解乳		
中等症	重症ではないが体重増加不良（＋）		高度加水分解乳		
重症			絶食→アミノ酸乳，成分栄養剤	抗アレルギー薬（特にEGIDs合併例）	全身性ステロイド薬（急性期重症例やショック例）
重症〜劇症	消化管穿孔・閉塞，外科手術を要す，ショック，成長障害，低蛋白血症		絶食＋中心静脈栄養		

（厚生労働省好酸球性消化管疾患研究班．新生児 - 乳児食物蛋白胃腸症診療ガイドライン[1]より作成）

向上する．便粘液中好酸球陽性は陰性であっても本症の否定にはならない[1]．

4 Non-IgE-GIFAs の治療

治療の基本は原因食物除去である．重症度に合わせて決める（**表2**）．中等症以上は指定難病の対象でもある．我が国では重症度は，全身状態，体重，嘔吐，食欲不振，下痢，血便の状態などで評価される．また成分栄養剤を使用する場合は高濃度にならないように，13 W/V％程度で開始し，最終的に17％程度とする．成分栄養で改善しない場合にはエレメンタルフォーミュラ®への変更が有効なことがある[1]．

5 Non-IgE-GIFAs の OFC（実施時期と実際）

OFCは，診断確定と耐性獲得確認に大別される．重症例のOFC施行は慎重に判断する[1]．また消化器疾患は食物摂取そのもので症状が誘発されることもある．通常の栄養として普通ミルクを連日摂取することにより症状が誘発される場合も多く，まず食物除去試験を行い症状の改善を確認する．なお，診断のためのOFCは症状が十分に安定した後に行う．慢性FPIESやFPEを疑う慢性経過例では，原因食物除去後も改善まで数日以上かかることがあるのでより注意が必要である．OFC施行時は事前に特異的IgE抗体価を確認し，即時型反応惹起の可

能性の有無を確認する．FPIES のみで確立された OFC の方法が示されている[2, 4]．負荷量は蛋白として 0.06 ～ 0.6g/kg（例：普通ミルクとして約 4 ～ 40mL/kg）を 3 分割し 20 ～ 30 分ごと（単回投与の施設もある）に負荷し，6 時間は注意深く観察する[2, 5]．我が国では慢性 FPIES の診断基準を満たさない慢性経過例があり，少量から段階的に数日かけて増量し観察することが望ましい．2 週間程度の継続摂取で判断される場合もある．OFC 陽性の場合は半年から 1 年，間隔をあけて再 OFC を行う[1]．

6 Non-IgE-GIFAs の予後

　我が国の新生児・乳児期早期の non-IgE-GIFAs では，乳児期に耐性を獲得する例も多く，1 歳で半数以上，2 歳で 9 割前後が耐性を獲得できており，一般に予後は良好である．分類できる例では，一般に FPIAP は予後がよく，慢性 FPIES や FPE はやや予後不良である[1]．

参考文献

1) 厚生労働省好酸球性消化管疾患研究班. 新生児 - 乳児食物蛋白胃腸症診療ガイドライン. 2018.
2) Nowak-Węgrzyn A, Chehade M, Groetch ME, et al. International consensus guidelines for the diagnosis and management of food protein-induced enterocolitis syndrome: Executive summary-Workgroup Report of the Adverse Reactions to Foods Committee, American Academy of Allergy, Asthma & Immunology. J Allergy Clin Immunol. 2017; 139: 1111-26.e4.
3) Yamada Y. Recent topics on gastrointestinal allergic disorders. Clin Exp Pediatr. 2023; 66: 240-9.
4) International FPIES association. I-FPIES. International FPIES association; 2024.
5) 海老澤元宏（研究代表者）. 食物経口負荷試験の手引き 2023. 厚生労働科学研究費補助金（免疫・アレルギー疾患政策研究事業）. 2024.

〈山田佳之〉

H 中枢神経疾患管理のコツ

59 早産児脳室内出血の Grade 分類と予防戦略の実際

POINT

- 早産児の脳室内出血の主な原因:
  - 超早産児の上衣下胚層の血管の脆弱性.
  - 呼吸や循環の不安定性:超早産児では,呼吸や循環が不安定なため,出血リスクが高い.
  - 脳血流の自動調節能の低下:超早産児では,血圧の変動に対して脳血流を適切に維持できない.
- 脳室内出血の予防戦略:
  - 出生前管理:早産が予測される場合,母体へのステロイド投与や硫酸マグネシウムの使用が推奨されている.
  - 分娩時の管理:分娩時の臍帯結紮の遅延または臍帯ミルキングが推奨されている.
  - 出生後管理:呼吸や循環を安定させ,感染予防や適切な体位管理などを含むケアバンドルの実施が重要である.

脳室内出血は早期産児の死亡や後遺症の原因となる重大な合併症の1つである.

早産児の脳室内出血のほとんどは脳室の上衣下胚層に起きる.脳室内出血は,ほとんどの場合,呼吸や循環が不安定な出生後4日以内に起こる.出生後24時間以内が最も多い.

1 疫学

在胎 32 週未満の早産児に多く,さらに出生週数が早いほど発症しやすい.脳室内出血の発生リスクは,在胎週数が低いほど増加する.報告されている在胎 32 週未満での脳室内出血の発生率は 15〜25%, Grade III 以上の重度の脳室内出血の発生頻度は 5〜10% と報告されている.

表1 脳室内出血の Grade 分類

Grade Ⅰ	上衣下胚層に限局した出血
Grade Ⅱ	側脳室面積の 10 〜 50％を占める
Grade Ⅲ	側脳室面積の 50％以上を占め，急性の脳室拡大を伴う
脳室周囲出血性梗塞	脳室内出血と同側の脳室周囲白質にみられる出血性梗塞（以前は Grade Ⅳ とされていた）

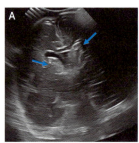 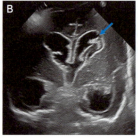 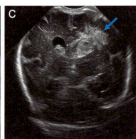

図1 脳室内出血の超音波検査画像
A：脳室内出血 Grade Ⅲ．上衣下胚層から脳室内に出血（矢印）し，脳室が拡大している．
B：出血後水頭症への進行．脳室拡大が進行（矢印）し，出血後水頭症となっている．
C：脳室周囲出血性梗塞．脳実質出血を伴う脳室内出血．上衣下胚層の大きな出血．それに伴う脳室周囲の脳実質の出血（矢印）．

2 脳室内出血の Grade 分類

　脳室内出血は頭部超音波検査で診断される．超音波検査による出血の重症度は，位置と範囲，および側脳室拡大の有無に基づいて分類される（**表1，図1**）．特にGrade Ⅲ と脳室周囲出血性梗塞は脳性麻痺，精神発達遅滞などの後遺症のハイリスクである．

3 主な原因

　早産児の脳室内出血の主な原因は以下の3つである．

1）上衣下胚層の脆弱性

　32週未満の早産児に存在する上衣下胚層は血管が脆い上に虚血になりやすい．また，脳静脈の血流は上衣下胚層に集まるため血流がうっ滞しやすい．

2）呼吸や循環動態の不安定性

　心不全，呼吸不全，感染症，血圧変動により，上衣下胚層の血流が変動して出

血する．在胎 28 週未満の超早産児，特にその生後 72 時間は循環や呼吸が不安定になりやすいため，脳室内出血のハイリスクである．

3）脳血流の自動調節能の低下

未熟性が強い超早産児では，全身血圧の変化に対して脳血流を維持する機能が低い．さらに敗血症の発症やアシドーシスは脳血流の自動調節能を悪化させる．全身状態が不安定になりやすい超早産児の血圧上昇または低下は，そのまま脳血流の変化に反映され，上衣下胚層の脆弱な血管の損傷につながる．

4 臨床症状

早産脳室内出血の約 25 〜 50％は無症状であり，ルチンの頭部超音波スクリーニングによって発見される．以下の症状がみられる場合もある．

- ・意識レベルの変化
- ・低緊張または自発運動の低下
- ・無呼吸，低換気，または不規則な呼吸
- ・発作
- ・目つきの異常，瞳孔異常
- ・大泉門の膨隆

5 発症の予防

A．出生前の管理

母体への出生前ステロイド投与は，出産の 24 時間〜 7 日前に投与した場合に，脳室内出血の発生を減少させる効果が最も高いことが示されている．米国産科婦人科学会は，妊娠 32 週未満での早産が予測される場合，児の神経保護のために硫酸マグネシウムを短期間（通常 48 時間未満）使用することを支持している．

出生後に搬送を必要とすると脳室内出血を発症するリスクが高くなる．脳室内出血のリスクが高い早産での出産の可能性がある場合は，総合周産期施設への母体搬送が勧められる．

B．出生時の管理

日本の 2020 年の新生児蘇生法ガイドラインでは，24 〜 28 週の早産児において臍帯ミルキングを推奨しており，臍帯結紮遅延は推奨していない．米国・欧州の新生児蘇生ガイドラインでは，早産児も正期産児も 30 〜 60 秒以上の臍帯結紮遅延を推奨している．

選択的帝王切開術が早産児の脳室内出血を予防する効果が示されている．しかし，帝王切開は脳室内出血を減らさないという報告もある．米国産科婦人科学会は，妊娠週数 23 〜 25 週の早産児に対しては，帝王切開を考慮する可能性を示している．

C．出生後の管理
1）動脈管開存症の管理
　動脈管開存症やその治療が脳室内出血の発生に与える影響を正確に評価することは難しい．2023 年に報告されたメタ解析によると，予防的なインドメタシン投与は重度の脳室内出血（リスク比 0.66, 95% CI 0.53-0.82）を減少させるが，死亡または中等度 / 重度の神経学的後遺症の複合転帰には影響を与えなかった（リスク比 1.02, 95% CI 0.90-1.15）．予防的イブプロフェンは重症脳室拡大を減少させるが，統計学的に十分な有意差は得られていない（リスク比 0.67, 95% CI 0.45-1.00）．一方で，インドメタシン予防投与は脳室内出血予防効果を示さないだけでなく，腎機能障害などを増加させるという報告もある．インドメタシンや他の非ステロイド性抗炎症薬の投与が早産児の脳室内出血の発生率や重症度を減少させるかどうかは結論が出ていない．

2）鎮静・鎮痛薬
　早産児をモルヒネ投与群と非投与群に無作為に割り付けて脳室内出血の発生率を比較した NEOPAIN 研究では，両群間で死亡，脳室内出血の発生に有意な差はみられなかったものの，ボーラスでの追加モルヒネ投与により重症脳室内出血が増加することが示された．また，近年，早産児での気管挿管しない呼吸管理が広く行われるようになったこともあり，早産児での鎮痛・鎮静薬のルチン投与は世界的に忌避される傾向にある．一方で，脳室内出血の発生率が世界的にみて低い我が国の NICU では鎮痛・鎮静薬投与は広く行われる傾向がある．鎮痛・鎮静薬の投与が早産児の脳室内出血の発生率や重症度を減少させるかどうかを十分に検討した研究はなく，結論が出ていない．

3）脳室内出血予防のための新生児バンドルケア
　呼吸や循環を安定させ，脳血流の変動を最小限にする管理が脳室内出血予防に重要であることには異論はないだろう．早産児は脳血流の自動調節能が低く，血圧変動がそのまま脳血流量へ影響する．血圧の変動を避けて，徐脈にしない循環管理が重要である．また，安定した呼吸管理，気管分泌物の貯留や，挿管チューブ位置の変化によるトラブルに注意した管理も重要である．敗血症は脳室内出血

のハイリスクであるため，感染対策も非常に重要である．頭位を正中位にすること，頭が少し挙上するように保育器の角度をセットすることも提唱されている．他にも不快因子を除去し，頸部が過伸展とならないようにポジショニングを整えること，腋窩や頸部など皮膚トラブルの発生に注意し予防的ケアに努めることも重要だろう．

　これらの実践を組み込んだケアバンドルは，IVH の発生率と重症度を低下させる可能性があることがいくつかの研究で示されているが，結果には一貫性がない．施設に応じた最適な管理方法を診療チームで検討することが重要だろう．

〈柴崎　淳〉

H 中枢神経疾患管理のコツ

60 脳室内出血を認めた場合の対応の実際

> **POINT**
> - **急性期の対応**：出血性ショックでは適切な循環管理，新生児発作の場合には抗けいれん薬を投与する．
> - **脳室拡大の評価と介入**：軽度の脳室内出血でも出血が悪化する可能性があるため，注意深く観察する．脳室拡大についても連続的な超音波モニタリングが推奨される．脳室拡大の進行に応じて，腰椎穿刺や脳室腹腔シャント手術などの介入を検討する．
> - **長期的な観察**：脳室内出血後は，少なくとも4週間のモニタリングが必要であり，脳室拡大の兆候がない場合でも，頭囲測定や大泉門の観察を続けることが重要である．
> - **頭囲測定**：頭囲の異常な増加は，水頭症の進行を示す．1週間で14mm以上の頭囲拡大は異常とみなされる．

　脳室内出血の重症度により懸念すべきことは異なる．重度の脳室内出血では急性期にショック状態となり，全身状態が悪化する場合がある．新生児発作を発症する可能性も非常に高い．一方で，軽度の脳室内出血では，頭部超音波所見では出血が認められるが，急性期の症状はない場合もある．ただし，発見時には軽度の脳室内出血でも，その20〜40%では，その後3〜5日間にわたって出血がさらに悪化するため注意して観察する[1]．亜急性〜慢性期では出血後水頭症への進行に注意する．

1 急性期の症状と随伴症状の治療

　発症した脳室内出血には有効な治療はないため，随伴症状への治療を行う．重度の脳室内出血ではショック，アシドーシスに対して適切な循環呼吸管理を行い，貧血・凝固異常に対して輸血を行う．新生児発作を発症する可能性が高いため，

aEEGでのモニタリングが望ましい．新生児発作を発症した場合には，抗けいれん薬で適切に治療する．経腸栄養や浣腸の方針は全身状態をみて決める．

2 脳室拡大の評価と介入のタイミング

出血後の脳室拡大は脳室内出血の発症後1〜3週間で始まることが多い．脳室内出血を認めた場合は，連続的な超音波モニタリングを行う．脳室拡大の進行パターンは，自然停止（40%），急速進行（10%），緩徐進行（50%）の3つに分類される[2]．緩徐進行のうち，約40%は一時的な髄液ドレナージでうまく管理でき，60%は最終的に脳室腹腔シャントが必要となるとされる[2]．最初は脳室拡大が停止したと思われる新生児でも，NICU退院頃や退院後に脳室拡大が悪化する場合があるため，長期の経過観察が必要である．脳室内出血の各重症度カテゴリーで出血後水頭症に進行するリスクはⅠ度1%，Ⅱ度4%，Ⅲ度25%，PVHI（Ⅳ度）28%と報告されている[3]．

3 超音波検査での観察

少なくとも4週間は2回/週以上で，超音波検査により，側脳室径，脳血流のパターンなどを評価する．冠状断モンロー孔レベルで計測されるventricular index（図1：半球間裂から脳室前角の外側壁までの距離）が97th percentile（あるいは97th percentile＋4mm）に達する脳室拡大を，腰椎穿刺による髄液排液の開始時点として推奨する報告もある[4]．腰椎穿刺を実施しても脳室拡大が停止しない場合には，オンマヤ貯留槽造設術，脳室腹腔シャント手術介入を考える．

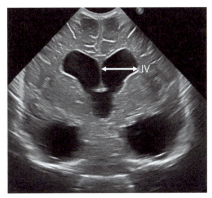

図1 Ventricular index（VI）

脳室内出血の発生後4週間モニタリングして超音波検査で脳室拡大の兆候がない場合は，治療やルチンの超音波モニタリングの継続は必要ないと考えられる．ただし，その後も出血後水頭症に進行する可能性も完全には否定されないため，退院後も頭囲測定，大泉門の観察は継続するべきである．

4 頭囲測定

正常新生児では，頭囲は在胎26〜32週で1mm/日，在胎32〜40週で0.7mm/日で大きくなる．2日間で4mm以上の頭囲拡大は異常が疑われる．1週間で14mm以上の頭囲拡大は明らかに異常であり，20mm/週以上なら進行の著しい水頭症と考えられる．

5 長期的な発達予後

重度の脳室内出血（Grade ⅢまたはPVHI）を伴う早産児が長期的な神経発達に問題を生じるリスクは高く，特に脳室腹腔シャント留置が必要な出血後水頭症やPVHIを発症した場合に顕著である．

軽度脳室内出血でも，脳室内出血のない早産児に比べて生後18〜36カ月時点での重度の神経学的後遺症（脳性麻痺，重度の認知障害，視覚障害または聴覚障害）の発生率は高いと報告されている（21%対17%；オッズ比〔OR〕1.32，95% CI 1.1-1.58）[5]．重度の脳室内出血（Grade ⅢまたはPVHI）の超早産児では重度の神経学的後遺症の発生率は30〜60%で，脳室内出血のない早産児と比較して大幅に高いと報告されている（調整OR 4.26, 95% CI 3.25-5.59）[5]．脳室内出血が発生した場合には，家族に発達へのリスクを説明し，適切なフォローアップ，支援につなげていくことが重要である．

参考文献

1) Al-Abdi SY, Al-Aamri MA. A systematic review and meta-analysis of the timing of early intraventricular hemorrhage in preterm neonates: clinical and research implications. J Clin Neonatol. 2014; 3: 76-88.
2) Murphy BP, Inder TE, Rooks V, et al. Posthaemorrhagic ventricular dilatation in the premature infant: natural history and predictors of outcome. Arch Dis Child Fetal Neonatal Ed. 2002; 87: F37-41.
3) Christian EA, Jin DL, Attenello F, et al. Trends in hospitalization of preterm infants with intraventricular hemorrhage and hydrocephalus in the United States, 2000-2010. J Neurosurg Pediatr. 2016; 17: 260-9.
4) El-Dib M, Limbrick DD Jr, Inder T, et al. Management of post-hemorrhagic ventricular dilatation in the infant born preterm. J Pediatr. 2020; 226: 16-27.e3.
5) Rees P, Callan C, Chadda KR, et al. Preterm brain injury and neurodevelopmental outcomes: a meta-analysis. Pediatrics. 2022; 150: e2022057442.

〈柴崎　淳〉

61 出血後水頭症に対する外科的治療の適応と実際

H 中枢神経疾患管理のコツ

POINT

- 脳（室）内出血後を認めた場合，頭部CTに加えてMRI（T1WI，T2WI，DWI，FLAIR，T2*），MRA（V）精査を追加施行し，先天性血管奇形疾患（脳動静脈奇形〔瘻〕，脳動脈瘤，静脈瘤など）を鑑別診断し，各MRI撮像シークエンスから出血時期の想定を行い，水頭症合併リスクを検討する．
- 脳（室）内出血後に二次性脳室拡大を合併した場合には，脳室サイズ，頭囲，大泉門テンション，バイタルサイン（血圧，脈拍，心胸郭比〔CTR：cardio thoracic ratio〕）など患児の臨床経過を総合的に判断し，外科的治療介入の必要性について検討する．
- 継続的な脳室サイズ拡大から，水頭症症状を合併している場合，患児の体重が1,000g未満である場合には，脳室-腹腔シャントではなく，体外ドレナージなど他の脳圧コントロール処置を推奨する．
- 脳室-腹腔シャント術（頭皮下にシャントバルブを留置）を選択する場合，理想的には患児の体重は1,500g以上あることが望ましい．
- 脳室腹腔シャント術施行後において，頭皮下留置シャントバルブ周囲の死腔領域が術後感染症の温床になりやすい．術後，創部縫合部からの髄液漏および二次的髄膜炎の合併予防に対して，抗菌薬を至適濃度で適切期間投与することが非常に重要となる．

1 診断

　新生児脳（室）内出血を認めた場合，頻度として大脳白質の静脈還流障害（早期産児，未成熟児）としては，上衣下出血（subependymal hemorrhage-germinal matrix hemorrhage）が1,500g以下の極小未熟児に多く（34週以降で

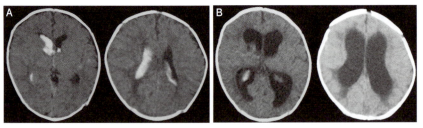

図1 上衣下出血からの遅発性水頭症の合併症例（日齢20日新生児）
A: 診断時の頭部CT（脳室内穿破）
B: 3週間後の頭部CT（水頭症合併）

は頻度が下がる），生産期・成熟児でも認められる．胚芽細胞層は8〜28週に最も活動活発な神経細胞やグリア細胞を作り出す幼弱な細胞層であり，未熟脳は低酸素に対して比較的抵抗性を示すことから，胚芽細胞内の毛細血管は1枚の内皮細胞にて覆われている構造のため，他の部位より脆弱であり低灌流後の再灌流により容易に破綻し出血しやすいとされている．特に，尾状核頭の近傍から上衣下進展は一部脳実質内進展するとともに脳室内穿破する頻度が高く，軽度のくも膜下出血を合併する場合もある．上衣下出血のMRI画像は典型的であり，尾状核部にT2*（スター）WIにて出血源が認められ，出血部位と皮質脊髄路の解剖学的走行から下肢に運動麻痺症状を認めることが多い．

　脳（室）内出血自体の確定診断には，頭蓋内エコーに加えて頭部CT精査が有用であるが，X線被曝の問題や患児の検査移動のリスクから最低限に抑えたい（**図1A**）．MRI精査は，尾状核部からの上衣下出血などの出血源精査目的としてはT2*シークエンスを加えることにより精度が高くなるばかりではなく，T1WIとT2WIとの所見の組み合わせから，出血塊の吸収所見から出血時期が想定可能となり，その後の水頭症合併を注意監視の必要な時期や期間をある程度は予測することが可能となる．

　ビタミンK欠乏症に出産時の頭蓋内圧亢進症状を伴った二次的出血や，他の脳血管奇形障害（動静脈奇形〔瘻〕，脳動〔静〕脈瘤，もやもや病など）をMRI（A/V）精査にて鑑別する必要がある．現在では，胎児期MRIを施行することにより，出生前での脳室内出血および脳室拡大症状なども診断可能となっている．

2 治療法の選択

　脳（室）内出血に対しては，患児の全身状態に応じて経過観察が第一選択とな

る中で，ビタミンK補充などの内科的治療を先行施行する．水頭症を合併した場合には，基本的には閉塞性水頭症であれば閉塞機転の解除が第一選択とはなるが，脳室内出血からの二次性水頭症合併の場合には，血腫除去術自体は有効ではなく，脳圧亢進症状の原因となる髄液管理が必要となる．出血後の経過観察において，頭囲拡大，頭蓋骨縫合線の解離に伴う大泉門のテンション上昇，および血圧上昇傾向や頻脈を認めた場合には，早期に外科的治療の介入を検討しなければならない（図1B）．

一般的に，水頭症に対して脳室-腹腔シャントを安全に行う指標として患児の体重は1,500 g以上が望ましい．体重1,000 g以下の場合には，代替案としてオンマイヤリザバー留置や，脳室-帽状腱膜下シャントなどのオプションが挙げられるが，当方ではシンプルな脳室ドレナージ留置を推奨している．これは，オンマイヤリザバー留置術では，留置後に頻回なバルブタップの必要性からの二次感染のリスクが高いことなどが理由となる．また重要なのは，頭蓋内圧亢進症状に対して間欠的に短時間に，オンマイヤリザバー穿刺にて髄液排出をすることで頭蓋内圧の乱高下を生じ，生理学的に患児に与える悪影響が強くなるためである．そのため，当院では頭蓋穿刺部から，可能な限り前胸部まで脳室ドレーンを皮下を通して留置することで，術後感染を防いだシステムでの持続的髄液排出による長期脳圧管理を可能としている．理想的には脳室ドレーン管理期間において，患児の体重増加を待機し二期的に脳室腹腔シャント術へと移行できることを目指す．

3 脳室ドレナージ留置管理と脳室-腹腔シャント設置術の実践と術後管理

脳室ドレナージ留置の場合には，脳室ドレナージ圧の体外設定回路を，患児体位変換時などは完全閉鎖してから行う必要がある．シャントシステムを留置する場合は，脳室側の穿刺部位からの皮下髄液貯留，創部からの髄液漏を予防するために，皮膚切開部のデザインを穿刺部位から可能な限り距離を置いて施行する．表皮ブドウ球菌を中心とした起炎菌に対する抗菌薬の投与期間は，注意深いトラフ値とピーク値の確認を行いながら投与量を微調整を行い，最低術後2週間〜1カ月は必要となる．特に，術後2週間以降（2週間以内は外科的手術の侵襲的反応値）でのWBC，CRP値の上昇は，術後シャントシステム感染の初期徴候である可能性が高いため要注意である．頭側創部においては，表皮切開創部からの髄液漏の有無，また頸部から腹側皮下留置チューブ部の表皮発赤の有無を注意深く

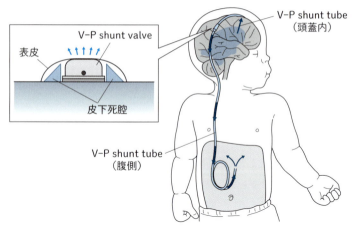

図2 脳室-腹腔シャント（V-P shunt）
バルブ周囲に生じる死腔が最も術後感染の温床となりやすいため，皮膚の発赤などの所見に注意深い観察が必要となる．

観察する．特にシャントバルブ本体の厚みから生じる，バルブ周囲の皮下死腔が最も感染源となる可能性が高いため，バルブ周囲の表皮発赤などの所見も見逃してはならない（図2）．執刀する脳外科医は，シャントバルブの種類を選択の際は，アンチサイフォンシステム機能の追加にかからずサイズ（厚み，長さ）の小さなバルブを選択するべきである．

　皮下シャントバルブ回路周囲の感染徴候が重症化もしくは髄膜炎症状が悪化する場合には，速やかにシャントシステムの抜去も考慮しなければならない．その際，すでに頭蓋内にMRI（DWI）にて脳室炎所見が認められる場合には，シャントシステム抜去時に，神経内視鏡的に人工髄液（抗菌薬混注）で脳室内を大量洗浄することは大変有用である．シャントシステム抜去後は，前述した脳室ドレナージ管理にて髄膜炎などの炎症所見の改善まで髄液管理を行った上で，改めて脳室-腹腔シャントシステム留置術の時期を再検討する．

　留置されたシャントバルブシステムが問題なく機能していることの確認方法として，バルブプッシュ法があり，機能不全を合併した際の閉塞部位を予想する一助となりうる．

〈藍原康雄，千葉謙太郎〉

H 中枢神経疾患管理のコツ

62 新生児発作の診断と薬物療法の実際

POINT

- 診断：臨床症状から診断することは困難で，新生児発作時の脳波検査が必須である．
- 鑑別診断：新生児発作，異常運動，新生児特有の動き（正常）のどれに当てはまるのかを考える．
- 検査：まずは頻度が高く早期介入が重要な急性代謝異常，感染症，HIE，脳血管障害を念頭に評価する．
- 治療：脳波モニタリングを施行し正確な効果判定をしながら適切な量の抗発作薬を使用する．

1 診断

　新生児発作（neonatal seizures）は，新生児の中枢神経障害を示唆する重要な徴候で，速やかで正確な診断・病因特定・治療介入が必要であるが，臨床症状のみでの判断は困難である．低酸素性虚血性脳症（hypoxic-ischemic encephalopathy：HIE）では臨床症状を伴わない脳波上だけの発作が半数以上を占めるとの報告もある．新生児発作の診断には脳波検査（発作間歇時脳波ではなく発作時脳波）が欠かせない．臨床症状を伴うものと伴わないものがあり，臨床症状は，①運動症状（自動運動，間代発作，てんかん性スパズム，ミオクロニー発作，強直発作），②非運動症状（自律神経発作，動作停止），③変遷性発作（sequential seizure），④未決定発作に分けられる[1]．診断は脳波により行い，通常脳波で発作時脳波変化，つまり「起始と終止が明瞭な最小 2μV 以上の波形が 10 秒以上持続し，律動的（rhythmic）に同一形態（stereotyped）の波形が少しずつ周波数・振幅・形態・部位を変え反復して（repetitive）出現するもの」[2]を確認する．aEEG（amplitude integrated EEG）を利用して「最小振幅値の一過性の上昇」

をもって評価することもある．aEEG で判断に迷う場合は通常脳波を確認することが重要である．

2 鑑別診断

気になる臨床症状を認めたら，それが①新生児発作，②異常運動，③新生児特有の動き（正常）のどれに当てはまるのかをまず考える．新生児発作が否定できなければ必ず脳波検査を施行する．新生児特有の動き，新生児発作と紛らわしい運動および異常運動を知っておくことは臨床上非常に有用である．代表的なものに，ちく搦（jitteriness），ミオクローヌス，顎の震え，ジストニア，驚愕病（hyperekplexia），脳幹解放現象などがある．

3 検査

脳波検査（通常脳波や aEEG）で新生児発作の確定診断を行うと同時に，その病因について検討する．新生児発作の病因は，HIE，脳血管障害（頭蓋内出血，梗塞など），急性代謝障害（低血糖，電解質異常など），感染症（髄膜脳炎，敗血症など），脳形成異常，素因性（新生児発症てんかん），不明など多岐にわたる[3]．頻度が高く早期介入が重要な急性代謝異常，感染症，HIE，脳血管障害をまずは念頭に置き，周産期情報や児の状態確認，血液検査（血液ガス分析，血糖，Na，Ca，Mg，NH_3，乳酸，ピルビン酸），感染徴候があれば各種培養検査やウイルス検査，画像検査（頭部エコー）を速やかに施行する．即時治療介入が可能な低血糖や電解質異常，ヘルペス感染を含めた感染症は常に鑑別に挙げるべきである．原疾患不明で難治な場合には発達性およびてんかん性脳症（developmental and epileptic encephalopathy: DEE）なども頭に入れて，メタボローム解析，極長鎖脂肪酸分析，尿中亜硫酸検査など精査を進めていく．変異遺伝子に対する特異的治療法も提案可能な時代となっており，積極的な遺伝子学的検索も重要である．

4 治療

治療効果を正確に判断するために，可能な限り脳波モニタリングを施行する．2023 年の ILAE ガイドライン[4]では，ほとんどすべての病因でフェノバルビタールが，チャネル異常症にはホスフェニトインとカルバマゼピンが第一選択であり，それらを使用しても発作が持続する場合の第二選択薬としてホスフェニトイン，レベチラセタム，ミダゾラム，リドカインが挙げられている．

A. 抗発作薬以外の治療

新生児発作の病因が低血糖や電解質異常による場合，速やかに対応する必要がある．低血糖であれば10％ブドウ糖注を1回2mL/kg緩徐に静注し，その後ブドウ糖として6～8mg/kg/分で持続点滴静注する．また低カルシウム血症では，カルチコール®注（8.5％）1回2～3mL/kg（カルシウムとして約0.7～1.7mEq/kg）を静注，必要に応じてその後カルチコール®注を持続点滴静注する．カルシウム製剤の急速静注は徐脈を惹起しうるので注意が必要である．

B. 抗発作薬などの治療

ノーベルバール®は保険適用，ミダフレッサ®は修正在胎（在胎週数＋出生後週数）45週以上のみ保険適用，それ以外の薬剤は保険適用外が多い．発作回数や臨床症状の有無ではなく，発作負荷（seizure burden：単位時間あたりどれくらいの発作時間があったか）が予後不良と関係するとされており，臨床症状の有無にかかわらず1時間あたり30～60秒以上の発作負荷があれば治療開始を考慮する[5]．新生児発作で使用される第一選択・第二選択の代表的な薬剤を**表1**に示す．

C. 治療の効果判定，投与終了の判断

新生児発作が脳波上でも改善しているか，臨床症状が消失しただけなのかを評価することは重要で，新生児発作治療中・治療後の脳波評価は有用である．急性期を離脱すると多くの新生児発作は消失するので，漫然と投薬せず中止を試みるべきである．当院では発作消失が確認（48～72時間）できればいったん中止している．ILAEガイドライン[4]では新生児期に発症するてんかん症候群以外はNICU退院時には内服中止すべきと記載されている．

D. 難治な場合の治療戦略

適切な量の投薬で脳波上の新生児発作が消失しない場合は無効・効果不十分と判断する．多くの急性脳侵襲による新生児発作が上記治療で消失しないことは通常なく，難治な場合はDEEや代謝性（ペルオキシソーム病，モリブデン補酵素欠損症など），構造性（片側巨脳症，脳回形成異常など），素因性（イオンチャネル異常やトランスポーター異常など）を順に鑑別する．

5 予後

基本的には基礎疾患に依存する．新生児発作を生じさせた原疾患の脳への影響に加え，新生児発作自体が児へ悪影響を及ぼし，さらなる脳障害を助長する可能性もある．

表1 主な抗発作薬などの使用方法

一般名（商品名）	投与量
フェノバルビタール （フェノバール®）	初期投与：20mg/kg 緩徐に静注 必要に応じて 10～20mg/kg を追加投与 維持量：5mg/kg/日 1日1回 静注または経口
フェニトイン・ ホスフェニトイン （ホストイン®）	フェニトイン換算で 初期投与：20mg/kg を 30 分以上かけて静注 維持量：5mg/kg/日 1日2回 静注または経口 反応と血中濃度に応じて 1 回最大 7.5mg/kg まで調整 目標血中濃度：10～20μg/mL
レベチラセタム （イーケプラ®）	初期投与：40mg/kg 静注 必要に応じて 20mg/kg を追加投与 維持量：40～60mg/kg/日 1日3回 静注または経口
リドカイン （静注用キシロカイン®）	初期投与：2mg/kg 10 分以上かけて静注 維持量：7mg/kg/時で 4 時間, 3.5mg/kg/時で 12 時間, 1.75mg/kg/時で 12 時間 その後中止 出生体重，修正週数，低体温療法で投与量調整
ミダゾラム （ミダフレッサ®）	初期投与：0.05～0.15mg/kg その後 維持量：1μg/kg/分（=60μg/kg/時）持続点滴 1μg/kg/分（=60μg/kg/時）から最大 5μg/kg/分（=300μg/kg/時）まで漸増
カルバマゼピン （テグレトール®）	10mg/kg/日 1日2回 経口
ピリドキシン塩酸塩 （ピリドキシン塩酸塩）	初期投与：100mg 静注または経口 その後 30mg/kg/日 1日2回 静脈内または経口 3～5 日間投与
ピリドキサールリン酸 （ピドキサール®）	30mg/kg/日 1日3回 経口 3～5 日間投与

(Pressler RM, et al. Epilepsia. 2023; 64: 2550-70[4)] より改変)

参考文献

1) Pressler RM, Cilio MR, Mizrahi EM, et al. The ILAE classification of seizures and the epilepsies: Modification for seizures in the neonate. Position paper by the ILAE Task Force on Neonatal Seizures. Epilepsia. 2021; 62: 615-28.
2) Tsuchida TN, Wusthoff CJ, Shellhaas RA, et al; American Clinical Neurophysiology Society Critical Care Monitoring Committee. American clinical neurophysiology society standardized EEG terminology and categorization for the description of continuous EEG monitoring in neonates: report of the American Clinical Neurophysiology Society critical care monitoring committee. J Clin Neurophysiol. 2013; 30: 161-73.

一般的な副作用	特記事項
呼吸抑制 傾眠 意識低下 摂食不良 低血圧	20mg/kg を追加投与する場合は呼吸補助ができるよう準備 生後1週間および早産児では半減期が延長 HIE では腎排泄と肝排泄が影響を受ける可能性 維持療法では血中濃度を考慮
注入部位の炎症/壊死 筋緊張低下 不整脈 徐脈 呼吸抑制/停止	フェニトインは経口での生物学的利用能が低い 低体温療法中は血中濃度が高くなりがちなので血中濃度をみながら用量調整 心電図モニタリングが必要 チャネル異常症に使用する場合は経口投与が可能になれば維持はカルバマゼピンに変更
軽度鎮静 易刺激性	通常忍容性は良好であるが，新生児への投薬と副作用に関する情報は限られている
不整脈 房室ブロック 心停止 低血圧 メトヘモグロビン血症	先天性心疾患児および/または（ホス）フェニトインのような催不整脈薬を投与中または投与後の患者には投与しない 心電図モニタリングが必要
呼吸抑制 傾眠 意識低下 摂食不良 低血圧	維持療法を行った場合は漸減が必要
一過性の傾眠 胃腸症状 低ナトリウム血症 皮膚反応 （1 カ月から 17 歳に対して安全に使用した報告あり）	通常忍容性は良好であるが，新生児への投薬と副作用に関する情報は限られている
呼吸抑制 低血圧 高用量の長期投与で末梢神経障害を引き起こすことがある	初期投与時 呼吸補助ができるよう準備 有効であれば遺伝学的結果が出るまで継続
呼吸抑制 肝毒性（長期使用による肝硬変）	有効であれば遺伝学的結果が出るまで継続

3) Zuberi SM, Wirrell E, Yozawitz E, et al. ILAE classification and definition of epilepsy syndromes with onset in neonates and infants: Position statement by the ILAE Task Force on Nosology and Definitions. Epilepsia. 2022; 63: 1349-97.
4) Pressler RM, Abend NS, Auvin S, et al. Treatment of seizures in the neonate: Guidelines and consensus-based recommendations-Special report from the ILAE Task Force on Neonatal Seizures. Epilepsia. 2023; 64: 2550-70.
5) Soul JS, Pressler R, Allen M, et al. Recommendations for the design of therapeutic trials for neonatal seizures. Pediatr Res. 2019; 85: 943-54.

〈久保田哲夫〉

H 中枢神経疾患管理のコツ

63 脳室周囲白質軟化症：発症のリスク因子と対応

POINT

- **リスク要因**：出生前後を中心とした低酸素虚血および炎症が主なリスク要因である．
- **予防**：母体管理による早産予防が最善であるが，出生後は呼吸循環動態の安定化および感染に対する早期対応が重要である．
- **予後**：軽重あるが，痙性麻痺，発達障害，認知機能障害，視覚障害，てんかんなどを呈する．
- **外来フォローアップ中の着眼点**：運動面は体幹低緊張，単調な四肢運動，足関節の痙性などに注意を払い，あわせて発達障害の早期発見・支援に努める．

1 概説

脳室周囲白質軟化症（periventricular leukomalacia: PVL）は早産児の脳性麻痺の主原因であり，未熟な脳への侵襲（低酸素虚血，炎症など）による脳室周囲の白質傷害である．現在は早産児の非出血性白質傷害の包括呼称として"white matter injury of prematurity（WMI）"の方がより適切な用語として認知されており，それらは①嚢胞性 PVL（cystic PVL），②非嚢胞性 PVL（non-cystic PVL），③ diffuse white matter gliosis の 3 つの病態に大別される．周産期医療の進歩に伴い cystic PVL の発症頻度は減少傾向といわれているが，non-cystic PVL や diffuse white matter gliosis の詳細な頻度は不明であり，周産期およびフォローアップにおいて早期介入を視野に入れるべき重要な疾患であることは変わらない．

新生児期は経時的な頭部エコー検査が最も簡便かつ鋭敏であり，頭部 MRI で情報を補完する[1]．頭部エコー検査で出生早期から脳室周囲高エコー域

(periventricular echodensities: PVE) の経時的変化を評価することは，後に囊胞形成を認めない症例において疾患早期発見の事前確率を上げる上で重要である．矢状断で側脳室を描出した位置からさらに外側にエコープローブを傾けて，好発部位である側脳室後角上外側をしっかり確認することが肝要である．

2 リスク要因

リスク要因は，出生前・周生期・出生後のいずれかの時期に，未熟な脳へ低酸素虚血・炎症などの侵襲が加わるすべての事象である．出生前因子としては胎児仮死，胎児期徐脈，双胎間輸血症候群，前置胎盤，絨毛膜羊膜炎，胎児炎症反応症候群など，周生期因子として新生児仮死，母体出血など，出生後因子としては徐脈を伴う無呼吸発作，敗血症，動脈管開存症，気胸，晩期循環不全などが知られている．低 CO_2 血症は脳血流低下という点からリスク要因になるが，PVL の結果として低 CO_2 血症になりやすいとの報告もある．これらリスク要因による低酸素虚血で惹起されたフリーラジカル・グルタミン酸による興奮毒性，炎症によるミクログリアを介した免疫応答などにより，未熟なオリゴデンドロサイトが損傷を受けることで白質傷害が生じると推定されている．

3 予防

PVL の根本的な治療法は現時点では存在せず，未熟性の関与が大きいため母体管理による早産予防が最重要である．PVL は軽微と判断できる侵襲でも起きうる疾患であり，新生児科医にできる出生後の予防としては呼吸循環状態の変化に早く気づいて安定化を図るほかはない．脳への低酸素虚血・炎症などの侵襲をいかに防ぐかが肝である．動脈管開存症や晩期循環不全では脳血流を評価し，拡張期血流の途絶や逆流が疑われれば積極的に対応する．低 CO_2 血症や過度の低酸素血症を避ける呼吸管理を継続する．軽微なバイタルサイン変化や臨床徴候を見逃さず，早期に感染症の診断・治療を行うことに努める．

4 予後

古典的な PVL は 24〜32 週の早産児に認められ，脳性麻痺を呈する．症状，予後は PVL の重症度によりさまざまである．身体障害は痙性麻痺と体幹機能障害，眼球運動調節障害が主体であるが，知的障害・精神障害として神経発達症（自閉スペクトラム症，注意欠如多動症，知的発達症，発達性学習症など）を呈する

こともある.

　運動神経の下行線維は脳室側から皮質側に向かって下肢，上肢，顔面と支配領域が分布しているため下肢優位に痙性麻痺を生じ，重度であれば四肢麻痺を呈する．基底核や視床皮質ネットワークの異常によるジストニアを，指や股関節内転筋などを中心に認めることもある．このジストニアはMRIで基底核や視床に病変のない症例の半数以上にPVLの重症度や在胎週数と無関係に認められるとの報告[2]もあり，注意を払う必要がある．また痙性麻痺に加えて視床の体積減少や頭頂－後頭皮質と視床枕の間のネットワークの損傷に起因すると考えられる視空間認知障害や発作性眼球下方偏位，知的障害，てんかんの合併も認めうる．てんかんは焦点てんかんが主であるが，PVLが重度であれば乳児てんかん性スパズム症候群（West症候群）も合併することがある[3]．

5 外来フォローアップ中の着眼点およびリハビリテーション

　PVLの運動障害を評価する際，下肢の痙性（硬さ），伸展・尖足傾向だけではなく，初期の体幹低緊張，運動パターンの異常を評価することが重要である．通常3カ月ごろには確認できる下肢の各関節同士の分離した多軸多様なパターン（たとえば股関節屈曲位での膝伸展など）の乏しさ・欠如が早期徴候として認められる．将来痙性麻痺を呈する児では股関節伸展－膝伸展－足関節底屈（尖足），あるいは股関節屈曲－膝屈曲－足関節背屈という共同運動パターンに固定化し，各関節同士が分離した多様なパターンをとりにくい．外来診察時は他動的に膝屈筋（ハムストリング）の痙性や短縮を膝窩角などで評価することが多いが，可能であれば保護者からの問診中に児が自由に動ける状況を作り，自発運動を評価できるとよい．施設によりPVL発生頻度は異なるため自施設の発生頻度を正確に認識し，多忙な外来で早期兆候を見逃さないために周産期歴・新生児期の臨床情報から事前確率を把握しておくべきである．1歳半までの間は3〜4カ月ごとの定期診察で後障害の早期発見・早期介入を目指す．微妙な所見で自信がもてない場合には，適切な介入時期を逃さないように受診間隔を短くして再評価すべきである．歩行開始の遅れ，転びやすさなどの訴えも安易に様子観察とせず，軽度痙性麻痺の可能性を評価する．運動障害が疑われればその時点で早期にリハビリテーションを開始する．視覚認知・推理能力の低さも加わり，書写など手の操作を伴う処理能力は低い傾向がある．知的発達症は遅くとも3歳くらいまでには明らかとなり，3歳以降は視覚認知能力の低下，実行機能の低下と関連した神経発

達症，学童期には二次障害としての不登校・心身症・神経症・適応障害などにも注意を払う必要がある．神経発達症の疑いがあれば，適切な療育につなぎ，専門医と適宜連携していく．

参考文献

1) Kidokoro H, Kubota T, Ohe H, et al. Diffusion-weighted magnetic resonance imaging in infants with periventricular leukomalacia. Neuropediatrics. 2008; 39: 233-8.
2) Ueda K, Aravamuthan BR, Pearson TS. Dystonia in individuals with spastic cerebral palsy and isolated periventricular leukomalacia. Dev Med Child Neurol. 2023; 65: 94-9.
3) Suzuki M, Okumura A, Watanabe K, et al. The predictive value of electroencephalogram during early infancy for later development of West syndrome in infants with cystic periventricular leukomalacia. Epilepsia. 2003; 44: 443-6.

〈久保田哲夫〉

H 中枢神経疾患管理のコツ

64 低体温療法実施中の注意点

POINT

- **低体温療法の効果とエビデンス**：中等症以上のHIEでは死亡率や神経学的後遺症のリスクが高い．72時間の低体温療法（33.5〜34.5℃）を生後6時間以内に開始することで，生後18カ月の死亡率と神経学的後遺症を有意に減少させることが，複数の大規模臨床試験およびメタアナリシスで示されている．
- **低体温療法の適応基準**：在胎36週以上，体重1,800g以上の新生児で，適応基準A（低酸素虚血の所見）と基準B（中等症以上の脳症）を満たす場合，低体温療法の適応となる．
- **HIEの重症度判定**：HIEの重症度判定には，modified Sarnatスコアが広く使用されており，意識，自発運動，姿勢，筋緊張，原始反射，自律神経の6項目を評価する．
- **低体温療法の注意点**：在胎36週未満の早産児や軽症脳症に対する低体温療法の安全性と効果については，まだ十分な研究が行われていないため，その実施には慎重な判断が求められる．

1 低体温療法のエビデンス

　低酸素性虚血性脳症（HIE）は，出生前の胎盤血流の遮断などにより，胎児もしくは新生児の脳が，低酸素かつ虚血状態に曝されることによって引き起こされる脳症の総称である．HIEには，重症，中等症，軽症の3つの重症度がある．特に中等症以上のHIEは死亡または神経学的後障害を合併する割合が高く，生後18〜24カ月時点で中等症，重症はそれぞれ54%，86%と報告されている[1]．複数の大規模臨床試験により，在胎週数36週以上の中等度〜重度のHIEに対して，低体温療法（33.5〜34.5℃）を生後6時間以内に開始することで，18カ月後の

死亡率と神経学的後遺症を有意に減らすことが示されている．1,300人以上の中等度～重度のHIEを対象にした2013年のメタアナリシスでも，18カ月後の死亡率と神経学的後遺症を有意に減らす効果が確認された（リスク比0.75, 95%信頼区間0.68-0.83）[1]．また，その効果は7～8歳でも維持される[2]ことも示され，NCPR 2020でも，在胎週数36週以上で中等度～重度のHIEの新生児に対して，低体温療法を行うことが引き続き推奨されている．

低体温療法の適応がある新生児は，迅速に，低体温療法を実施できる高度医療施設へ搬送することが望ましい．

2 低体温療法の適応基準

在胎36週以上，体重1,800g以上で，表1の基準A（低酸素虚血の所見）と基準B（中等症以上の脳症）をともに満たしたものは低体温療法の適応と考える（図1参照）．必要に応じて，さらにaEEGで評価してもよい[3]．

HIEの重症度判定には，意識，自発運動，姿勢，筋緊張，原始反射，自律神経の6項目の臨床症状で重症度を判定するmodified Sarnatスコアが広く使われている（表2）[4]．全身状態不良や先天異常のため冷却による利益を不利益が上回ると考えられる症例，施設の人員・機材の準備が不十分な場合には低体温療法は施行すべきではない．在胎36週未満の早産児や軽症脳症に対する低体温療法

表1 低体温療法の導入基準

まず除外基準に当てはまらないか？
1. 在胎36週以上，体重1,800g以上か？
2. 生後6時間以内の冷却開始が可能か？
3. 全身状態は冷却が可能な状態か？
4. 冷却に支障をきたす先天異常があるか？

基準A：周産期の低酸素・虚血を示唆する所見があるか？（以下のいずれか1つを満たすか）
1. Apgar 10分値≦5点
2. 10分以上の持続蘇生
3. 血液ガス pH<7.0 or BE≦−16

基準B：中等症以上の脳症の所見を認めるか？
　表2のmodified Sarnatスコアを使用して重症度を判定し，中等症以上の脳症に該当するか？

基準C：適応基準AとBをともに満たしたものは低体温療法の適応と考える．必要に応じて，さらにamplitude-EEGでの評価も行ってもよい（以下のいずれか1つ）
1. 基礎律動が中等度以上の活動性低下
2. けいれん

の安全性と効果についてはまだ十分な研究がない．

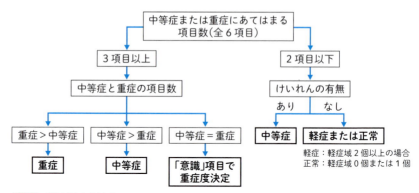

図1 脳症重症度決定のフローチャート

表2 modified Sarnat スコア

	正常	軽症	中等症	重症
1. 意識	刺激に反応	過覚醒　刺激に過敏	傾眠	昏迷／昏睡
2. 自発運動	正常	軽度減少, jittery	低下	なし
3. 姿勢	自然な屈曲		高度な指・手首屈曲, 股関節開排または下肢伸展	上下肢伸展（除脳硬直）
4. 筋緊張	すべての四肢で十分な屈曲	軽度亢進	明らかな低下, または亢進	弛緩または強直
5. 原始反射 (以下2つのうち最重症項目を1つ採用)				
吸啜	容易に誘発	協調性が悪い	減弱, 噛む	消失
モロー反射	完全	容易に誘発	不完全	消失
6. 自律神経 (以下の3つのうち最重症項目を1つ採用)				
瞳孔	正常（暗所で2.5〜4.5mm）	散瞳	縮瞳	固定
心拍	100〜160 bpm	頻拍>160	徐脈<100	変動
呼吸	規則的	過呼吸 >80回/分	周期性呼吸	高度の無呼吸

(Chalak LF, et al. Pediatr Res. 2018; 84: 861-8[4]) より改変)

📖 参考文献

1) Jacobs SE, Berg M, Hunt R, et al. Cooling for newborns with hypoxic ischaemic encephalopathy. Cochrane Database Syst Rev. 2013; 1: CD003311.
2) Shankaran S, Pappas A, McDonald SA, et al. Childhood outcomes after hypothermia for neonatal encephalopathy. N Engl J Med. 2012; 366: 2085-92.
3) Committee on Fetus and Newborn; Papile LA, Baley JE, Benitz W, et al. Hypothermia and neonatal encephalopathy. Pediatrics. 2014; 133: 1146-50.
4) Chalak LF, Nguyen KA, Prempunpong C, et al. Prospective research in infants with mild encephalopathy identified in the first six hours of life: neurodevelopmental outcomes at 18-22 months. Pediatr Res. 2018; 84: 861-8.

〈柴崎　淳〉

H 中枢神経疾患管理のコツ

65 脳性麻痺：経口筋弛緩薬の適応と実際

> **POINT**
> - 基本的対応では改善せず，筋緊張亢進による二次障害を生じる場合は薬物治療を考慮する．
> - 薬剤選択には筋緊張のタイプ（痙直，固縮，アテトーゼ，ジストニアなど），原因や誘因（心理的要因，睡眠など）を念頭に置く．
> - 本人および介護者の生活の質の向上を目指し，効果と副作用の対比を常に考える．

1 筋緊張亢進とは

　脳性麻痺をはじめとする脳障害では，筋緊張亢進は重要な症候の1つである．呼吸障害や胃食道逆流症，睡眠障害，拘縮変形などの二次障害を引き起こしうる．これらは筋緊張をさらに増悪する原因にもなるため，筋緊張亢進と二次障害が悪循環を呈すると，患者だけでなく介護者のQOLにも大きく影響する．筋緊張は，他動的運動に対する抵抗，関節の硬さ，深部腱反射亢進などにより錐体路障害による痙縮（spasticity），錐体外路障害による固縮（rigidity）に分けられる．覚醒時に筋緊張が常に強い痙直型や，筋緊張が変動して不随意運動や異常姿勢をとるアテトーゼ・ジストニア型にも分けられる．実際には「緊張が強い」状態にはこれらが混在していることも多い．筋緊張はさまざまな要因で増強し，たとえば不安，不機嫌，興奮などの情動，不快，空腹，痛みなどの要求，体調不良，呼吸障害，胃食道逆流，腹部膨満，便秘，睡眠不足などである[1]．特にアテトーゼやジストニアによる症状は精神的緊張などの心理的要因によって増強しやすい．

2 筋緊張亢進の治療

　筋緊張亢進によって生じるさまざまな二次障害の軽減，姿勢変形の予防や介護

負担の軽減も治療目的になる．筋緊張を緩和することで上肢機能や歩行機能の改善が得られることもある．筋緊張亢進の治療には，基本的対応，経口抗痙縮薬，外科治療があるが，近年はボツリヌス療法，バクロフェン髄注療法，選択的脊髄後根切断術，深部脳刺激療法などの選択肢もある[2]．

A．基本的対応

痛みなどの原因・誘因が明らかな場合にはそれらを解決する．身体面へはリラックスや安定した呼吸を得られる姿勢を整える（ポジショニング）．精神面へは話しかけやタッチング，安心できる環境づくり，生活リズムを整えることが有効である．関節可動域訓練などのリハビリテーションも考慮する．

B．薬物治療（表1）

基本的対応では症状の改善が困難であり，二次障害を生じる場合に薬物治療を考慮する．経口薬の特徴は非侵襲性，即効性，可逆性であり，全身性に作用する．

1）抗痙縮薬（筋弛緩薬）

脳性麻痺の痙縮治療で有効性が示されているのは，ジアゼパム，チザニジン，バクロフェン，ダントロレンナトリウムがある[3]．いずれの筋緊張パターンであってもジアゼパムは第一候補薬になる．痙縮が強いときはチザニジンもよく用いられる．

2）アテトーゼ・ジストニア型の治療薬

筋緊張が変動するタイプは抗痙縮薬のみでは十分な効果を得られないことがあり，その場合にはトリヘキシフェニジルやレボドパも考慮する．不安や不機嫌など心理的要因の影響がある場合は鎮静作用や抗不安作用を有する薬剤の併用を考慮し，フェノバルビタール，ベンゾジアゼピン系薬剤も使用しうる．

3）頓用薬

トリクロホスナトリウム（内服），抱水クロラール（坐剤），ジアゼパム（内服・坐剤），ブロマゼパム（坐剤）がある．これらは筋緊張が強い時の頓用薬としても使用するが，眠前に使用して睡眠覚醒リズムを整えることで筋緊張の緩和に寄与することもある．

C．薬剤選択のコツと注意点

経口薬の選択方法に確立されたものはなく，経験に基づいた薬剤選択が行われやすい[3]．小児の用法・用量も出典によって少しずつ異なる．経口薬は局所性よりも全身性に筋緊張がみられる場合によい適応になる．薬剤の効果と副作用には個人差もあるため，より少量から開始して漸増する方法が多く行われるが，副作

表1 筋緊張亢進の治療で用いられる薬剤

	一般名	おもな商品名	用量 (mg/kg/日)	用法
ベンゾジアゼピン	ジアゼパム	セルシン®, ホリゾン® ダイアップ®（坐剤）	0.1〜0.5 0.1〜0.5 (mg/kg/回)	分2〜3
	エチゾラム	デパス®	0.03〜0.15	分2〜3
	クロルジアゼポキシド	コントロール®, バランス®	0.2〜1	分2〜3
	ブロマゼパム	レキソタン® ブロマゼパム®（坐剤）	0.1〜0.5 0.1〜0.3 (mg/kg/回)	分2〜3 または頓用
筋弛緩薬	チザニジン	テルネリン®	0.05〜0.2	分2〜4
	バクロフェン	リオレサール®, ギャバロン®	0.2〜1	分2〜3
	エペリゾン	ミオナール®	2〜5	分2〜3
	ダントロレンナトリウム	ダントリウム®	0.5〜5.0	分2〜3
抗かんてん薬	フェノバルビタール	フェノバール® ワコビタール®, ルピアール®（坐剤）	2〜5	分1〜2 または頓用
その他	トリヘキシフェニジル	アーテン®	0.03〜0.2	分2〜3
	レボドパ	ドパストン®, ドパゾール®	0.5〜10	分1〜3
	リスペリドン	リスパダール®	0.02〜0.15	分1〜3
	抑肝散	ツムラ抑肝散エキス顆粒®	0.1〜0.35 (g/kg/日)	分1〜2
	トリクロホスナトリウム	トリクロリール®	0.2〜0.8 (mL/kg/回)	分1または頓用
	抱水クロラール	エスクレ®（坐剤，注腸用キット）	30〜50 (mg/kg/回)	頓用

用を認めなければ規定の用量を超えて使用することもある．治療効果の判定は診察所見のみでなく，生活やリハビリテーションにおける評価も参考にする．体重増加や睡眠状況も治療効果の指標になる．副作用には眠気，口腔内分泌物増加，嚥下障害，舌根沈下などを生じることがある．嚥下障害があり，口鼻腔吸引が多いケースではベンゾジアゼピン系，チザニジン，ダントロレンナトリウムの使用には注意する．副作用により呼吸状態が悪化して，かえって筋緊張が強くなることや，筋緊張が緩みすぎることで姿勢保持や移乗動作に悪影響を及ぼすことも経験する．

これらの薬剤は長年にわたり漫然と処方されていることがある．内服薬の必要性や投与量を定期的に見直して無用な長期投与を避けるように心がけたい．

参考文献

1) 井合瑞江. 筋緊張亢進の原因と薬物治療（内服薬・坐薬による治療）. In: 北住映二, 他編. 重症心身障害児・者 診療・看護ケア 実践マニュアル. 1版. 東京: 診断と治療社; 2015. p.153-5.
2) 田邉　良. 筋緊張管理. 小児科診療. 2022; 85: 1084-90.
3) 日本リハビリテーション医学会脳性麻痺リハビリテーションガイドライン策定委員会. 痙縮の治療法. In: 脳性麻痺リハビリテーションガイドライン. 第2版. 東京: 金原出版; 2014. p.152-70.

〈市川和志〉

66 脳性麻痺：ボツリヌス療法および外科的治療の適応と実際

H 中枢神経疾患管理のコツ

> **POINT**
> - 脳性麻痺（cerebral palsy：CP）の成長に伴う変化：成長とともに運動機能障害，姿勢異常が変化し，病態に応じた適切な治療が必要になる．
> - ボツリヌス治療：局所的痙縮治療法である．リハビリテーションと外科手術の中間的な治療法に位置づけられる．
> - 整形外科的手術：痙縮による筋短縮や関節拘縮による変形は手術が適応となる．

1 NICUでできるCPへのアプローチ

　CPの新生児時期に，個々の療育計画を行い，介入しその反応を見極めていく評価計画（newborn individualized developmental care and assessment program：NIDCAP）というプログラムが提唱されるようになった．ポジショニングなどの早期リハビリテーションの介入も，NIDCAPと同様に，新生児や早産児の発達支援に対するアプローチである．低出生体重児は成熟児に比べて神経系の発達が未熟なため，筋低緊張で自発運動が少ない．そのため，胎内での屈曲姿勢に近い肢位をとらせるポジショニングは知覚・運動の発達を促すとされる．これは姿勢保持ばかりではなく，安静保持にも有効であるとされている．しかし，長期の運動機能に影響があるかについては一定な見解は得られていない[1]．

2 成長によるCP児の姿勢の変化

A．痙縮と姿勢の変化

　厚生労働省の定義では，CPは脳の非進行性病変による運動機能障害で進行性疾患ではないが，成長とともに運動機能障害，姿勢異常が変化してくる．NICUの時期には筋低緊張であっても，多くが骨格筋の筋高緊張である痙縮が認められ

るようになる．この痙縮が乳幼児期から年齢を経るごとに明らかになり，姿勢制御と随意運動の妨げとなる．そして成長とともに痙縮の筋短縮が生じ，徐々に関節拘縮や関節変形などの二次障害が進行する．

B．痙縮治療

治療は新生児期にはポジショニングなどのリハビリテーションが中心であるが，痙縮が明らかになってくる時期には局所的に緊張を弱めるボツリヌス治療が行われる．また痙縮の原因となる脊髄反射弓（脊髄後根）を遮断することで下肢の痙縮を緩和する選択的後根切断術，中枢神経系の抑制精神系伝達物質であるバクロフェンを植込み型ポンプシステムで脊髄に直接投与して全身的な緊張を緩和するバクロフェン髄腔内投与療法も治療の選択肢となる．さらに痙縮による筋短縮が明らかになる時期には手術治療が適応とされる．

3 ボツリヌス治療の実際

A．効果・適応

A型ボツリス毒素製剤を筋注して，選択的に筋肉を弛緩させる局所痙縮治療である．ボツリヌス療法は2歳以上の上肢・下肢痙縮，成人の適応症ではあるが痙性斜頸に対して行われる．施注により痙縮を軽減することで異常な肢位の改善や正常な運動の促進に有効である．実際には，歩行時の尖足症例や股関節内転位の脱臼リスクが高い症例に対する治療が多い．また局所的な緊張の緩和から全身的な緊張の軽減目的にも行われる．

B．治療の実際

2歳以上の上肢痙縮に対しては3～6単位/kg，下肢痙縮に対しては4～8単位/kgと，各適応で投与最大量が決まっている．上肢痙縮，下肢痙縮では12週間以上，痙性斜頸では8週以上の投与間隔をあける．当科では施注する筋肉の同定後エムラ®クリームを塗布し，17Gの針を使用して施注している．施注の効果は3～4カ月継続し，再投与可能である．施注後のリハビリテーション，装具療法は有効で効果の持続性が得られるとされる．しかし，関節拘縮には適応はなく，頻回に施注を続けることでの筋萎縮が広く認識されるようになってきている[2]．

4 外科的治療の実際

A．適応・時期

立位・歩行が可能な症例では下肢の関節変形が立位や歩行の障害になっている

場合，重症児では股関節外転制限によるおむつ交換などの介助困難や，疼痛などが外科的治療の適応となる．片側の股関節脱臼は側彎症の誘因ともなり積極的な治療を行う．

手術の時期は当科では5歳以降で，選択的筋腱解離術をすすめている．一方，股関節脱臼予防の手術は，5歳以下でも必要とされる[3]．また下肢の選択的解離術は，運動発達がプラトーに達する7〜8歳前に行うことが，歩行パターンを確立させるために有効であると考える．

B．手術の実際

脳性麻痺ではかがみ肢位やハサミ脚の肢位に対して股関節周囲筋腱解離術が行われる．高頻度にみられる尖足に対しては腓腹筋腱やアキレス腱の延長を行うが，骨成長に対する麻痺筋の伸長が追いつかず再発することもあり，手術時期については個々に考える必要がある．また，片麻痺の上肢の屈曲や回内変形に対しては，上肢筋屈筋群，前腕回内筋群の選択的解離術を行う．側彎も座位姿勢や肺の容積減少による喚起不全の原因となり，リスクと利点を考えて行われている．

年長になり股関節の脱臼が進めば，大腿骨内反骨切り術や骨盤の骨切り術が選択される．また歩行例で矯正困難な内反足や外反足などの足部に対しても骨性手術での矯正が行われる．

C．術後療法

選択的筋腱解離術を行った直後は筋力が低下する．そのため，機能改善療法だけでなく，筋力強化のリハビリテーションも必要である．術後装具療法も有効で，特に股関節亜脱臼に対する術後股関節装具で良好な肢位を維持すると骨性臼蓋嘴の再生が生じることが期待され，成長に伴う脱臼の悪化や追加の骨切り術が不要となる可能性が生まれる[4]．

参考文献

1) 日本リハビリテーション医学会, 監修. ハイリスク児への早期介入. In: 脳性麻痺リハビリテーションガイドライン. 第2版. 東京: 金原出版; 2014. p.72-82.
2) Multani I, Manji J, Hastings-Ison T, et al. Botulinum toxin in the management of children with cerebral palsy. Paediatr Drugs. 2019; 21: 261-81.
3) Bache CE, Selber P, Graham HK. The management of spastic diplegia. Curr Orthop. 2003; 17: 88-104.
4) 落合達宏. 脳性麻痺の整形外科治療. MB Medical Rehabilitation. 2019; 232: 13-20.

〈水野稚香〉

67 H 中枢神経疾患管理のコツ
神経発達症：診断とマネジメントの実際

> **POINT**
> - 低出生体重児ではASDやADHD，知的発達症といった神経発達症がみられやすい．
> - 修正年齢を考慮して，生活機能，言語や社会性，運動機能などを評価する．
> - 早期に自治体や児童精神科へ相談し，協力しながら療育的な環境を構築する．
> - 薬物療法は6歳以上で検討される．

　神経発達症（neurodevelopmental disorder: NDD）とは，発達早期から生じる知能や社会機能，実行機能の障害を有する疾患群である．代表的なNDDには社会的コミュニケーション・対人的相互反応の障害と限定された反復的な行動・興味を有する自閉スペクトラム症（autism spectrum disorder: ASD）やさまざまな場面で不注意と多動性・衝動性が持続してみられる注意欠如多動症（attention deficit/hyperactivity disorder: ADHD），2標準偏差以下の知的機能と適応機能に特徴される疾患群である知的発達症（disorder of intellectual development: DID）などがある．
　本稿では，NDDが問題となりやすい，NICU退院後に経過観察する場面を想定し，NDDの評価とマネジメント，介入について述べる．

1 神経発達症とNICU退院児

　低出生/極低出生体重児（low birth weight: LBW/ very low birth weight: VLBW）とNDDの関係については，国内外で複数の報告がある．国内の中島ら[1]の報告によると，1歳半健診でのスクリーニング検査では，ASD特性陽性児の割合が，VLBW群は標準体重群の2.5倍であった．メタ解析でも，LBW群は

標準体重群と比して IQ が低い傾向を認めた[2]．他のメタ解析では，VLBW 群では標準体重群と比べて ASD の基準を満たす確率が 10 倍，ADHD を満たす確率が 5 倍であった[3]．また不安障害や気分障害などの精神疾患の併発が示唆された．

2 評価と診断

　NDD が疑われる際には発達を評価する．その際，修正年齢で評価するが，32 週以後の早産児では修正年齢によって知的機能に上方修正がかかる場合がある点に留意する[4]．

　評価すべき発達項目は生活機能や言語・コミュニケーション，社会性，運動などがある．生活機能は食事や睡眠，更衣，清潔などを中心に確認する．偏食は ASD や ADHD でみられやすい．NDD は幼少期より睡眠障害がみられる．生活機能が全般的に遅れていれば DID の可能性がある．言語・コミュニケーションの発達は個人差が大きく，始語が 1 歳で出ないことも多い．言葉の遅れだけでなくコミュニケーションを楽しんでいるか，他人へ興味をもてるか，という評価も重要である．社会性は 4 歳ごろから進み，友人関係や集団でのトラブルが出現しやすい．運動の評価は，各年代でマイルストーンとなる運動ができているかを確認する．できていない場合には体を動かす機会が乏しくなかったかを評価する．多動性・衝動性を評価する際は，子どもは生理的に多動であることに留意する．遊びは社会性やこだわり，想像力，易刺激性などが反映されるので積極的に聞くとよい．ASD であれば遊びのバリエーションは少なく，おままごとよりも整列遊びなどを好み，ADHD であれば体を使った遊びを好む．

　ASD の診断は，社会的コミュニケーション・対人的相互反応の障害と限定された反復的な行動・興味の 2 症状を満たす必要がある．前者は言語発達の遅れだけでなく，視線が合わない，身振りや表情が少ない，興味の共有が少ない，他人への興味が少ないなどの症状がある．後者の症状は「同一性へのこだわり」とも呼ばれ，反響言語やおもちゃを一列にして遊ぶ，小さな変化への苦痛（人見知りや場所見知り），切り替えの困難，対象に対する強い興味などである．感覚過敏・鈍麻も症状の 1 つだが，他の NDD でも出現する．

　ADHD の診断では，不注意症状と多動性・衝動性症状のいずれかを 6 カ月以上満たす必要がある．幼少期から学童期の前半にかけては，多動性・衝動性症状が優位に出現し，例えば離席してしまう，走り回る，高いところに上る，静かに遊べない，一方的にしゃべりすぎるなどの症状がみられる．不注意症状は，課題

を順序立てて行うことが苦手，話しかけられても聞いていないようにみえる，忘れ物をする，すぐに気が散ってしまう，会話に集中できないなどである．不注意症状は小学生以上にならないと判断することは難しい．

DID は 2 標準偏差以下の知的機能と適応機能を呈する．知能検査は WISC-V のような標準偏差を算出できる検査が望ましい．DID では決まった症状はない．同年代と比して生活機能（食べ方，更衣，清潔，危険の概念）やコミュニケーション能力の遅れがある場合に疑う．

以上は乳幼児期に診られやすい症状を中心に記載したが，年代によって目立つ症状は異なることに留意すべきである．

3 マネジメントと介入

NDD が疑われる場合，詳細な評価が必要であり，疑いをもった時点で児童精神科へ紹介してよい．最初は生活の困りごとや発達の面で不安を確認しながら，児童精神科への受診を促す．しかし，児童精神科への受診には抵抗がある家族もおり，また初診が数カ月，数年待ちの施設もある．まずは市区町村の障害福祉課や都道府県の発達障害者支援センターに相談する．NDD の主な介入は療育であり，行政から療育施設につなげるためにも早期の相談が推奨される．

日常診療内での NDD のマネジメントは，本人の特性に適合する環境や課題を設定することである．ASD であれば絵カードや写真を用いて視覚的に支援を行い，ADHD ならば集中しやすいように不必要な刺激を減らすことが重要である．何かを伝える時は「短く具体的にはっきり」伝えることを意識する．「〜してはだめ」では，本人はどうしていいかわからないので，「〜しよう」と次の行動を明示する．代表的な介入法であるペアレントトレーニングは，近年 ADHD や他の NDD にも有効という報告が増えており，参考にすることが望ましい．

NDD の薬物療法には，①抗 ADHD 薬，② ASD や DID の易刺激性に対する抗精神病薬，③不眠への睡眠薬がある．これらの薬物療法はいずれも根治的ではなく，環境調整や心理社会的介入を優先し，これらの効果を高めるために導入を検討する．なお，ガイドライン上も薬物療法は 6 歳以降からを推奨している．環境調整を行ったがうまくいかない，かんしゃくがひどく薬物療法を検討したい場合にも児童精神科への紹介を考慮する．

4 まとめ

　LBW 児では NDD が多いためフォロー中は NDD の可能性を考慮し，修正年齢で発達を評価する．NDD が疑われる場合には児童精神科や行政へ相談し，子どもたちの発達特性に合った環境を構築することが第一の介入となる．

参考文献
1) 中島俊思, 伊藤大幸, 野田麻理, 他. 極小/超低出生体重児の自閉症スペクトラム特性の傾向―1 歳 6 か月健診時における M-CHAT を用いた標準体重群との比較. 精神医学. 2018; 60: 1161-9.
2) Gu H, Wang L, Liu L, et al. A gradient relationship between low birth weight and IQ: a meta-analysis. Sci Rep. 2017; 7: 18035.
3) Anderson PJ, de Miranda DM, Albuquerque MR, et al. Psychiatric disorders in individuals born very preterm / very low-birth weight: An individual participant data（IPD）meta-analysis. EClinicalMedicine. 2021; 42: 101216.
4) Parekh SA, Boyle EM, Guy A, et al. Correcting for prematurity affects developmental test scores in infants born late and moderately preterm. Early Human Development. 2016; 94: 1-6.

〈髙世駿也，三上克央〉

68 遅発性高TSH血症：診断と治療の実際

I 内分泌・代謝疾患管理のコツ

POINT

- 在胎週数の短い児ほど出生後のTSHサージが小さく，その後のT4の上昇も少ない．
- 早産児，低出生体重児では生後2週間頃までは視床下部-下垂体-甲状腺（hypothalamic pituitary thyroid：HPT）系のフィードバック機構が成熟していないため，甲状腺機能低下状態でもTSHの分泌亢進が起こらない．
- 出生体重が低いほどTSHは遅発上昇を示す傾向にある．
- 出生体重2,000g未満の新生児については2回目の新生児スクリーニング検査を①生後1カ月，または②体重が2,500gに達した時期，③医療施設を退院する時期のいずれか早い時期に行う．
- TSH遅発上昇型甲状腺機能低下症の大部分は一過性である．

1 疫学

　低出生体重児は正常体重児の約11倍の要精査率を示し，低体重であるほどTSH遅発上昇型の割合が増える傾向にある．極低出生体重児では遅発性高TSH血症の頻度が通常の8倍であり，出生体重が小さいほど高頻度に発症する．TSH遅発上昇型先天性甲状腺機能低下症（CH）は早産児・低出生体重児に多く認められる[1-3]．

　低出生体重児の2回目の新生児スクリーニング検査（NBS）では1回目のNBSと同程度の要精査率を認め，特に極低出生体重児では2回目NBSの要精査率は1回目NBSの要精査率の約2倍であり[1]，32週未満の早産児では2回目NBSの要精査率は1回目NBSの要精査率の11倍である[4]．

　発症頻度は出生体重500g未満の低出生体重児で7.7%，出生体重1,000g未満

の低出生体重児では 1.7 〜 3.5%,出生体重 1,000g 以上 1,500g 未満の低出生体重児では 0.34%,出生体重 1,500g 以上 2,500g 未満の低出生体重児では 0.003 〜 0.1%であり,低体重であるほど TSH は遅発上昇を示す[2-4].

2 病態生理

甲状腺のホルモン産生能が未熟なため,在胎 30 週未満の低出生体重児では,50%以上が低 T4 血症を呈する.児が未熟であるほど T4 低下の程度が強い.

早産児は正期産児に比べては出生後の TSH サージが小さく,その後の T4 の上昇も少ない.また,視床下部 - 下垂体 - 甲状腺(hypothalamic pituitary thyroid: HPT)系のフィードバック機構は,正期産児では出生時点で成熟しているが,早産児,低出生体重児,特に子宮内発育不全児ではこの機構が成熟していない.これらの程度は在胎週数に依存している.したがって,早産児では生後 5 〜 7 日の時期には甲状腺機能低下状態でも TSH の分泌亢進が起こらず,その後遅れて TSH の上昇が認められることがある.この病態を遅発性高 TSH 血症と呼び,生後 5 〜 7 日の時期での NBS が偽陰性となり,甲状腺機能低下症を見落とす危険性がある[1,2].

極低出生体重児でも生後 2 週間経過したころには HPT 系のフィードバック機構が成熟するため,早産児の甲状腺機能低下症の TSH 値スクリーニングの再検査は生後 2 週間以降に行うのが有効である[5].

高年齢出産,出生前の有害事象,新生児における non-thyroidal illness syndrome(非甲状腺疾患),ヨウ素曝露,ドパミン投与,大量のステロイド投与,抗菌薬投与,低栄養,交換輸血,帝王切開,多胎,人工呼吸器管理,動脈管開存症,気胸などにより TSH 上昇を伴わない,あるいは TSH の上昇が遅れる低 T4 血症を認めることがある[1-3].

3 診断基準

早産児では,初回の NBS では高 TSH 血症を認めないにもかかわらず,生後 1 カ月あるいは退院前の再検査で後遅発性に著しい高 TSH 血症を呈することがある.そのため,早産児・低出生体重児(出生体重 2,000g 未満)については日齢 4 〜 6 の 1 回目 NBS が正常であっても,2 回目 NBS を①生後 1 カ月,または②体重が 2,500g に達した時期,③医療施設を退院する時期のいずれか早い時期に行うことが推奨されている[1].2 回目 NBS で TSH が遅発性に上昇した例は,精密

検査対象とし，CH の診断は正期産児に準じる．一絨毛膜双胎では，胎盤の吻合血管を介して血液が相互に行き来するため，CH 罹患児の TSH 値が希釈され，新生児スクリーニング（NBS）偽陰性になることがある．そのため，性別一致の多胎児では，日齢 14 までに 2 回目 NBS を行うことを考慮する．

4 治療適応および管理の実際

CH の診断は正期産児に準じ，診療ガイドラインに従う．

5 L-T4 内服治療中止時期と中止基準，長期予後

TSH 遅発上昇型 CH の 93％は一過性とされ，さらにその半数は無治療にて回復する[6]．L-T4 を内服する場合は 3 歳以降一度治療を中止し，甲状腺機能の再評価，病型診断を行う．

参考文献

1) 日本小児内分泌学会マススクーリング委員会, 日本小児内分泌学会甲状腺委員会, 日本マススクリーニング学会. 先天性甲状腺機能低下症マススクリーニングガイドライン（2021 年改訂版）. http://jspe.umin.jp/medical/files/guide20211027_4.pdf
2) LaFranchi SH. Thyroid function in preterm/low birth weight infants: impact on diagnosis and management of thyroid dysfunction. Front Endocrinol（Lausanne）. 2021; 12: 666207.
3) Woo HC, Lizarda A, Tucker R, et al. Congenital hypothyroidism with a delayed thyroid-stimulating hormone elevation in very premature infants: incidence and growth and developmental outcomes. J Pediatr. 2011; 158: 538-42.
4) Kaluarachchi DC, Allen DB, Eickhoff JC, et al. Increased congenital hypothyroidism detection in preterm infants with serial newborn screening. J Pediatr. 2019; 207: 220-5.
5) Niwa F, Kawai M, Kanazawa H, et al. Hyperthyrotropinemia at 2 weeks of age indicates thyroid dysfunction and predicts the occurrence of delayed elevation of thyrotropin in very low birth weight infants. Clin Endocrinol（Oxf）. 2012; 77: 255-61.
6) Zung A, Radi A, Almashanu S. The natural history of congenital hypothyroidism with delayed TSH elevation in neonatal intensive care newborns. Clin Endocrinol（Oxf）. 2020; 92: 443-9.

〈南谷幹史〉

I 内分泌・代謝疾患管理のコツ

69 早産児一過性低サイロキシン血症：診断と治療の実際

POINT

- **定義**：早産児の臨床経過中に，一過性に甲状腺刺激ホルモン（thyroid stimulating hormone：TSH）値は正常であるにもかかわらず，低サイロキシン血症を呈する病態を，早産児一過性低サイロキシン血症（transient hypothyroxinemia of prematurity：THOP）と呼ぶ．
- **管理**：生後1〜2週の間に初回のTSHおよび甲状腺ホルモンを測定し，その後おおよそ2週間ごとに修正40週ごろまで経時的に測定して治療介入の有無を検討する．
- **治療介入**：THOPに対して，一律にレボチロキシンナトリウム（levo-thyroxine sodium：L-T4）を投与することは勧められない．甲状腺機能低下症を疑う臨床所見を認めた場合には，L-T4投与を考慮する．

1 疫学

　THOPの具体的なTSHや総サイロキシン（total thyroxine：T4）または遊離サイロキシン（free T4：FT4）の統一したカットオフ値は決まっていないため，正確な疫学は不明であるが，超低出生体重児では半数以上に認められるとの報告がある[1]．極低出生体重児についての私たちの検討では，THOPの定義をTSH＜10IU/L かつ FT4＜0.8ng/dL を満たした症例とした場合の頻度は20％であった[2]．いずれにしても，在胎週数が短く，出生体重が小さいほど，すなわち未熟性が高いほどTHOPの発症頻度は高い．

2 定義と診断基準

　早産児の中には，一過性にTSH値が正常であるにもかかわらず，低サイロキシン血症を呈する症例が存在する．これらの症例をTHOPと定義する．しかし

ながら，現状では THOP と診断するための統一された TSH, T4 および FT4 値のカットオフ値は定められていない．

3 病態生理

THOP 発症の病態生理には，①出生によって胎盤を介する母体からの甲状腺ホルモンの供給が早産期に突然途絶えること，②視床下部-下垂体-甲状腺系（hypothalamic-pituitary-thyroid axis: HPT axis）の未熟性，③ nonthyroidal illness，④ドパミンなどの薬剤投与の影響など，さまざまな要因が関与していると考えられているが詳細は不明である[3]．

4 FT4 値の推移

生後 2 週頃に低値であった FT4 値は徐々に上昇し，生後 7〜8 週頃には 1.1〜1.2ng/dL 程度になる．その後は分娩予定日まで同様の値が維持される[2]．

5 THOP に対する L-T4 投与の効果と予後

前述したように THOP と診断するための TSH や FT4 値などのカットオフ値が決まっていないこと，L-T4 の適切な投与量についても不明なことから，THOP に対する L-T4 の投与効果を評価するのは難しいのが現状である．このような背景ではあるが，過去の報告や総説では，神経学的予後をアウトカムとした検討の多くは L-T4 投与群と非投与群とで有意差は認められなかったと報告されているものが多い[1-3]．

極低出生体重児における THOP を前述した TSH＜10IU/L かつ FT4＜0.8ng/dL を満たしたと定義して，L-T4 を 5μg/kg 投与した投与群と非投与群とを比較したランダム化比較試験では，3 歳での神経学的予後は両群間で有意差を認めなかった．身長，体重，および頭囲の Z スコアについても有意差を認めなかった[4]．同研究における FT4 値の推移は両群間で有意差を認めなかったが，TSH 値に関しては，非投与群と比較して，投与群が L-T4 開始後おおよそ 4 週間有意に低値であった[2,4]．これらの結果は，L-T4 投与が HPT axis に非生理的な影響を及ぼしている可能性がある．病態生理の項目で述べたように，THOP が nonthyroidal illness，すなわち異化を抑えるための生理的な反応であったとすると，L-T4 の投与によってむしろ異化が亢進する可能性があり，結果として恒常性を乱すことにつながることが危惧される．

表1 甲状腺機能低下症を示唆する主な臨床所見

1. 遷延性黄疸
2. 便秘
3. 臍ヘルニア
4. 体重増加不良
5. 皮膚乾燥
6. 不活発
7. 巨舌
8. 嗄声
9. 四肢冷感
10. 浮腫
11. 小泉門開大
12. 甲状腺腫　など

　以上の結果を受けて，筆者はTHOPに対して一律にL-T4を投与すべきではないと考えている．

　先天性甲状腺機能低下症ガイドライン（改訂版）にも，エビデンスレベルは低いが「低出生体重児における低T4血症については積極的にL-T4により治療を行うことは勧められない．」と記載されている[5]．

6 管理の実際

　①生後1～2週頃から，分娩予定日までおおよそ2週間ごとに甲状腺機能をフォローする．②**表1**に示したような甲状腺機能低下症を示唆する臨床所見[5]を認めないようであれば，治療介入はせずに慎重に経過観察する．③甲状腺機能低下症を示唆する臨床所見を認めた場合に，初めて治療介入を考慮する．④L-T4の投与量は5μg/kgを分1で開始する．FT4値が2.0ng/dL以上に上昇した場合には，投与量を半減して経過観察する．

参考文献

1) Yoon SA, Chang YS, Yang M, et al. Effect of levothyroxine supplementation in extremely low birth weight infants with transient hypothyroxinemia of prematurity. Sci Rep. 2022; 12: 9717.
2) Uchiyama A, Kushima R, Watanabe T, et al. Effect of l-thyroxine supplementation on infants with transient hypothyroxinemia of prematurity at 18 months of corrected age: randomized clinical trial. J Pediatr Endocrinol Metab. 2015; 28:177-82.
3) Eerdekens A, Langouche L, Van den Berghe G, et al. Review shows that thyroid hormone substitution could benefit transient hypothyroxinaemia of prematurity but treatment strategies need to be clarified. Acta Paediatr. 2019; 108: 792-805.
4) Uchiyama A, Kushima R, Watanabe T, et al. Effect of L-thyroxine supplementation on very low birth weight infants with transient hypothyroxinemia of prematurity at 3 years of age. J Perinatol. 2017; 37: 602-5.
5) 日本小児内分泌学会マススクリーニング委員会, 日本マススクリーニング学会. 先天性甲状腺機能低下症マススクリーニングガイドライン（2021年改訂版）. https://www.jsms.gr.jp/download/CH_Guideline_2021_revised_%2010-27.pdf

〈内山　温〉

内分泌・代謝疾患管理のコツ

70 早産児骨代謝性疾患：診断と治療の実際

POINT

- 管理のポイントは，二次性副甲状腺機能亢進状態を作らないことである．
- 病態の把握のために，定期的な血液検査・尿検査が重要．
- 過剰なP投与は二次性副甲状腺機能亢進状態を招くため危険．
- Pの過不足を判断するために尿細管P再吸収率（％TRP）が重要．
- 可能であればiPTH，25OHDの測定と天然型ビタミンDの投与を．

1 早産児骨代謝性疾患の管理のポイント

早産児骨代謝性疾患の管理のポイントは，「二次性副甲状腺機能亢進状態を作らない」ということである．Caの不足によって低Ca血症に陥ると，副甲状腺ホルモン（parathyroid hormone：PTH）の作用により，骨を脱灰（骨吸収）してCaが血中に動員されることになり（二次性副甲状腺機能亢進状態），骨減少を引き起こす．そのため，このような状態を作らないことが重要である．

2 早産児骨代謝性疾患の病態

早産児は，本来胎児期後半に起こるはずであったCaやPの骨への蓄積が十分ではない状態で生まれてしまう．早産児に，胎児期と同じ量のCa・Pを経静脈的あるいは経腸管的に投与することは難しいため，CaやPが不足しやすい．早産児骨代謝性疾患の病態は下記の3つが重要である[1]．

A. Ca, Pの絶対的な不足

Caの不足はPTH分泌亢進，骨吸収の亢進に直結する．また，Pが欠乏した場合でも骨へのハイドロキシアパタイトの沈着が起こらないため，骨塩量は減少してしまう．しかし，Ca不足とは異なり，二次性副甲状腺機能亢進は生じないため，

過度の脱灰は生じにくい．

B. Ca, P のバランスの悪化

　骨形成には Ca・P の両者が必要であるため，Ca と P はその絶対量だけでなく，両者のバランスも重要である．特に P 過剰の状態は，相対的な Ca 不足を引き起こし，その結果 PTH 分泌が生じ過度の脱灰が生じることがある．その場合でも PTH 作用によって P は腎から排泄され，高 P 血症にはならないため，P 過剰であることに気づきにくいことに注意が必要である．P 不足だと考えて P 投与を漫然と行っていると，気づかぬうちに医原性に P 過剰を引き起こし，二次性副甲状腺機能亢進状態を作り出してしまっているかもしれない．そうならないためには，尿検査所見も重視しながら，病態をよく考えて管理することが重要である．

C. ビタミン D の不足

　ビタミン D は腸管からの Ca 吸収を促進する作用があるため，ビタミン D の不足は Ca 不足に直結し，二次性副甲状腺機能亢進を引き起こす．

3　早産児の骨代謝管理のための検査

　日々の骨代謝管理においては，児の骨代謝の状態を正しく把握し，その時々の病態をしっかり考察することが重要である．そのためには，血液検査だけでなく尿検査による評価が欠かせない．特に P については，血清 P 値だけみていても，P 過剰なのか P 不足なのかは評価できないので，尿検査も含めて評価することが重要である．

　当院では，1〜2 週に 1 回，血液検査と尿検査を同日に行い，骨代謝の評価を行っている．そして，2〜3 週に 1 回は血清 intact PTH（iPTH）と，25 ヒドロキシビタミン D（25OHD）の測定を行っている．iPTH 高値は二次性副甲状腺機能亢進を直接反映するため，持続すれば骨吸収が進む可能性が高く，病態を考察して適切な介入を要する状態であると判断できる．また，25OHD は貯蔵型のビタミン D であり，ビタミン D 不足の状態を直接判断できる．近年保険収載されたことにより，さらに有用性が高まっている．

　しかし施設によっては，検体量の問題などから定期的に iPTH や 25OHD を測定することが困難である状況も考えられる．そこで筆者らは iPTH 高値となる時の他の血液検査・尿検査所見のデータを解析することで，二次性副甲状腺機能亢進を招かないための管理目標値を定めた．なお，この内容は第 60 回日本周産期・新生児医学会学術集会で発表した（筆頭演者：友滝寛子）．

1) 血清 Ca 値 ≧ 9.5mg/dL

筆者らのデータでは，血清 Ca 値が 9.5mg/dL 以上の時に iPTH 高値であることは非常に少ないことから，血清 Ca ≧ 9.5mg/dL を管理目標値とした．小児や成人の正常値よりはやや高めであるが，より多くの Ca を必要とする早産児の生理的な状態を考慮すれば，妥当な数字であると考えられる．

2) 血清 P 値 ≧ 6.5mg/dL

血清 P 値は，P 不足であっても二次性副甲状腺機能亢進状態であっても低下するため，単独で病態を判断することは難しく，その判断には後述する % TRP が重要である．いずれにしても，血清 P 値が正常範囲内の高めであれば，二次性副甲状腺機能亢進による P 過剰排泄が生じているとは考えにくい．重要なのは，「血清 P 値が 6.5mg/dL 以上となることを目指して P をどんどん投与するべきだという意味ではない」ということである．

3) % TRP 93% 以上 99% 未満

% TRP は，P 不足であるのか二次性副甲状腺機能亢進状態であるのかを鑑別するのに有用である．% TRP 低値 (93% 未満) であれば二次性副甲状腺機能亢進状態，% TRP 高値 (99% 以上) であれば P 不足であると考えられる．

4) 尿中 Ca/Cre 比 ≧ 0.8

尿中 Ca/Cre 比が低いことは，Ca 不足あるいは二次性副甲状腺機能亢進状態を示唆する．そして，筆者らのデータでも尿中 Ca/Cre 比 ≧ 0.8 の時に iPTH 高値であることは非常に少ないことから，尿中 Ca/Cre 比は 0.8 以上を管理目標値とした．そもそも，胎児の尿細管は，P の保持能は高いが Ca の保持能は高くなく，早産児の尿中 Ca 排泄は小児や成人に比べて多いことを考えると，妥当な数字と考えられる．

4 病態の把握と治療

図 1 に上記の管理目標値を盛り込んだ病態診断のためのフローを示す．定期的に検査を行い，この病態フローに照らし合わせながら，その時の病態にあった管理を行う必要がある．上述のいずれの指標も管理目標値に入っていれば，二次性副甲状腺機能亢進状態にあることは考えにくく，その時の管理で問題ない可能性が高い．iPTH 高値や高 ALP 血症がなければより安心してそういえるであろう．

ビタミン D の補充に際しては，日本では活性型ビタミン D (アルファカルシドール) が用いられることが多いが，これには注意が必要である．活性型ビタミン

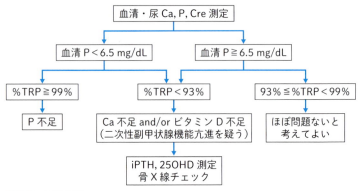

図1 病態診断のフロー

(Motokura K, et al. JPEN J Parenter Enteral Nutr. 2021; 45: 1319-26[2] より改変)

Dには，①貯蔵型ビタミンDは増やさない，②過剰になりやすく腎石灰化や尿路結石などの副作用のリスクが高い，③半減期が短いために中止するとすぐにビタミンD活性が低下する，などの問題点があり，本来は天然型（貯蔵型）ビタミンD（Baby D®）を補充することが望ましい[3]．活性型ビタミンDの投与は，胆汁うっ滞などによりビタミンDの吸収が悪い症例や，病的骨折をきたしたような症例など，やむを得ない場合に限られるべきである．

P不足に対してPを補充する場合には，Pのみが過剰に投与され，医原性に二次性副甲状腺機能亢進状態を招かないように注意が必要である．場合によっては，P単独の補充にならないようにCaも一緒に投与する，あるいは母乳添加剤を使用するだけでもよい場合もある．こまめに尿検査を含めた検査を繰り返し，その都度病態を考えることが重要である．

参考文献

1) 河井昌彦. 早産児骨減少症. 周産期医学. 2023; 53: 1381-4.
2) Motokura K, Tomotaki S, Hanaoka S, et al. Appropriate phosphorus intake by parenteral nutrition prevents metabolic bone disease of prematurity in extremely low-birth-weight infants. JPEN J Parenter Enteral Nutr. 2021; 45: 1319-26.
3) Saggese G, Vierucci F, Prodam F, et al. Vitamin D in pediatric age: consensus of the Italian Pediatric Society and the Italian Society of Preventive and Social Pediatrics, jointly with the Italian Federation of Pediatricians. Ital J Pediatr. 2018; 44: 51.

〈友滝清一〉

71 内分泌・代謝疾患管理のコツ

晩期循環不全：早期診断と治療の実際

POINT

- **早期診断**：早めの診断が重要．低血圧，乏尿，浮腫，呼吸状態の増悪，治療抵抗性の低Na血症，超音波検査での腎血流拡張期途絶を参考に．
- **早期治療**：早めの治療により早期に安定化できるため，早期治療が重要．
- **治療の実際**：ハイドロコルチゾン1mg/kg/dose．
- **治療効果判定**：症状の改善で判断．ハイドロコルチゾン投与から6時間以内に効果が現れることが多い．

1 晩期循環不全の疫学・病態生理

　晩期循環不全は，生後すぐの急性期を脱し，いったん呼吸・循環が落ち着いていたような早産児において，突然低血圧・尿量減少などの循環不全症状を呈する早産児特有の病態である．2000年以降我が国で報告されるようになり，その発症率は極低出生体重児の6.3％，超低出生体重児の11.6％と報告されている[1]．日本を含むアジアを中心に報告されていたが，近年では欧米からも報告されるようになり，病態が認識されつつある．

　晩期循環不全の病態生理はいまだに不明な点が多いが，相対的副腎不全（ステロイドが必要量に比して相対的に不足すること）の関与が強く疑われている[1,2]．晩期循環不全は脳室周囲白質軟化症のリスク因子である[3]ことから，治療開始の遅れは神経学的後遺症に繋がりうる．

2 晩期循環不全の症状

　主な症状は低血圧，尿量減少，浮腫，体重増加である[4]．低血圧は特に脈圧開大を伴うことが多い．その他，酸素化低下や無呼吸発作の増加，胸部X線上の

257

> **表1** 新生児晩期循環不全の診断基準
>
> Ⅰ. 生後数日以上を経過し
> Ⅱ. 呼吸循環動態が落ち着いた時期が存在した後
> Ⅲ. 明らかな原因なく
> Ⅳ. 突然,血圧低下もしくは尿量低下のエピソードのいずれか1つを認め
> Ⅴ. 昇圧治療を要した例
>
> - エピソードとは
>   1. 血圧の低下:繰り返し測定した血圧がそれまでの約80%未満
>   2. 尿量の減少:以下のいずれか
>   a) 8時間の尿量が半量未満に減少
>   b) 8時間の尿量が1mL/kg/時未満
>   c) 4時間排尿が確認されない(ただし尿閉は除外)
> - 明らかな原因とは
>   失血,敗血症,症候性未熟児動脈管開存症,脳室内出血,壊死性腸炎など循環動態に影響を及ぼすと考えられる病態をさす
> - 本病態は下記の参考所見を合併することが多く,診断の参考とする
>   1) 胸部X線所見:肺水腫様変化
>   2) Na 130mEq/L 未満または前値の5mEq/L以上の急激な低下
>   3) K 5.5mEq/L 以上
>   4) 15g/kg/日または1.5%/日を超える体重増加

(新生児内分泌研究会. 2007)

肺水腫様変化を認めることもあり,慢性肺疾患の増悪と認識されることもしばしば経験される.また,低Na血症を高率に伴う.定まった診断基準はないが,2007年に新生児内分泌研究会が我が国初の全国調査を行った際の診断基準を**表1**に示す.

3 晩期循環不全のリスク因子と発症予測・予防

より未熟な児ほど,晩期循環不全のリスクが高いことが報告されていることから,未熟性は大きな要素である.また,種々のストレスなどにより,ステロイド需要が高まるような状態(ストレスの大きい処置や治療後,甲状腺ホルモン投与など)も,発症のきっかけとなりうる[1].

晩期循環不全の発症を正確に予測することは難しいが,未熟性の強い児に,上記のようなステロイド需要が高まるイベントがあった際には,児の状態に注意して観察しておくことが重要である.また,我々は十分なNa補充に対して抵抗性の低Na血症を認めた場合には,その後晩期循環不全をきたすリスクが高いと考えている(第60回日本周産期・新生児医学会学術集会 筆頭演者:秋田充代).このような場合にNa補充を増やして低Na血症の是正を試みることは必要と考

えられるが，それにより晩期循環不全の発症を防げるかは不明である．また，それ以前から高用量のNa補充をしておくことで低Na血症を防ぐような管理が，晩期循環不全の予防になるかという点に関しても不明である．晩期循環不全の際の低Na血症の病態は恐らく血管透過性の亢進によるものであると考えられ，それまでのNa補充により防がれるものではないのかもしれない．早産児に対する過剰なNa投与により，かえって浮腫などの有害事象が生じる可能性もあり，適正なNa投与を心がけるべきであると考えられる．

このように，晩期循環不全の予防は現時点では難しく，そのリスクを認識しながら注意深く観察することにより，早期発見と早期治療を心がけることが重要である．

4 晩期循環不全の治療

晩期循環不全は，容量負荷やカテコラミン投与に反応せず，比較的少量のステロイド投与に反応して症状の改善が得られることが多い．そのため，晩期循環不全を疑う場合には，カテコラミン投与や容量負荷への反応を確かめることに時間をかけるより，迅速にステロイド投与を行って速やかな症状改善を目指すことが重要であると考えられる．筆者らの施設では，低血圧，乏尿，浮腫，呼吸状態の増悪の4項目中2項目以上を満たし，かつ超音波検査で腎血流拡張期途絶を認めた場合に晩期循環不全と診断し，1mg/kg/dose程度のハイドロコルチゾン（HDC）を投与する方針としている．治療効果は症状が改善するかどうかで判断する．筆者らの施設のデータでは，効果が得られる場合には投与後4～8時間以内には症状の改善が得られることが多い（第60回日本周産期・新生児医学会学術集会 筆頭演者：石原陽香）．早期であれば少量HDCの単回投与で十分な効果が得られることが多いが，重症化してからでは複数回の投与を要したり，HDC以外の治療が必要となったりすることがある．

5 HDC治療に抵抗性の場合の対応

少量HDC投与から4～8時間以内に症状の改善が得られない症例では，HDC治療に抵抗性であると判断し，HDCの反復投与や増量，あるいはカテコラミン投与や容量負荷による昇圧を図る．これらで昇圧が得られない場合にバソプレシン投与が有効であったとの報告がある[5]．

また，HDC投与だけで症状改善が得られない場合には，循環不全をきたす晩

期循環不全以外の他の要因・病態の鑑別も考え，診断について再検討することも重要である．

参考文献

1) Kawai M. Late-onset circulatory collapse of prematurity. Pediatr Int. 2017; 59: 391-6.
2) Masumoto K, Kusuda S, Aoyagi H, et al. Comparison of serum cortisol concentrations in preterm infants with or without late-onset circulatory collapse due to adrenal insufficiency of prematurity. Pediatr Res. 2008; 63: 686-90.
3) Nakanishi H, Yamanaka S, Koriyama T, et al. Clinical characterization and long-term prognosis of neurological development in preterm infants with late-onset circulatory collapse. J Perinatol. 2010; 30: 751-6.
4) 河井昌彦. 早産児の循環不全に対するステロイド療法. In: 新生児内分泌研究会, 編. 新版新生児内分泌ハンドブック. 大阪: メディカ出版; 2020. p.237-43.
5) 村松和彦, 石原健一, 山本　剛, 他. ステロイド療法に抵抗しバソプレッシンが有効であった晩期循環不全の一症例. 日本未熟児新生児学会雑誌. 2008; 20: 98-103.

〈友滝清一〉

I 内分泌・代謝疾患管理のコツ

72 外性器異常：鑑別と初期対応の実際

POINT

- 性分化疾患は，その取扱いについて経験豊富な施設で行うべき疾患である（小児内分泌学会ホームページにおいて中核施設・準中核施設を公表）．

性分化疾患（DSD）とは卵巣・精巣や性器の発育が非典型的である状態をさす．図1に胎児期の正常性分化の模式図を示す．図1にあるように，胎児期に発生する未分化性腺はY染色体上のSRY遺伝子の有無によって精巣に分化するか，卵巣に分化するかが決定づけられる．胎児卵巣に分化した場合は，Müller管が子宮や卵管などの女性内性器に分化するが，胎児精巣に分化した性腺は抗Müller管ホルモンを分泌してMüller管を退縮させ代わりにWolff管が発達して精巣上体や精管などの男性内性器に分化する．このいずれの課程においても異常が生じた場合はDSDとして出生する．DSDの中では先天性副腎皮質過形成

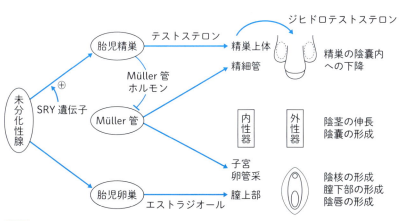

図1 性分化の流れ

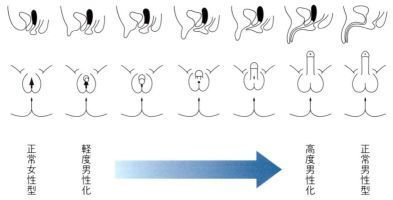

図2 先天性副腎皮質過形成女児の外性器の男性化（Prader 分類）
(内木康博. In: 日本小児内分泌学会, 編. 小児内分泌学. 東京: 診断と治療社; 2009. p.319-23[1]より改変)

（CAH）がほぼ 10,000 出産に 1 人と最も頻度が高い．この場合，内性器は女性として分化するが，膣 2/3 より下からの外性器は副腎由来のアンドロゲンの過剰な作用によって男性化を生じる．男性化の程度は重症度によって個体差があり，図2のようにスペクトラムを形成している[1]．

1 早急に確認すべき所見

非典型的な外性器をもつ児が生まれた際には，身体所見を取るにあたって以下の点が重要である．
- 性腺を触知するか？（鼠径部の停留精巣や直腸診で子宮を触知する場合もある）
- 陰茎あるいは陰核の状態は？（矮小陰茎あるいは陰核肥大の有無）
- 尿道口の開口部はどうなっているか？（尿道下裂あるいは陰唇癒合はないか？）
- 陰嚢あるいは陰唇の状態はどうか？（陰嚢低形成あるいは大陰唇が肥大し皺がよって男性化していないか？）
- 膣の状態はどうか？（膣が盲端であったり，尿道口と膣口が共通していないか？）
- 色素沈着はないか？（外性器，乳輪，口唇，手掌の皺など）
これ以外にも出生後の体重減少，血圧，心拍数などの所見にも注意する．

2 鑑別診断のために必要な検査

DSD 児が出生した際に早急に調べる検査を挙げる．血清電解質（血液ガス），

SRY-FISH，染色体 G-banding, LH, FSH，テストステロン，エストラジオール，17OHP（新生児マススクリーニング濾紙血），ACTH，コルチゾール，抗 Müller 管ホルモン，性腺・内性器の超音波検査，MRI. Na, K, 血液ガス以外は結果が出るまで数日～1カ月程度を要するため，採血量との兼ね合いをみながらできるだけ早い時点で提出する必要がある．

　DSD の中で早急に診断し治療を開始しないと致死的となる疾患として CAH を念頭に置く必要がある．この疾患は副腎皮質で糖質コルチコイド（コルチゾール）と鉱質コルチコイド（アルドステロン）の合成に必要な酵素の欠損のため両者が分泌されない病態である．コルチゾールが分泌されないため哺乳が悪く，腎臓で Na の再吸収と K の排泄を促すアルドステロンの分泌もないため，血液中の Na が水分を伴って尿中に喪われることもあいまって生後 10 日以内に高度の脱水と低 Na 血症，高 K 血症を伴う塩類喪失によるショックを生じる．一方 ACTH の刺激によって過剰に分泌された副腎由来の性ステロイドが胎児の外性器を男性化させるため罹患した女児の外性器は出生時にすでに男性化している．新生児マススクリーニングにおいて CAH の早期診断目的で 17OHP が測定されるが，重症の場合この結果を得る前後に塩類喪失を生じるため，毎日のケアにおいて以下の点に注意して，疑わしければ積極的に血清電解質を検査する必要がある．児の哺乳量や活気の低下，体重減少，頻脈，低血圧，皮膚の張りのなさや乾燥，色素沈着を認め，心電図モニターをつけると高 K 血症による T 波の上昇が認められる．初期治療では糖の入った等張性輸液で脱水と Na 喪失，低血糖の改善を図る．それと平行してステロイド剤を投与開始するが，高 K 血症はステロイド投与を始めると速やかに改善する．ただし全身状態が落ち着いてから色素沈着が改善するまでは数日かかることがある．

3　保護者への説明の実際

　DSD の取り扱いについて最も大切なのは経験豊富な施設で扱うことで，可能であれば速やかに専門施設に移送することであるが，それがかなわなければ，性分化疾患初期対応の手引き[3]に従い，新生児科医，小児科医，外科医，泌尿器科医，遺伝診療科医，精神科医，看護師，心理カウンセラーなどで速やかにチームを結成し，親への説明窓口の一本化を図ることが必要である．親への説明の中で，①虚偽を述べない，②わかりうる情報を可能な限り共有する，③「わからない」「不完全」「異常」といった不安を与える表現は避ける，④診断を頻回に変更するこ

とがないよう安易な説明はしないことである．特に出産に立ち会った助産師などから最初に聞かされた性別が強く親にすり込まれることがあるので，拙速な説明をしないように注意する．よって DSD の親へはまず，外性器の成熟が遅れており性分化疾患が疑われるため，性別については検査をしてから判断することと，結果が出るまで出生届（名前，性別）が保留できることを説明する．

参考文献

1) 内木康博. 46,XX DSD. In: 日本小児内分泌学会, 編. 小児内分泌学. 東京: 診断と治療社; 2009. p.319-23.
2) 日本小児内分泌学会性分化・副腎疾患委員会. 性分化疾患初期対応の手引き. In: 小児内分泌学会, 編. 小児内分泌学会ガイドライン集. 東京: 中山書店; 2018. p.63-71.

〈内木康博〉

73 黄疸：交換輸血回避のためにできる治療

I 内分泌・代謝疾患管理のコツ

POINT

- 治療適応：総ビリルビン値が「村田・井村の基準（1985）」または「中村の基準（1992）」の光療法基準値以上の場合．
- 鑑別診断：血液型不適合による溶血性疾患（Rh血液型，ABO血液型）の有無を明らかにする．
- 治療：
  ①光療法：標準光療法（10〜29μW/cm²/nm），強化光療法（30μW/cm²/nm以上）を児の病状に合わせて使い分ける．
  ②免疫グロブリン療法：血液型不適合による溶血性疾患において適応となる．総ビリルビン値（total bilirubin：TB）が交換輸血基準値以上または近似する場合，免疫グロブリン0.5〜1g/kgの点滴静注を検討する．
  ③アルブミン補充療法：現在のところ標準的な治療法ではない．

1 概念

新生児黄疸はビリルビンの上昇に伴い皮膚や眼球結膜が黄染した状態であり，生後1週間以内によくみられる．生理的黄疸は，日齢2〜3より肉眼的黄疸（TB 5〜7mg/dL）として出現し，日齢4〜6にピーク（TB 12mg/dL前後）となる[1]．その後TB値は低下傾向となり，日齢7〜10に自然消退する[1]．生理的範囲を超えて血清TB値が高値を示した場合に，新生児高ビリルビン血症（病的黄疸）として治療の対象となる．

2 病態生理

新生児黄疸の発症には，①血液中に含まれる胎児赤血球の寿命が短いこと，②

肝ビリルビン UDP- グルクロン酸転移酵素活性が低いこと，③腸肝循環が盛んであることなどが関与する．新生児では血液脳関門が未熟であるため，アルブミンと結合していないアンバウンドビリルビン（unbound bilirubin: UB）が高値になると血液脳関門を通過して神経細胞毒性によるビリルビン脳症を引き起こす[1]．このため，適切な時期に原因検索および治療介入を行うことが必要である．

3 診断

まず，TB，直接ビリルビン値および間接ビリルビン値を測定する．TB が，「村田・井村の基準（1985）」または「中村の基準（1992）」の光療法（phototherapy：PT）基準値以上の場合に高ビリルビン血症と診断する[2,3]．間接ビリルビン値上昇による高ビリルビン血症と診断された児においては，直接 Coombs 試験 / 血液型 / 間接 Coombs 試験を実施する．直接 Coombs 試験の結果，Rh 血液型不適合による溶血性疾患の有無を評価する．血液型検査を実施し，ABO 血液型不適合による溶血性疾患の可能性がある場合には間接 Coombs 検査を実施する．溶血性疾患が否定された症例においては，網状赤血球数および血液像（赤血球形態異常）の評価を行う．網状赤血球上昇を認めた場合，赤血球内酵素欠損症，サラセミア，遺伝性赤血球形態異常症について赤血球形態から鑑別を行う．上記の

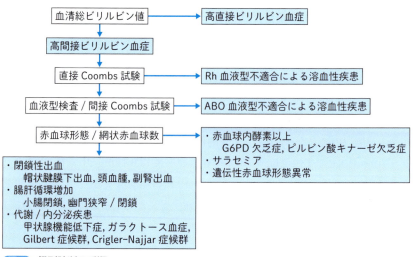

図1 鑑別診断の手順

(Stevenson DK. Neonatology: Clinical Practice and Procedures. New York: McGraw Hill Medical; 2015. p.417-38[4] より作成)

診断ステップで明らかな異常を認めない高間接ビリルビン血症の鑑別疾患を図1に示す[4]．個々の疾患については成書を参考にして頂きたい．

4 治療

A．PT

安全性および有効性から第一選択の治療である．光照射により非水溶性の間接ビリルビンを水溶性の光異性体に変化させ体外に排出する治療である．

総ビリルビン値が「村田・井村の基準」または「中村の基準」のPT基準値以上の場合，発光ダイオード光線治療器によるPTを開始する[2,3]．当院では，「中村の基準」を採用しているが，「村田・井村の基準」における核黄疸リスク因子が存在する場合は，基準線を1段下げて治療を行っている[2]．

治療開始時のTBが，PT基準値＋≦1mg/dLであれば治療開始6時間後にTBの評価を行う．この時，TBがPT基準値以下であれば，PT開始24時間後にTBの評価を行う．一方で，PT開始6時間後のTBが，PT基準値以上であれば強化PTを実施し，3時間後にTBの再検を行う．

PT開始時のTBが，PT基準値＋＞1mg/dLであればPT開始3時間後にTBの評価を行う．この時，TBがPT基準値以下であれば，PT開始24時間後にTBの評価を行う．一方で，PT開始3時間後のTBが，PT基準値以上であれば強化PTを実施し，3時間後にTBの再検を行う（図2）．

強化PT実施の場合，PT基準値＋≦2mg/dLであれば強化PTから標準PTへ漸減し，6時間後にTB再検を行う．この際，PT基準値＋≦2mg/dLであれば，標準PT中止とする．標準PT実施の場合，PT基準値＋≦2mg/dLであれば治療

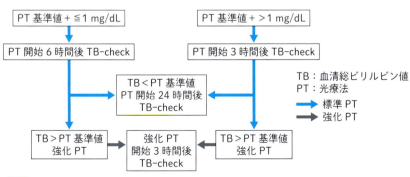

図2 光療法の手順

を中止とする．PT 中止後に TB 再上昇を生じることがあるため，治療中止 6 時間後に TB 再検を行う．

B．免疫グロブリン療法

Rh 血液型不適合および ABO 血液型不適合による溶血疾患が治療対象となる[5]．γグロブリン投与により，網内系細胞の Fc レセプターが飽和され，自己の赤血球抗体が結合した赤血球の網内系での破壊が阻止される．これにより溶血を減少させ，ビリルビン値上昇を緩和する．

治療開始時に交換輸血基準値以上または交換輸血基準値以下 2mg/dL 以内であった場合，速やかに強化光療法を開始した上で免疫グロブリン 0.5〜1g/kg/回，2 時間以上かけて点滴静注することを検討する[5]．12 時間の治療間隔をあけて，再度同量の免疫グロブリン療法を実施することが可能であるが，強化 PT＋免疫グロブリン療法実施症例においては，治療開始 2 時間後に TB を再検し，本治療不応症例においては時期を逸さずに交換輸血を実施する必要がある[5]．副作用として，壊死性腸炎の報告があるため腹部所見に注意する[5]．

C．アルブミン補充療法

アルブミンと結合していない UB が血液脳関門を通過し，神経細胞毒性によるビリルビン脳症を引き起こす．このため，低アルブミン血症（血清アルブミン値＜3.0g/dL）は高ビリルビン血症に伴う神経毒性のリスク因子とされる[5]．AAP ガイドラインにおいては，TB とアルブミン値（Alb）を用いた TB/Alb 比による交換輸血基準が TB よる交換輸血基準とともに明記されている[5]．UB 濃度の上昇を防ぐ目的でアルブミン補充療法が検討されているが，現在のところ標準的な治療法ではない[6,7]．

参考文献

1) 森岡一朗．黄疸の病態と臨床．In: 仁志田博司，編．新生児学入門．第 5 版．東京：医学書院; 2018. p.286-304.
2) 井村総一．新生児黄疸の治療―光療法の適応基準と副作用の防止．日本臨牀．1985; 43: 1741-8.
3) Nakamura H, Yonetani M, Uetani Y, et al. Determination of serum unbound bilirubin for prediction of kernicterus in low birth weight infants. Acta Paediatr Jpn. 1992; 54: 642-7.
4) Stevenson DK. Neonatal jaundice. In: Stevenson DK, Sunshine P, Cohen RS, editors. Neonatology: Clinical Practice and Procedures. New York: McGraw Hill Medical; 2015. p.417-38.
5) Kemper AR, Newman TB, Slaughter JL, et al. Clinical practice guideline revision: man-

agement of hyperbilirubinemia in the newborn infant 35 or more weeks of gestation. Pediatrics. 2022; 150: e2022058859.
6) Magai DN, Mwaniki M, Abubakar A, et al. A randomized control trial of phototherapy and 20% albumin versus phototherapy and saline in Kilifi, Kenya. BMC Res Notes. 2019; 12: 617.
7) National Institute for Health and Care Excellence. Jaundice in newborn babies under 28 days (NICE guideline CG98). 2023. https://www.nice.org.uk/guidance/cg98

〈齋藤可奈〉

内分泌・代謝疾患管理のコツ

74 低血糖：鑑別と治療介入の実際

POINT
- ハイリスク児は経腸栄養確立までの低血糖監視と介入が必要である．
- 症候性低血糖はただちに介入しなければいけない．
- 高インスリン血性低血糖症の鑑別が最も重要である．

1 ハイリスク児の出生後の低血糖監視と介入閾値

Late preterm，巨大児，呼吸循環状態が不安定，などのハイリスク児において，血糖値をどのくらいの頻度で，いつまで監視するべきかという問題は難しい．また無症候性低血糖については，神経学的予後不良と関連する明確な閾値はわかっておらず，過剰な介入は母児分離の増加につながりうる．2011年に米国小児科学会が提唱した指針は，行動が具体的に示されており参考になる[1]．生後24時間以降の管理指針[2]を追加したものを表1に示す．

表1 ハイリスク児の低血糖管理

症候性の場合（無呼吸発作，not doing well，筋緊張低下，哺乳障害など）			
50mg/dL未満 → ブドウ糖点滴！（重症症状であればボーラス投与も考慮）			

無症候性の場合			
生後4時間以内	4〜24時間	24〜48時間	48時間以降
初回哺乳は生後1時間以内 哺乳30分後に血糖測定	2〜3時間ごとに哺乳 各哺乳前に血糖測定	哺乳状況や全身状態に応じて血糖測定を継続する	
25〜40mg/dLならば，哺乳させて1時間以内に再検	35〜45mg/dLならば，哺乳させて1時間以内に再検	50mg/dL以上を目指す	60mg/dL以上を目指す
25mg/dL未満 ↓ ブドウ糖点滴	25〜40mg/dL ↓ 再哺乳 or ブドウ糖点滴	35mg/dL未満 ↓ ブドウ糖点滴	35〜45mg/dL ↓ 再哺乳 or ブドウ糖点滴	90〜100mg/dL以上であれば点滴を減量する	

末梢循環不全がある場合の足底など，採血条件によっては正確な血糖値を反映しない場合があるため，採血部位を十分に温めるか静脈穿刺によって再検査をする．そして何より症候性低血糖の対応は無症候性と全く異なることに注意したい．あらゆる症状の鑑別に低血糖は含まれ，症候性低血糖の反復は神経学的予後不良と関連する可能性が高い．このため無呼吸発作や not doing well のために入院した新生児において低血糖を認めた場合には，ただちに積極的な治療を開始する．

2 低血糖の鑑別診断

ハイリスク児において低血糖を認めた場合，特に生後数日以内は治療方針に影響しない検査を提出する必要はない．周産期情報や身体所見から低血糖の原因を考えることの方が重要である．症候性低血糖や，生後数日以降も遷延する未熟性だけでは説明できない低血糖に対しては，鑑別のための検査が必要になる．鑑別診断の詳細について本稿では省略するが，高インスリン血性低血糖症かどうかを判断することは重要である．本症は新生児遷延性低血糖の原因として最も多く，グルコースだけではなく代替エネルギーとしてのケトン体産生も抑制され中枢神経障害のリスクが高い．また重症例では正常血糖値を維持するために中心静脈ルートなど特殊な治療を必要とする場合がある．先天性高インスリン血症は，①血糖値 50mg/dL 未満時の検体で血中インスリン値が 1μU/mL より高い，②グルカゴン投与による過剰な血糖上昇（30mg/dL 以上），③正常血糖を維持するためのブドウ糖静注量が 7mg/kg/ 分より高い，ことのうち 2 つ以上を満たす場合，もしくは 1 つと高インスリン血症の原因が存在する場合に診断される[3]．

低血糖時の検体が得られない場合は，管理下絶食試験を行って低血糖を誘発した上で検査を行うことができる．具体的には 3 時間ごとの哺乳を 1 回スキップして，1 時間ごとに血糖値を測定する．6 時間までの絶食に対して血糖値 60mg/dL 以上を維持できるのであれば，安全に退院可能と判断する根拠となる[4]．逆に絶食試験中に低血糖に陥る場合には，その時の critical sample で診断するだけの準備が必要である．

3 低血糖の治療介入

無症候性低血糖に対する介入として，ブドウ糖ゲル剤の有用性が報告されている．哺乳直前に 40％製剤 0.5mL/kg（ブドウ糖として 200mg/kg）を口腔内に投与する方法であり，在胎 35 週以上で低血糖症状がなく，全身状態良好で経口哺

乳が可能な場合に限られ，ブドウ糖点滴が必要な児に対して治療が遅れることがあってはならない[5]．

低血糖に対するブドウ糖点滴は 5 〜 8mg/kg/ 分で開始する（10％ブドウ糖液を 80mL/kg/ 日で投与すると 5.6mg/kg/ 分になる）．症候性低血糖が疑われる場合には，持続点滴の前に 200mg/kg の緩徐なボーラス投与（10％ブドウ糖液 2mL/kg を 5 〜 15 分で静注）を行う場合がある．

重症の高インスリン血症においては中心静脈ルートからの高濃度ブドウ糖持続点滴が必要であり，確実なルート確保と維持が重要である．ブドウ糖静注によって目標血糖値を維持できれば，経腸栄養への移行を試みる．胃内持続注入が血糖維持に有効な場合がある．ブドウ糖静注を減量・中止できない場合は，禁忌（心不全，肺高血圧など）がない限りジアゾキシドを開始する（5 〜 15mg/kg/ 日）．我々は新生児仮死や small-for-dates 児に合併する，いわゆる perinatal stress-induced hyperinsulinism（PSHI）に対しては，副作用が出やすいため少量から開始している．また早産児はジアゾキシド投与後に動脈管開存症が症候化する恐れがあるため原則使用していない．ジアゾキシド開始後も点滴離脱困難な場合は，オクトレオチド，グルカゴン，ヒドロコルチゾンなどを検討するとともに，インスリン過剰分泌に関連する遺伝子異常の検索と膵臓部分切除の適応を判断するための画像診断を急ぐ．我々の施設では PSHI と診断した場合は生後 1 カ月以内にジアゾキシドを中断し，1 週間後に管理下絶食試験を行って治癒を確認している．

参考文献

1) Committee on Fetus and Newborn; Adamkin DH. Postnatal glucose homeostasis in late-preterm and term infants. Pediatrics. 2011; 127: 575-9.
2) Thornton PS, Stanley CA, De Leon DD, et al; Pediatric Endocrine Society. Recommendations from the Pediatric Endocrine Society for evaluation and management of persistent hypoglycemia in neonates, infants, and children. J Pediatr. 2015; 167: 238-45.
3) 日本小児内分泌学会, 日本小児外科学会. 先天性高インスリン血症診療ガイドライン. 2016. http://jspe.umin.jp/medical/files/guide161004.pdf
4) Rozance PJ. Management and outcome of neonatal hypoglycemia. In: UpToDate. Waltham: UpToDate.（Accessed on February 23, 2024）
5) Hypoglycaemia-newborn. Queensland Clinical Guidelines. https://www.health.qld.gov.au（Accessed on February 23, 2024）

〈水本　洋〉

75 高血糖：鑑別と治療介入の実際

内分泌・代謝疾患管理のコツ

POINT

- 超早産児は高血糖を合併しやすく，血糖値上昇のため十分な栄養を投与できない場合はインスリンを検討する．
- 新生児糖尿病では網羅的遺伝子検査が勧められる．

1 超早産児の高血糖と治療介入

　新生児は耐糖能が未熟であり，感染症などのストレスや，経腸・点滴による栄養補給に対して容易に高血糖が起こりやすく，特に超早産児においてそのリスクは高い．高血糖は死亡，脳室内出血，神経学的予後不良，未熟児網膜症などとの相関が報告されているが，因果関係はわからない．治療介入の閾値について特定の血糖値を支持する根拠はないが，浸透圧利尿による水分喪失は短期的に明らかな問題となり，多くの施設が200mg/dL以上を条件としているのではないだろうか．

　生後早期の栄養管理において介入できることとして，アミノ酸は内因性インスリン分泌を促進し，投与量依存性に高血糖を改善させる可能性がある[1]．また経腸栄養は，グルコース依存性インスリン分泌刺激ポリペプチド（GIP）やグルカゴン様ペプチド-1（GLP-1）の分泌促進を介して，耐糖能を改善させる効果が期待できる[2]．

　高血糖に対しては，まず感染症や壊死性腸炎などの原因を除外した上で，可能ならばステロイド・カテコラミン製剤・無水カフェインなど，原因となり得る薬剤の減量や中止を試みる．そして中心静脈栄養からのブドウ糖投与速度を下げることによって対応するが，それでも高血糖が持続する場合や，著しく栄養が不足してしまう場合にはインスリン治療の適応となる．速効型インスリンを0.01〜0.05単位/kg/時間で投与を開始し，血糖値が150〜200mg/dLの間に収まる

ように調整する．インスリン治療開始後や投与量変更後には厳密な血糖監視が必要であるが，リアルタイム continuous glucose monitoring を使用して安全かつ有効にインスリン治療を行うことができたという報告がある[2]．

2 新生児糖尿病

　新生児糖尿病（neonatal diabetes mellitus：NDM）は日本人では9万出生に1例程度と稀な疾患である．出生前からのインスリン欠乏を反映して子宮内発育遅滞を呈することが多い．①生後6カ月未満に発症し，②随時血糖値200mg/dL以上が持続する．そして③哺乳障害や体重増加不良など新生児（乳児）特有の症状を認め，インスリン投与が必要になる．長期間の血糖コントロールの指標として，HbA1c 値は HbF が優位な新生児期には使用できないが，グリコアルブミンは数週間前からの血糖値を反映するマーカーとして新生児でも有用である[4]．

　NDM は臨床経過から新生児一過性糖尿病（transient NDM：TNDM）と新生児永続性糖尿病（permanent NDM：PNDM）に分類され，それぞれ57％，43％の頻度といわれている．NDM に対して網羅的遺伝子検査を行うと約80％に原因の特定が可能であり，治療反応性や予後予測にも有用である[5]．TNDM の約70％は，染色体6q24に存在する父親由来のインプリンティング領域遺伝子の過剰発現が原因である．生後数週から18カ月までに自然軽快するが，約半数が思春期以降に糖尿病を再発するため注意が必要である．膵β細胞 K-ATP チャネルを構成する遺伝子（*KCNJ11*，*ABCC8*）の機能活性型変異は，TNDM あるいは PNDM の原因となりうる．これらはスルホニルウレア薬の効果が期待できる．K-ATP チャネルは脳にも存在するため，早期にインスリンからスルホニルウレア薬に変更することによって神経学的予後改善が期待できるかもしれない．

参考文献

1) Burattini I, Bellagamba MP, Spagnoli C, et al; Marche Neonatal Network. Targeting 2.5 versus 4 g/kg/day of amino acids for extremely low birth weight infants: a randomized clinical trial. J Pediatr. 2013; 163: 1278-82.e1.
2) Shanahan KH, Yu X, Miller LG, et al. Early serum gut hormone concentrations associated with time to full enteral feedings in preterm infants. J Pediatr Gastroenterol Nutr. 2018; 67: 97-102.
3) Beardsall K, Thomson L, Guy C, et al. Protocol of a randomized controlled trial of real-time continuous glucose monitoring in neonatal intensive care "REACT". BMJ Open. 2018; 8: e020816.
4) Suzuki S, Furuya A, Tanahashi Y, et al. Glycemic control indicator levels at diagnosis of

neonatal diabetes mellitus: Comparison with other types of insulin-dependent diabetes mellitus. Pediatr Diabetes. 2017; 18: 767-71.
5) De Franco E, Flanagan SE, Houghton JA, et al. The effect of early, comprehensive genomic testing on clinical care in neonatal diabetes: an international cohort study. Lancet. 2015; 386: 957-63.

〈水本　洋〉

76 先天代謝異常：鑑別と初期対応の実際

内分泌・代謝疾患管理のコツ

POINT

- 先天代謝異常症を疑うマインドが必要である．
- 治療と同時に精査を進めることが重要である．
- 先天代謝異常症を疑った場合の初期検査（first line）として，血糖，血液ガス，アンモニア，乳酸・ピルビン酸，血中ケトン体分画・尿中ケトン体・遊離脂肪酸の測定がある．
- 先天代謝異常症を疑った際は，専門家のいる施設と連携をとりながら検査・治療を進めていくことも大切である．

NICU に入院している間に遭遇する先天代謝異常症は非常に多い．「代謝救急」の本質は，初期治療とともに診断のための検査も並行して進めていくことである．これらの疾患の多くは新生児マススクリーニング対象疾患に入っているものの，検査結果が出る前に発症してしまうことがあることに留意すべきである．

1 症状

先天代謝異常症の急性発作時は，非特異的な症状で発症することが多い．先天代謝異常症を疑うポイント[1]は以下の通りである；けいれん，筋緊張低下，意識障害，not doing well，感染症や絶食後の急激な全身状態の悪化，特異的顔貌，皮膚所見，体臭，尿臭，代謝性アシドーシスに伴う多呼吸，呼吸障害，心筋症（肥大型，拡張型，拘束型を含む），肝脾腫（脾腫のない肝腫大，門脈圧亢進所見のない脾腫），ライ（様）症候群，関連性の乏しい多臓器にまたがる症状，特異な画像所見，先天代謝異常症の家族歴，死因不明の突然死．

2 検査

これらの病歴や症状などを手掛かりとして先天代謝異常症を疑った際にまず

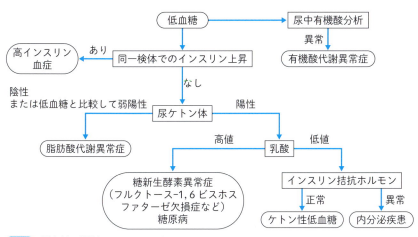

図1　低血糖の診断フローチャート
大きな考え方の流れを示したもので，例外もある．
(日本先天代謝異常学会, 編. 新生児マススクリーニング対象疾患等診療ガイドライン 2019. 東京: 診断と治療社; 2019[2])

first lineの検査として，血糖・血液ガス・アンモニア，そして可能であれば乳酸・ピルビン酸，血中ケトン体分画・尿中ケトン体・遊離脂肪酸を提出したい．これらの異常があった際には先天代謝異常症を積極的に疑いつつ，さらに治療の方向性を考えていく．治療開始前の検体（critical sample）は非常に重要である．結果がすぐに出ない場合でも，上記の検査を提出したり，検査に向けて検体を保存することが重要である．血糖，アンモニア，血中ケトン体などは簡易測定機器が存在するので，特にNICUでは揃えておくことが望ましい．何らかの異常を認めた場合には，速やかにsecond lineの検査を進める．Second lineの検査としては血中アミノ酸分析，尿中有機酸分析，濾紙血や血清を用いたアシルカルニチン分析（タンデムマス）などを行う．鑑別にはさまざまな進め方があるが，低血糖を起点とした鑑別フローチャートを図1[2)]に示す．Critical sampleは診断に非常に重要となるため，治療は速やかに開始しつつも，同時に検体を採取する必要がある．同時に検体を採取する必要がある（表1）．

3　初期治療の実際

まずは呼吸・循環などが不安定な際はそれらを安定化させることが必要である．病態の詳細がわからない段階での初期治療では，絶飲食としつつ十分なカロリー

表1 代謝スクリーニング検査と Critical sample 検体

First line 検査	血糖，血液ガス，アンモニア，乳酸・ピルビン酸，血中/尿中ケトン体・遊離脂肪酸
Second line 検査	タンデムマス検査（濾紙血，血清），尿中有機酸分析，血中アミノ酸分析，血中カルニチン分析など

Critical sample として採取すべき検体

検体	採取量	保存方法	検査
血清および血漿	最低 0.5mL	−20℃以下	アミノ酸分析
ガスリー濾紙血	1スポット以上	常温乾燥 長期保存は−20℃以下	アシルカルニチン分析（脂肪酸代謝異常症検索）ライソゾーム病など酵素活性
尿	最低 0.5mL	−20℃以下	尿中有機酸分析
髄液*	2〜3mL	−20℃以下	一般検査，乳酸・ピルビン酸など
DNA 用全血*	EDTA 管に 3〜4mL	4℃	各種遺伝子検索
皮膚（線維芽細胞）*	5mm 角	常温，凍結禁（滅菌生食に浸して2日以内に培養開始）	ミトコンドリア呼吸鎖異常症など各種酵素活性，遺伝子検索，RNA-seq，機能解析など

*髄液，皮膚（線維芽細胞），DNA 用全血は予後が厳しい場合など必要に応じて採取する．
（日本先天代謝異常学会，編．新生児マススクリーニング対象疾患等診療ガイドライン 2019．東京：診断と治療社; 2019[2]）

確保が可能な輸液を行うことが望ましい．先天代謝異常症では低血糖を合併することが多く，低血糖はまず是正すべきである．シトリン欠損症やミトコンドリア病などの高血糖が望ましくない病態も存在するが，低血糖は是正して正常範囲に維持しつつ，患者状態や検査結果が悪化しないか経過をフォローすることが重要である[3]．また，各種疾患が同定されるまでビタミンカクテル，CoQ10，L-カルニチンなどの投与が望ましい．これらの投与量や治療の一部を**表2**に示す[2]．各種疾患が確定された後の治療方針は，各種ガイドラインを参照していただきたい．

4 高次医療機関への搬送までに対処しておくべき事項と実際

先天代謝異常症の疑いが濃厚である場合は，専門家のいる施設と綿密な連携をとりながら検査と治療を進めていくことも重要である．血液浄化療法などが必要な際は速やかな搬送が必要であるが，搬送を準備しつつ可能な治療を開始しておくことが望ましい．高アンモニア血症であれば，内服としてフェニル酪酸ナトリウム（ブフェニール®），点滴として安息香酸ナトリウム，L-アルギニンが挙げられる．また高度の原因不明の高アンモニア血症の際はカルグルミン酸（カーバグ

表2 先天代謝異常症が疑われる場合に投与すべきビタミン類と治療例

ビタミン類	商品名		投与量	体重 3kg の児の投与例
	静注薬	内服薬		
ビタミン B_1（チアミン）	ビタメジン®	アリナミン®F	100～200mg/日	100mg
ビタミン B_2（リボフラビン）	ビスラーゼ®	ハイボン®	100～200mg/日	100mg
ビタミン B_{12} [*1]（コバラミン）	ビタメジン®	ハイコバール®	1～10mg/日	1mg
ビタミン C（アスコルビン酸）	アスコルビン酸®	シナール®	500～3,000mg/日	500mg
ビタミン E（トコフェロール）		ユベラ®顆粒	10mg/kg/日	30mg
ビオチン	ビオチン®	ビオチン®	5～10mg/日	5mg
CoQ10		ノイキノン®	5～10mg/kg/日	15mg
L-カルニチン	エルカルチン®FF静注	エルカルチン®FF	100～150mg/kg/日	300mg

[*1] ビタミン B_{12} はメチルマロン酸血症が否定されれば中止とする．

ル®）の投与も行う．我々の施設では，CPS1 欠損症に対してカルグルミン酸を使用し非常に良好な結果が得られた経験がある[4]．

いずれの段階でも，検査や治療方針で迷うことがあれば専門施設への相談を行っていくことも大切である．

📖 参考文献

1) 吉田 忍. どのような症状から先天代謝異常症を疑うか？In: 五十嵐 隆, 総編集, 高柳正樹, 専門編集. 見逃せない先天代謝異常（小児科臨床ピクシス 23）. 東京: 中山書店; 2010. p.74-7.
2) 日本先天代謝異常学会, 編. 新生児マススクリーニング対象疾患等診療ガイドライン 2019. 東京: 診断と治療社; 2019.
3) Chapman KA, Gropman A, MacLeod E, et al. Acute management of propionic acidemia. Mol Genet Metab. 2012; 105: 16-25.
4) Sugiyama Y, Shimura M, Ogawa-Tominaga M, et al. Therapeutic effect of N-carbamyl-glutamate in CPS1 deficiency. Mol Genet Metab Rep. 2020; 24: 100622.

〈杉山洋平，村山 圭〉

J 母子感染症管理のコツ

77 TORCH症候群：先天性トキソプラズマ症―診断と管理の実際

POINT

- **妊婦の感染予防**：ネコの糞の処理や土いじりの後の手洗い，食肉の十分な加熱などに留意．
- **妊婦スクリーニング**：IgM陽性の多くは初感染ではないことに注意．
- **感染児の診断**：ほとんどの感染児は通常の診察では無症候．IgMやPCRの偽陰性も多い．出生時の眼底検査や頭部画像検査，そしてIgG陰性化までのフォローが必要．
- **感染児の治療**：無症候性でも治療が原則．ただし治療薬は研究機関からの供与か個人輸入が必要．

1 トキソプラズマ感染の疫学

Toxoplasma gondii（以下トキソプラズマ）には世界人口の1/3以上が感染していると推定されるが，国・地域によって感染率は大きく異なる[1,2]．

国内においても地域差が大きいが，妊婦の90〜98％は未感染であり，このうち約0.2％が初感染し，約30％に胎内感染が起こると推定される[2]．

2 ヒトへの感染経路

終宿主のネコ科動物は，初感染から1〜3週間糞便中にオーシストを排泄する[3]．ネコ科動物以外のすべての温血動物（ヒトを含む）は中間宿主であり，ネコの糞や土壌や飲料水中のオーシストまたは食肉中の組織シストによって感染する．

3 母子感染予防

妊娠前から感染予防策を啓発する[2]．ネコのトイレ掃除は毎日欠かさず手袋を

着用して行うか，妊婦以外の家族に任せる．オーシストは長期生存するので[3]，砂場遊びや庭仕事や畑仕事などの際に手袋やマスクを着用し，作業後はしっかり手を洗う．野菜や果物は確実に洗うか，皮を剥いて食べる．

食肉中の組織シストは−12℃，3日間または67℃の加熱で死滅するので，肉は中までしっかり火を通す．牛トロ，レバ刺し，馬刺し，鳥刺し，ユッケ，タルタルステーキなどの生肉食だけではなく，レアステーキ，ローストビーフ，生ハムなどからも感染する．特にジビエ料理は要注意である．

母体の初感染が疑われたら，速やかにスピラマイシンを投与する[2]．

4 検査・診断

妊婦スクリーニング（図1）[2]においては，トキソプラズマIgM陽性例の約7割は初感染ではなくpersistent IgMや偽陽性だという点に留意する．IgG avidity検査は初感染からの時期の推定に有用だが，まだ標準化されていない保険適

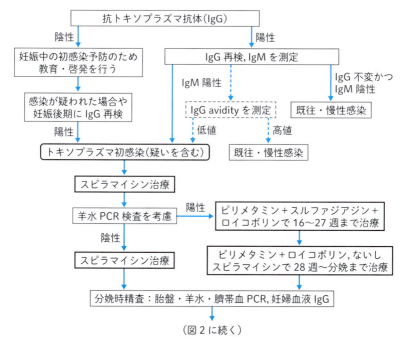

図1 トキソプラズマの妊婦スクリーニング法

（日本医療研究開発機構（AMED）成育疾患克服等総合研究事業 サイトメガロウイルス，トキソプラズマ等の母子感染の予防と診療に関する研究班．トキソプラズマ妊娠管理マニュアル．第5版[2] より改変）

応外の検査なので，現時点では参考程度に用いる．

出生後の児に以下の A, B のどちらかが確認されたら，先天性トキソプラズマ感染と確定診断する[4]．ただし IgM 検査や PCR の感度は低く，偽陰性が多い．

A. 生後 12 カ月以上持続するトキソプラズマ IgG 陽性
B. 生後 12 カ月未満の場合は，以下の 1 つ以上を満たす
　①児のトキソプラズマ IgG 価が，同時に測定した母親と比べ 4 倍以上高値で持続または上昇傾向
　②新生児血でトキソプラズマ IgM 陽性
　③新生児血・尿・髄液のいずれかでトキソプラズマ DNA 陽性
　④トキソプラズマ初感染母体から生まれ，臨床症状が先天性トキソプラズマ症として矛盾しない

5 児の管理の実際

羊水 PCR 陽性の場合は胎児感染成立と考え，妊娠 16 〜 27 週までピリメタミンおよびスルファジアジンを投与する．

出生児に診断が確定したら，熱帯病治療薬研究班が指定する薬剤使用機関（http://trop-parasit.jp/HTML/page4.html）との連携のもと，ピリメタミン（最初の 2 日間は 1 回 1mg/kg を 1 日 2 回，以降は同量を 1 日 1 回連日で 6 カ月，次いで同量を 1 日 1 回，週 3 日投与で 6 カ月）とスルファジアジン（1 回 50mg/kg を 1 日 2 回，12 カ月）の併用療法を行う．ピリメタミンの副作用予防のためにホリナートを併用する．髄液蛋白上昇（>1g/dL）または網脈絡膜炎の活動性が高い場合などはプレドニゾロンも併用する．

診断未確定症例は，1 歳まで，またはトキソプラズマ IgG 陰性化が確認できるまでは神経学的所見，頭部画像検査，眼底検査のフォローを行う（図 2）[2]．

6 予後

感染児が古典的 3 徴（網脈絡膜炎，脳内石灰化，水頭症）をすべて呈することは稀で，他にも小頭症，肝脾腫，腹水，紫斑，血小板減少，貧血，肝機能異常，黄疸などを呈することがあるが，いずれも TORCH 症候群共通の徴候である．重要な点は，感染児のほとんどは出生時に無症候性であって，症候性の場合も頭部画像検査や眼底検査を行わなければ多くは見逃されることである．出生時に無症候性でも，無治療では網脈絡膜炎などの遅発性発症のリスクが高い．

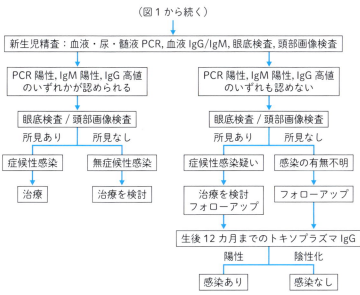

図2 トキソプラズマ初感染（疑い）妊婦から出生した児の診療のフローチャート
（日本医療研究開発機構（AMED）成育疾患克服等総合研究事業 サイトメガロウイルス, トキソプラズマ等の母子感染の予防と診療に関する研究班. トキソプラズマ妊娠管理マニュアル. 第5版[2] より改変）

参考文献

1) Montoya JG, Liesenfeld O. Toxoplasmosis. Lancet. 2004; 363: 1965-76.
2) 日本医療研究開発機構（AMED）成育疾患克服等総合研究事業 サイトメガロウイルス, トキソプラズマ等の母子感染の予防と診療に関する研究班. トキソプラズマ妊娠管理マニュアル. 第5版. http://cmvtoxo.umin.jp
3) Dunn D, Wallon M, Peyron F, et al. Mother-to-child transmission of toxoplasmosis: risk estimates for clinical counseling. Lancet. 1999; 353: 1829-33.
4) American Academy of Pediatrics. Toxoplasma gondii Infection. In: RED BOOK 2018-2021 Report of the Committee on Infectious Disease. 31st ed. 2018. p.809-18.

〈森内浩幸〉

78 TORCH症候群：先天性風疹症候群
―診断と管理の実際

J 母子感染症管理のコツ

POINT

- 先天性風疹症候群に対する根本的な治療法はないため，風疹の流行と先天性風疹症候群の発症を予防することが最も重要である．
- 先天性風疹症候群が疑われ，届出に必要な要件を満した場合には，7日以内に最寄りの保健所に届け出る．
- 風疹流行と先天性風疹症候群発症予防の実際：
  ①妊娠前に十分な風疹抗体価を保有しておく．
  ②風疹HI抗体価が16倍以下の妊婦には，産褥早期のワクチン接種を勧める．さらに，妊婦のパートナー，子どもおよびその他の同居家族が自然感染して抗体を保有していることが明らかでないあるいはワクチン未接種である場合には任意でのワクチン接種を検討する．
  ③第5期風疹定期予防接種の適応がある男性に対しては，積極的に風疹ワクチン接種を受けるように勧める．

1 最近の疫学

　先天性風疹症候群（congenital rubella syndrome：CRS）の頻度は，風疹の流行状況に応じて変化する．我が国のCRSの頻度は2000年に入って年間0〜2例程度であったが，2012〜13年にかけての風疹の大流行の影響によって，2012〜14年にかけて45例（2012年4例，2013年32例，2014年9例）が報告された．2015〜18年までCRSの報告例はなかったが，2018年に再び風疹が流行した影響で，2019年に4例のCRSが報告された．その後のCRSの推移は2020年および2021年に各1例，2022年は0例となっている[1]．

2 発症機序

妊婦が風疹に罹患すると，ウイルス血症に陥り胎盤感染が生じる．風疹ウイルスは胎盤の細胞障害と細胞分裂に影響を及ぼすことによって，絨毛上皮と毛細血管内皮細胞の壊死を引き起こす．壊死したこれらの細胞が脱落して，風疹ウイルスが胎児の血液中に流入する結果，胎児感染および胎児の臓器障害が生じて先天性風疹症候群が発症すると考えられている[2]．

3 臨床所見

一般的に妊婦が風疹に罹患した場合には，罹患時の妊娠週数が早いほどCRSの発症頻度が高くなるといわれており，妊娠4～6週で100％，妊娠7～12週で81％がCRSを発症するが，妊娠20週を越えるとCRSの発症例はないとの報告がある[3]．

表1 先天性風疹症候群の診断時の臨床的特徴

出生時所見	総症例数 (N=45) n (%)	生存症例数 (N=34) n (%)	死亡症例数 (N=11) n (%)
性別, 男児	25 (56)	19 (56)	6 (55)
在胎週数 (週)	中央値 38 (範囲 31-41)	中央値 38 (範囲 31-41)	中央値 37 (範囲 32-39)
出生体重 (g)	中央値 2,262 (範囲 650-3,290)	中央値 2,405 (範囲 1,125-3,290)	中央値 1,152 (範囲 650-3,185)
低出生体重児 <2,500 g	30 (67)	21 (62)	9 (82)
臨床所見	n (%)	n (%)	n (%)
難聴	30 (67)	23 (68)	7 (64)
先天性心疾患	26 (58)	16 (47)	10 (91)
動脈管開存症	20 (44)	11 (32)	9 (82)
白内障	7 (16)	5 (15)	2 (18)
血小板減少	33 (73)	23 (68)	10 (91)
紫斑	21 (47)	14 (41)	7 (64)
頭蓋内石灰化	18 (40)	12 (35)	6 (55)
肝腫大	14 (31)	9 (26)	5 (45)
脾腫	12 (27)	8 (24)	4 (36)
肝機能異常	10 (22)	6 (18)	4 (36)

(Kanai M, et al. J Pediatric Infect Dis Soc. 2022; 11: 400-3[4])

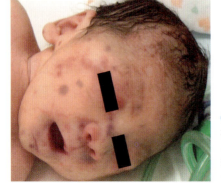

図1 先天性風疹症候群の新生児
在胎39週2日,出生体重2,280g(−2.2SD),Apgar score 8/9,経腟分娩で出生.顔面に複数のブルーベリーマフィン様発疹を認める.

2012〜14年にかけて日本で報告されたCRS 45例の臨床所見を**表1**に示す[4].CRSの患児は,低出生体重児で出生することが多い,難聴,先天性心疾患,白内障は,CRSの3徴といわれている.その他の所見としては,血小板減少やブルーベリーマフィン様発疹(**図1**)といわれる皮膚内での髄外造血による多発性の紫斑を認めることがある.この発疹は他の感染症や悪性疾患などでも認めることがある.45症例中,11例が死亡しており,神経発達予後,生命予後ともに不良である.

4 診断および届出に必要な要件

表2に厚生労働省のホームページに記載されているCRSの届出に必要な要件を記載する[5].臨床症状や所見からCRSが疑われ,かつ,**表2**に記載した届出に必要な要件を満たすと診断した場合には,7日以内に最寄りの保健所に届け出る必要がある.

5 発症予防対策の実際

CRSに対する根本的な治療法はないため,発症予防に努めることが重要となる.具体的には,妊娠前に2回の風疹ワクチン接種を済ませておき,十分に高い抗体価を保有しておくことが最も重要である.風疹HI抗体価が16倍以下の妊婦には,産褥早期のワクチン接種を勧める.さらに妊婦のパートナー,子どもおよびその他の同居家族が自然感染して抗体を保有していることが明らかでないあるいはワクチン未接種の場合には任意でのワクチン接種を検討する[6].CRSの発症予防には,風疹の流行を抑える対策も重要となる.厚生労働省は,過去に風

表2 先天性風疹症候群の届出に必要な要件

届出に必要な要件（以下のA及びBの両方を満たすもの）
A　届出のために必要な臨床症状 （ア）CRS典型例；「(1)から2項目以上」又は「(1)から1項目と(2)から1項目以上」 （イ）その他；「(1)若しくは(2)から1項目以上」 　　(1) 白内障又は先天性緑内障，先天性心疾患，難聴，色素性網膜症 　　(2) 紫斑，脾腫，小頭症，精神発達遅滞，髄膜脳炎，X線透過性の骨病変，生後24時間以内に出現した黄疸 B　病原体診断又は抗体検査の方法 （ア）以下のいずれか1つを満たし，出生後の風疹感染を除外できるもの

検査方法	検査材料
分離・同定による病原体の検出	咽頭拭い液，唾液，尿
PCR法による病原体の遺伝子の検出	
IgM抗体の検出	血清
赤血球凝集阻止抗体価が移行抗体の推移から予想される値を高く越えて持続（出生児の赤血球凝集阻止抗体価が，月あたり1/2の低下率で低下していない．）	

疹の定期予防接種を受ける機会がなく，抗体保有率が低い世代に相当する1962年4月2日〜1979年4月1日生まれの男性を対象に，追加対策として2019年から抗体検査を前提とした第5期定期予防接種を開始した．現在，この対策は2025年3月末まで延長されている．

参考文献

1) 国立感染症研究所感染症疫学センター. 感染症発生動向調査年別一覧（全数把握）. https://www.niid.go.jp/niid/ja/ydata/11530-report-ja2021-30.html（2024年1月25日閲覧）
2) Banatvala JE, Brown DW. Rubella. Lancet. 2004; 363: 1127-37.
3) Ghidini A, Lynch L. Prenatal diagnosis and significance of fetal infections. West J Med. 1993; 159: 366-73.
4) Kanai M, Kamiya H, Okuno H, et al. Epidemiology of congenital rubella syndrome related to the 2012-2013 rubella epidemic in Japan. J Pediatric Infect Dis Soc. 2022; 11: 400-3.
5) 厚生労働省. 感染症法に基づく医師及び獣医師の届出について. https://www.mhlw.go.jp/bunya/kenkou/kekkaku-kansenshou11/01-05-10.html（2024年1月25日閲覧）
6) 日本周産期・新生児医学会, 編. 先天性風疹症候群マニュアル. 2014年1月. https://www.jspnm.jp/uploads/files/guidelines/CRSver7a.pdf（2024年1月25日閲覧）

〈内山　温〉

79 TORCH症候群：先天性サイトメガロウイルス感染症―診断と治療の実際

J 母子感染症管理のコツ

POINT

- **妊婦CMV抗体スクリーニング**：妊婦のCMV IgMスクリーニングによる先天性感染の予知は低い．
- **先天性CMV感染の確定診断**：生後3週間以内の新生児の尿でCMV核酸検出法によって行う（保険適用）．
- **新生児聴覚スクリーニングで要再検（リファー）時の対応**：聴力の精密検査の前に生後3週以内に先天性CMV感染の確定検査を行う．
- **先天性CMV感染症に対する治療対象**：症候性感染症児が治療の対象となり，無症候性感染児に治療適応はない．
- **治療薬と用法・用量**：バルガンシクロビル（VGCV）を用いる．通常，投与量・投与期間は，1回16mg/kgを1日2回，6カ月間経口投与．

1 妊婦CMV抗体スクリーニング

　全妊婦に対するサイトメガロウイルス（CMV）抗体スクリーニングは，世界的にみても推奨はされていない．CMV IgMは，初感染でなくても持続して陽性になる状態（persistent IgM）が存在し，先天性感染の予知は低いことが明らかになっている．ただし，我が国では，施設によってはCMV IgG陰性妊婦に対する感染予防と感染ハイリスク児の抽出の目的で，妊婦CMV抗体スクリーニング（CMV IgG, IgM）を行っているが，全妊婦のCMV抗体スクリーニングを行っても，先天性感染児の半数以上が見逃される．CMV IgM陽性妊婦へのカウンセリングは，過度に不安をきたさないよう慎重に行う必要がある[1]．

2 先天性CMV感染の確定診断

　先天性CMV感染の診断は，生後3週間以内の新生児の尿でのCMV核酸検出

法によって行う（保険適用, 2024年6月現在, 801点）．生後3週間を超えると，先天性感染と後天性感染の区別が困難になるからである．先天性感染児の約半数は血清 CMV IgM は陰性となることに注意が必要である．先天性感染と確定診断された場合は，引き続き，後述する治療適応を判断するため，症候性・無症候性の鑑別を行う．血算，生化学検査（肝機能検査），CMV IgG・IgM などの検査に加えて脳画像検査（頭部超音波，MRI），聴力検査（聴性脳幹反応など）および眼底検査などの精査を行う[1]．

3 新生児聴覚スクリーニングで要再検（リファー）時の対応

我が国では聴覚障害の早期発見のため，自動聴性脳幹反応などによる新生児聴覚スクリーニング検査が推奨され，多くの施設で実施されている．この新生児聴覚スクリーニングで，要再検（リファー）になる新生児の中に，先天性 CMV 感染による聴力障害が含まれている．前述のように，先天性 CMV 感染かどうかは，生後3週間以内の新生児の尿を用いれば，保険適用の検査で診断することができる．そのため，新生児聴覚スクリーニング検査で要再検（リファー）となった場合は，出生した産科施設で生後3週までに新生児尿の CMV 核酸検査を保険適用で行い，耳鼻咽喉科に聴覚の精密検査を依頼する．尿 CMV 核酸検査が陽性となった場合には，小児科に紹介依頼し，先天性 CMV 感染児としての精密検査を行う[1]．こども家庭庁より，新生児聴覚スクリーニングで要再検（リファー）の

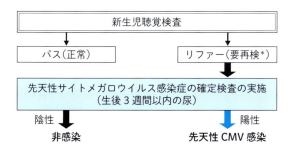

*初回の聴覚検査の結果でリファー（要再検）の場合は，確認の再検査も行う必要がある．

図1 新生児聴覚スクリーニングで要再検（リファー）時の先天性 CMV 感染の確定検査の流れ

（日本医療研究開発機構（AMED）成育疾患克服等総合研究事業―BIRTHDAY．サイトメガロウイルス, トキソプラズマ等の母子感染の予防と診療に関する研究班ホームページ. http://cmvtoxo.umin.jp[1] より許諾を得て転載）

場合は，聴力の精密検査の前に生後 3 週以内に先天性 CMV 感染の確定検査の実施が記されている（図 1）[2]．

4 症候性先天性 CMV 感染症に対する治療

出生時から何らかの症状を有する症候性先天性 CMV 感染症では，神経学的後障害の発症リスクが高い．我が国では，2023 年 3 月 27 日より症候性先天性 CMV 感染症のバルガンシクロビル（VGCV）経口治療が保険適用下で使用可能となっている[1]．

A．症候性の定義

出生時に神経学的徴候（小頭症，水頭症・脳室拡大，脳室周辺石灰沈着・大脳皮質形成不全・白質障害，網脈絡膜炎，感音性難聴）もしくは，非神経学的徴候（胎児発育不全，肝脾腫，肝機能障害，出血斑，血小板減少，黄疸，肺炎）がみられるものが「症候性」である．一方，出生時に症状のない感染児は，「無症候性」である[1,3]．

B．治療対象

症候性感染症児が治療の対象となり，無症候性感染児に治療適応はない．また，症候性感染症児の中でも，「軽度：原疾患に伴う一過性の臨床症状や検査値異常」，「中等度：臨床症状や検査値異常を伴う活動性病変」，「重度：中枢神経障害（難聴や網脈絡膜炎を含む）」のうち，軽度を除いた中等度および重度の症候性先天性 CMV 感染症患者が妥当である（表 1）[1,3]．

C．治療開始時期

VGCV 治療の開始時期は生後 2 カ月以内が考えられる[1,3]．

D．投与量・投与期間

通常，聴覚や発達予後の改善を目的とした場合は，VGCV の投与量・投与期間は，1 回 16 mg/kg を 1 日 2 回，6 カ月間経口投与が推奨される．その一方，中

表1 症候性先天性 CMV 感染症の重症度の定義

軽度	原疾患に伴う一過性の臨床症状や検査値異常（軽度の肝脾腫，肝機能異常，血小板減少など）
中等度	臨床症状や検査値異常を伴う活動性病変（肝脾腫，点状出血，肺炎，肝機能異常，血小板減少，白血球減少，貧血など）
重度	中枢神経障害（小頭症，水頭症・脳室拡大，脳内石灰化，大脳皮質形成不全・白質障害など），網脈絡膜炎，聴性脳幹反応異常

（文献 1, 3 より引用）

枢神経障害（網脈絡膜炎，聴性脳幹反応異常を含む）がなく，CMV感染症の活動性病変（肝脾腫，点状出血，肺炎，肝機能異常，血小板減少，白血球減少，貧血など）の沈静化を目的とする場合は，主治医の判断により適宜，投与期間の短縮は考慮できる[1,3]．

　VGCV治療は，その効果として症候性先天性CMV感染症児の聴覚や精神運動発達の改善または進行抑制が期待できる．その一方，短期的な副作用として，重篤な白血球減少，好中球減少，貧血，血小板減少の骨髄抑制や肝機能障害が認められる[1,3]．

参考文献

1) 日本医療研究開発機構（AMED）成育疾患克服等総合研究事業―BIRTHDAY．サイトメガロウイルス，トキソプラズマ等の母子感染の予防と診療に関する研究班ホームページ．http://cmvtoxo.umin.jp（2024年3月4日閲覧）
2) こども家庭庁成育局母子保健課長．「新生児聴覚検査の実施について」の一部改正について．令和5年10月3日（こ成母第277号）．http://cmvtoxo.umin.jp/_assets/pdf/20231003.pdf（2024年3月4日閲覧）
3) 森岡一朗．バルガンシクロビル適正使用の手引き．In: 日本医療研究開発機構成育疾患克服等総合研究事業―BIRTHDAY．症候性先天性サイトメガロウイルス感染症を対象としたバルガンシクロビル治療の開発研究班（責任編集: 岡　明，森岡一朗，伊藤嘉規）．先天性サイトメガロウイルス感染症診療ガイドライン2023．東京: 診断と治療社; 2023. p.91-3.

〈森岡一朗〉

80 TORCH症候群：新生児ヘルペス（先天性ヘルペスウイルス感染症）―診断と管理の実際

J 母子感染症管理のコツ

> **POINT**
> - 新生児ヘルペスは，3つの病型「全身型」「中枢神経型」「表在型」に分類される．
> - 初発症状は，特異的症状に乏しく，水疱を認めない症例もある．
> - 早期診断・早期治療が原則であり，臨床的に本症が疑われた場合には，確定診断を待たずに治療を開始する．
> - 本症を疑う場合には，迅速性のあるリアルタイムPCR法による診断を行うべきである．
> - すべての病型で再発予防のための経口アシクロビル抑制療法が考慮される．

1 疫学

　新生児ヘルペスは，単純ヘルペスウイルス（herpes simplex virus: HSV）による母子感染症である．HSVは抗原性の違いにより1型（HSV-1）と2型（HSV-2）に分類され，主にHSV-1は顔・上半身，HSV-2は（思春期以降に）性器・下半身の皮膚粘膜感染症を引き起こす．HSVの胎内感染はきわめて稀である．新生児ヘルペスの発症頻度は，世界で年間14,000例と推計されている．性器ヘルペスの罹患率に影響されると考えられ，先進国では3～30例/10万出生程度であり，米国で1例/2,000出生[1]，日本では1例/14,000～20,000出生と推定される．HSV1型・2型比は米国では1:2である．性器ヘルペス初感染の母親からの児への感染率は25～60％以上であるのに対し，再発では2％である[1]．

2 感染経路

　新生児ヘルペスの感染経路は，胎内感染（5％），周産期の産道からの垂直感染

(85％) および水平感染 (10％) である．産道感染では，母親の性器ヘルペスの有無が重要で，水平感染は，家族の口唇ヘルペスなどに注意が必要となる．潜伏期間は，新生児期を通じて発症するために特定できない[2]．

3 母子感染予防

単純ヘルペスウイルスの感染を予防するワクチンはない．母子感染予防は，母体の性器ヘルペスがある場合には，母体治療が大切である．母体が性器ヘルペスに罹患している場合には，母子感染のリスク評価を行う．性器ヘルペスは初発か再発か，さらに初発の場合は，抗体をもたないか（初感染・初発），もっているか（非初感染・初発）に分類して考える．初感染・初発では，病変部ウイルス量が多く，児は産道でウイルスに曝露されやすく，移行抗体による感染抑止は期待できない．再発型では，母体のウイルス量が少なく，母体からの移行抗体による感染抑止が期待できる．分娩目的の入院時に外陰部にヘルペス病変を認める（強く疑われる），初感染・初発で発症から1カ月以内，再発または非初感染・初発で発症から1週間以内に分娩となる可能性が高い場合には帝王切開が考慮される[3]．

4 検査・診断

A．臨床症状

新生児ヘルペスは，発熱，哺乳力低下，活気の低下など，他の疾患でも認められる非特異的症状で発症することが多い．HSV感染症全体では水疱が診断の契機となるが，新生児ヘルペスでは，水疱は初発症状として20〜40％の児にしか認められない．産道感染で重要な性器ヘルペスは無症状であることも多く，児の発症時に母親の性器ヘルペス感染を適切に評価できない場合がある．そのため，臨床症状・所見のみによる診断は困難である[1,4]．

B．臨床病型

新生児ヘルペスでは，HSVがさまざまな組織・臓器で増殖し，強い炎症が起きることで病態が形成される．新生児ヘルペスは臨床像から3型に分類される．①HSVが全身に広く感染を起こす「全身型」，②脳炎を起こす「中枢神経型（脳炎型）」，③病変が皮膚，眼，口腔に限局した「表在型（皮膚・眼・口腔局型）」である．表在型から，中枢神経型・全身型へ進展する場合がある．病型別の特徴は，全身型では敗血症様の経過をたどり，著明な肝障害を認めたり，DICを合併

する．中枢神経型では，けいれんや易刺激性などが他の病型に比べて多い[1]．

C．ウイルス学的診断

新生児ヘルペスの確定診断のためには，ウイルス学的検査で HSV の有無を調べることが必須であり，迅速性があり高感度のリアルタイム PCR 法を選択すべきである．結膜・口・鼻咽腔・直腸などのスワブ，水疱スワブ，髄液，血液をリアルタイム PCR で調べる．リアルタイム PCR 法により，全身型では血清，中枢神経型では髄液，表在型では水疱部から，ほぼ全例で HSV DNA が検出される．新生児期は特異抗体の産生が乏しく，母親からの移行抗体の存在もあるため血清学的診断は適さない．母体が初感染・初発の性器ヘルペスの場合，新生児は無症候であっても注意深い管理が必要である[1,5]．

5 児の管理と治療の実際

早期診断・早期治療が原則であり，新生児ヘルペスを疑った場合には，確定診断を待たずに治療を開始する．日本には診療ガイドラインが存在しないが，注射用アシクロビル 20mg/kg/ 回，1 日 3 回を，表在型では 14 日間，中枢神経型・全身型では 21 日間（以上）投与が標準的な治療といえる．中枢神経型では，治療終了予定近くに髄液 PCR 検査を実施し，HSV 陽性の場合には，さらに 1 週間治療を継続する．同様に，追加で 1 週間の治療再継続も念頭に置く．治療経過中の血液リアルタイム PCR 検査は，治療効果判定に有効とのエビデンスは乏しいが，一定の有用性はあると考えられる（診断目的以外のリアルタイム PCR 検査は保険適用外）．アシクロビル耐性 HSV が出現することは稀であるが，耐性ウイルスを疑った場合には，ホスカルネット投与への変更を考慮する場合がある．重症例には，抗けいれん薬，抗凝固療法などの支持療法を行う．注射用アシクロビル治療終了後は，すべての病型で再発予防のため，経口アシクロビル抑制療法（300mg/m^2，1 日 3 回，静注治療終了後 6 カ月間）を考慮する．最初の 2〜4 週目に 1 回，その後，月に 1 回好中球数を評価する．すべての病型で，眼科診察，頭部 MRI による精査が推奨される[1,6]．

6 予後

全身型の死亡率は 25〜30%で，生存例の 80%は神経学的予後良好である．中枢神経型の死亡率は数%だが，生存例の 70%は神経学的後遺症を残す．表在型の生命予後は良好で，神経学的後遺症は 2%未満と報告される．皮膚病変の再

燃を3回以上繰り返す症例では,神経学的後遺症が増加する.眼病変の合併例は慎重なフォローアップが必要である[6].

参考文献

1) Herpes simplex. In: Kimberlin DW, Barnett ED, Lynfield R, et al. editors. Red Book: 2021 Report of the Committee on Infectious Diseases. Itasca: American Academy of Pediatrics; 2021. p.407-17.
2) Demmler-Harrison GJ. Neonatal herpes simplex virus infection: Clinical features and diagnosis. In: UpToDate. Caplan SL, editor. Waltham: UpToDate; 2022.
3) 妊娠中に性器ヘルペス病変を認めたときの対応は？In: 日本産科婦人科学会, 日本産婦人科医会, 編集・監修. 産婦人科診療ガイドライン産科編. 東京: 日本産科婦人科学会事務局; 2020. p.314-7.
4) Ito Y, Kimura H, Torii Y, et al. Factors for poor outcome in congenital cytomegalovirus infection and neonatal herpes on the basis of a nationwide survey in Japan. Pediatr Int, 2013; 55: 566-71.
5) 伊藤嘉規. 単純ヘルペスウイルス感染症. In:「小児内科」「小児外科」編集委員会, 編. 小児疾患診療のための病態生理. 改訂第5版. 東京: 東京医学社; 2020.
6) Demmler-Harrison GJ. Neonatal herpes simplex virus infection: Management and prevention. In: UpToDate. Caplan SL, editor. Waltham: UpToDate; 2023.

〈伊藤嘉規〉

81　J 母子感染症管理のコツ

TORCH 症候群：
先天梅毒─診断と管理の実際

> **POINT**
> - **疫学**：先天梅毒の報告は近年の成人での梅毒報告数の増加に伴い，年間20例程度の報告があり，今後のさらなる増加が懸念されている．
> - **感染経路**：先天梅毒は母体から胎児への経胎盤感染によって生じる．
> - **診断**：梅毒の病原体診断法には，直接同定する方法と間接的に血清抗体価の測定により診断する方法があり，後者が主流である．最終的には母体または児の臨床経過と検査所見を踏まえて総合的に診断する．
> - **治療**：先天梅毒診断の確実性に応じて，ベンジルペニシリンカリウムの点滴静注またはベンジルペニシリンベンザチンの筋肉注射が治療として使用される．
> - **感染管理と予後**：先天梅毒児の管理の原則は標準予防策の徹底である．

1 先天梅毒の疫学

　先天梅毒（congenital syphilis）は，梅毒トレポネーマ（*Treponema pallidum*）が，胎盤を通過して母体から胎児に感染する多臓器にわたる慢性感染症である．国内では2011年ごろから感染症発生動向調査に基づく梅毒の報告数の増加とともに，妊婦の報告が増加し，結果として先天梅毒の年間報告数も20例前後報告されている．米国でも同様の傾向がみられており，成人の梅毒症例の増加が持続すると，先天梅毒の症例もさらに増加することが懸念される．実際に感染症発生動向調査に基づき，2023年第3四半期までの先天梅毒は32例と報告されており，前年の同時期と比較して多い[1]．

2 感染経路と予防方法

　感染経路は母体から胎児への垂直感染（経胎盤感染）によるものである[1-8]．そ

のため先天梅毒を予防するためには，梅毒に罹患した妊娠可能女性が適切な治療を完遂し治癒すること，妊娠母体が梅毒に感染しないことが最大の予防である．

3 先天梅毒児の診断・治療と管理の実際

A．先天梅毒を疑う契機とタイミング

母体の梅毒感染歴があれば，疑いが濃厚である．一方で先天梅毒の6割以上は特に出生当初は無症候または軽微な所見を認めるにとどまる．臨床症状や所見のみから先天梅毒を診断することは困難なこともあるが，最終的な診断は母体または児の臨床経過および検査所見を踏まえて総合的に診断する．また，他の先天感染症（TORCH症候群）に共通する症状および所見や胎内発育不全などがあれば，積極的に除外することが肝要である．出生後は乳児期早期に症状が徐々に顕在化するため，先天梅毒に特徴的な皮膚所見（梅毒性天疱瘡や扁平コンジローマ）や鼻炎などの出現をもって疑う．

B．先天梅毒の診断法

先天梅毒の原因菌である梅毒トレポネーマは培養することが困難な病原体である．病原体診断を行う方法として，病変部から直接同定する方法と血清抗体価の測定により間接的に同定する方法がある．前者には，暗視野顕微鏡を用いた菌体の同定のほか，PCR（ポリメラーゼ連鎖反応）法によるDNAの検出により行う方法がある．一方で後者には，非特異的検査（rapid plasma reagin：RPR）と梅毒特異的検査がある．梅毒特異的検査には，TPHA（*Treponema pallidum* hemagglutination）やTPLA（*Treponema pallidum* latex agglutination），FTA-ABS（fluorescent treponemal antibody absorption）などがある．多くの検査試薬が販売され，臨床現場で活用されている血清抗体価の測定の主な注意点は，①乳児では母体からのIgGを主とした移行抗体が残存していること，②検査系の違いが結果に大きく影響することである．したがって，母体血と児血のRPRを比較する場合や治療効果判定のためにRPRを測定する場合には，同じ検査試薬を用いて検査を実施するべきであることを肝に銘じておく．上記の条件を踏まえた上で，児血RPRが母体血RPRの4倍以上（倍数希釈法），児血RPRが母体血RPRの概ね2倍以上（自動化法）を満たす場合や前述の先天梅毒の症状を有する場合は，先天梅毒の可能性がきわめて高く，髄液検査や血液検査（血算），長管骨X線検査などを行う．日本小児感染症学会監修のもと，先天梅毒診療の手引き2023が発出され，実際のフローチャートを含め，コンパクトにまとめられて

いる[7]).

C. 先天梅毒の治療適応と実際の治療

　先天梅毒の治療適応は，先天梅毒を疑う身体所見の有無，前述の児血と母体血のRPR値の比較，母体の梅毒の感染歴・治療歴を考慮して判断する．診断の確実性により推奨される抗菌薬が異なるが，ペニシリンは梅毒トレポネーマに対して殺菌的に作用し，治療効果が確認された薬剤であること，これまでにペニシリン耐性が確認された報告はないことから，治療の軸はペニシリンの全身投与である（表1）．我が国では，ベンジルペニシリンカリウム（ペニシリンGカリウム）およびベンジルペニシリンベンザチン（ステルイズ®）が使用可能である．一方で新生児を含めた小児で使用経験が豊富なアンピシリンは，梅毒への治療効果が

表1　先天梅毒の治療選択

状態の判断	治療選択
Proven or highly probable	ベンジルペニシリンカリウム　10日間　点滴静注 ・5万単位/kg/回　点滴静注　12時間ごと（～日齢7） ・5万単位/kg/回　点滴静注　8時間ごと（日齢8～10）
Possible*1	ベンジルペニシリンカリウム　10日間　点滴静注 ・5万単位/kg/回　点滴静注　12時間ごと（～日齢7） ・5万単位/kg/回　点滴静注　8時間ごと（日齢8～10） または ベンザチンペニシリン　単回　筋肉注射 ・5万単位/kg/回
Less likely*2	治療不要　または ベンザチンペニシリン　単回　筋肉注射 ・5万単位/kg/回
Unlikely*3	治療不要　または ベンザチンペニシリン　単回　筋肉注射 ・5万単位/kg/回

*1 以下のいずれかを満たす場合は，ベンジルペニシリンカリウムを10日間点滴静注による治療とする
　・髄液検査（RPR，細胞数，タンパク）の異常
　・血算（白血球分画，血小板数）の異常
　・長管骨X線写真の異常
　・フォローアップが不確実である
*2 フォローアップ可能で，かつ以下のいずれかを満たす場合は，無治療で経過観察可能
　・母親が早期梅毒：治療後RPRが1/2以下に減少
　・母親が潜伏梅毒：RPRが4.0以下
*3 以下の場合は，ベンザチンペニシリンの単回筋肉注射を行う
　・児が梅毒非特異的検査陽性かつフォローアップが不確実である
（「先天梅毒診療の手引き2023」作成委員会, 編. 先天梅毒診療の手引き2023[7]より作成）

示されておらず，投与は推奨されない．ペニシリンアレルギーがある場合でも，まずはペニシリンの減感作が推奨される．代替案としてセフトリアキソンが用いられることがあるが，早産児や新生児への投与は禁忌であり，確立した治療法ではないことに留意する．

D．先天梅毒児の感染管理

先天梅毒と診断された児を管理する上では標準予防策が基本となる．湿潤病変や血液，分泌物には感染性があるため，皮膚粘膜に病変部がある場合は，接触予防策を講じる．適切な治療開始後24時間が経過すれば，病変部からの感染リスクはなくなるが，標準予防策は継続する[4]．

4 先天梅毒の予後

先天梅毒の致命率は6〜8％とする報告がある．約90％の死亡例は産前ケアの欠如や不適切な産前ケアと関連していたと報告されている[2]．

児の先天梅毒が疑われた場合には，その診断の確実性の程度により，適切な検査による評価と治療，確実なフォローを行うことが重要である．

参考文献

1) 国立感染症研究所（感染症疫学センター・実地疫学研究センター・細菌第一部）. 感染症発生動向調査で届け出られた梅毒の概要（2023年10月4日現在）. https://www.niid.go.jp/niid/images/epi/syphilis/2023q3/syphilis2023q3.pdf
2) Workowski KA, Bachmann LH, Chan PA, et al. Sexually Transmitted Infections Treatment Guidelines, 2021. MMWR Recomm Rep. 2021; 70: 1-187.
3) Dobson SR, Sanchez PJ. Syphilis. In: Cherry JD, Harrison GJ, Kaplan SL, et al, editors. Feigin and Cherry's Textbook of Pediatric Infectious Diseases. 8th ed. Philadelphia: Elsevier Saunders; 2019. p.1268.
4) American Academy of Pediatrics. Syphilis. Red Book 2021-2024 Report of the Committee on Infectious Diseases. 32nd ed. 2021. p.729-44.
5) Arrieta AC. Congenital syphilis: clinical manifestations, evaluation, and diagnosis. In: UpToDate. Caplan SL, editor. Waltham: UpToDate; 2023. （2023年8月13日閲覧）
6) 森内浩幸. 胎内感染症（TORCH）. In: 日本小児感染症学会, 編. 小児感染免疫学. 東京: 朝倉書店; 2020. p.456-77.
7) 「先天梅毒診療の手引き2023」作成委員会, 編. 先天梅毒診療の手引き2023（第2版）. 2024年2月. https://www.jspid.jp/wp-content/uploads/2024/03/sentensei_baidoku_202403.pdf（2024年8月15日閲覧）
8) 日本性感染症学会, 編. 性感染症診断・治療ガイドライン2020. 東京: 診断と治療社; 2020.

〈船木孝則〉

J 母子感染症管理のコツ

82 ヒトT細胞白血病ウイルス1型：予防と管理の実際

> **POINT**
> - 疫学：キャリアは九州・沖縄に多いが，首都圏にも広がりをみせている．
> - 妊婦スクリーニングと結果の告知：抗体スクリーニング陽性例では必ず確認検査を行う．結果の告知では心理面への配慮を忘れない．
> - 栄養方法の選択：完全人工栄養が最も確実な予防法．90日までに断乳する短期母乳栄養も同程度の予防効果があるが，長期化しないよう技術的・心理的支援が不可欠．
> - キャリア母親への支援：どの栄養方法にもそれぞれの困難さがある．またキャリアは自分の健康も含めた不安や疑問があり，それに応える支援体制の整備が必要．

1 疫学

我が国におけるヒトT細胞白血病ウイルス1型（human T cell leukemia virus type 1：HTLV-1）のキャリア数は80万〜100万人と推定され，2020年の調査では妊婦の抗体保有率は0.11%だった．キャリア数は九州・沖縄に偏っていたが，首都圏へ分布してきた[1]．

2 感染経路

主たる感染経路は母子感染，性行為感染，輸血・移植に伴う感染である．母子感染の多くは母乳を介して起こるが，それ以外の経路（恐らく経胎盤感染）もある．長崎県における栄養方法別の母子感染率は，6カ月以上の母乳哺育で20.5%，6カ月未満の母乳哺育は8.3%，完全人工栄養で2.4%であり，3群間には統計学的有意差があった[2]．

献血ドナーのスクリーニングによって輸血感染はなくなり，妊婦のスクリーニングとそれに続く栄養方法への介入によって母乳を介した母子感染は減ってきた[1]．

3 妊婦の検査と結果の告知

妊婦健診において HTLV-1 感染の有無を診断し（図1），キャリアと判明した場合は母子感染を防ぐための栄養方法の選択へとつなげる．診断のポイントは，①スクリーニング抗体検査では偽陽性の可能性があるので，その時点で HTLV-1 感染と判断せず必ず確認検査（LIA 法）を実施する．② LIA 法で判定保留となった場合は PCR を実施する．③前回妊娠で陰性であっても，その後水平感染している可能性があるので，必ず毎回検査するということである[1]．

キャリアと診断され妊婦本人に結果を告知する場合は，本人の心理面や個人情報保護への配慮が不可欠であり，一方的な結果の説明や情報提供にならないように注意する．マニュアル[1]などで十分な知識を確認した上で臨み，自施設での対応が困難な場合は専門施設への紹介も検討する．

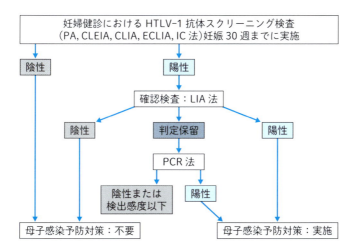

図1 妊婦健診における HTLV-1 検査の流れ
（厚生労働科学研究班による HTLV-1 母子感染予防対策マニュアル．第2版[1]）

4 児の栄養方法

栄養方法の選択に際しては，母子感染予防の観点に加えて，さまざまな観点か

表1 各栄養方法の特徴

栄養方法	母子感染予防効果	コメント
完全人工栄養	経母乳感染を予防するためには最も確実な方法	・母親の利点を得ることができない ・産後うつやボンディング障害のリスクが上昇する可能性がある
短期母乳 (90日未満)	完全人工栄養と比較して明らかな差がない	・母乳による利点をある程度得ることができる ・母乳栄養期間が長期化する恐れがある ・完全人工栄養への移行に向けた準備と支援が必須 ・産後うつやボンディング障害の予防効果は不明
母乳栄養 (6ヵ月以内)	完全人工栄養と比較して約3倍リスクが高い	・母子感染予防対策としては推奨されない
凍結解凍母乳栄養	蓄積された症例数が少なくエビデンスとしては不十分	・時間と手間がかかる ・NICUに入院するハイリスク児に対して考慮する ・産後うつやボンディング障害の予防効果は不明
混合栄養	不明	・理論的には腸管粘膜の傷害により母子感染リスクが上昇する可能性がある
ドナーミルク	データは存在しないが,完全人工栄養と同等の効果が期待される	・ドナーはHTLV-1のスクリーニング陰性が確認されている ・産後うつやボンディング障害の予防効果は不明

(厚生労働科学研究班によるHTLV-1母子感染予防対策マニュアル. 第2版[1]より改変)

ら各栄養方法のメリット・デメリットを明確に説明し,母親が自らの意思で選択できるように支援する.

完全人工栄養が最も確実な予防法であるが,母乳の利点を活かすことができず,また母乳以外の経路で感染する可能性が残る. 90日までに断乳する短期母乳栄養は完全人工栄養と比べて母子感染率に統計学的有意差がみられなかったが,確実にこの期間で断乳できずに長期化すると母子感染率は上昇する. 凍結母乳栄養の有効性は十分なエビデンスが得られていない(**表1**)[1].

5 キャリア女性への支援

完全人工栄養を選択した母親は母乳をあげることができない辛さがある. 短期母乳栄養を選択した母親が確実に90日以内に断乳することはしばしば困難であり,技術的・心理的な支援が不可欠である. そしてどの栄養方法を選んだ場合も,自分自身の健康を含めたさまざまな不安や疑問に応えられる体制を整えておくことが重要である.

6 児のフォロー

　キャリア女性から生まれた児に対しては，移行抗体が完全に消失する3歳時点で抗体検査を実施し母子感染の有無を確認するよう推奨している．完全人工栄養または短期母乳栄養であっても母子感染が約3%起こり，その場合は本人が献血や妊娠（女児の場合）の際に突然知らされるよりも，心理面に配慮しつつ医療者から正しい知識で告知する方が望ましい．

　感染しても小児期に健康上の問題を生じることはきわめて稀であり，また日常生活での感染は起こらないため，集団保育や予防接種も含め通常の対応で問題ない．

参考文献

1) HTLV-1母子感染対策および支援体制の課題の検討と対策に関する研究班. 厚生労働科学研究班によるHTLV-1母子感染予防対策マニュアル. 第2版. https://sukoyaka21.cfa.go.jp/wp-content/uploads/2023/07/HTLV-1マニュアル第2版.pdf（2024年3月7日閲覧）
2) Moriuchi H. Human T-cell lymphotropic virus. In: Read JS, Schleiss MR, editors. Congenital and Perinatal Infections. New York: Oxford University Press; 2018. p.129-42.

〈森内浩幸〉

83 K 血液疾患管理のコツ
輸血療法のタイミングと実際

POINT

- **使用について留意すること**：新生児・小児に対する血液製剤の投与基準はいまだ十分なコンセンサスが得られているとは言い難く，新生児・小児は多様な病態を示すため，個々の症例に応じた配慮が必要である．
- **適応**：最新の「血液製剤の使用指針」をもとに，諸外国の文献を参考にして，各施設で投与の基準を策定しておく必要がある．新生児・小児に対する輸血療法は対象児を生後4カ月までと限定していることに留意する．
- **製剤ごとの保存方法・投与方法を熟知する**：血液製剤は製剤ごとに保存方法・投与方法が異なる．適切な保存がなされなかった場合，その血液製剤は当然使用できない．血液製剤は通常の薬剤と異なり製剤の細菌汚染が頻度はきわめて低いながら報告されており，不適切な保存では菌の増殖を起こす可能性がある．投与前に製剤の外観に異常がないかも必ず確認する．
- **輸血後感染症の有無の確認**：輸血療法を施行した場合は，輸血後感染症に対する血液検査を輸血の2〜3カ月後（3カ月以内）に実施する．

1 血液製剤別輸血の適応・実際・注意点

「血液製剤の使用指針」中の新生児・小児に対する輸血療法は対象児を生後4カ月までと限定している[1]．

A．赤血球製剤
1）使用指針
①全身状態が安定している児
　通常，Hb 7g/dL 以下の場合に輸血を考慮する．

②慢性的な酸素依存症の児

通常，Hb 11g/dL 以下の場合に輸血を考慮する．

③生後 24 時間未満の新生児，もしくは集中治療を受けている新生児

通常，Hb 12g/dL 以下の場合に輸血を考慮する．

2）投与方法

①使用血液

採血後 2 週間未満の赤血球液で放射線照射後 3 日以内の血液を使用することが望まれる．

②投与量と速度

うっ血性心不全が認められない児では，1 回の輸血量は 10 〜 20mL/kg とし，1 〜 2mL/kg/ 時の速度で輸血する．

うっ血性心不全が認められる児では，心不全の程度に応じて別途考慮する．

次式から，RCC-LR 10mL/kg を 2mL/kg/ 時で輸血した場合，5 時間後に Hb は 2.3g/dL 上昇する．

予測 Hb 値＝投与 Hb 量（g）/ 循環血液量（dL）＝ $1.86 \times 3 / 2.55 = 2.2$

循環血液量＝体重（kg）× 85（mL/kg）/100

RCC-LR 1 単位 26.5g/140mL＝1.86g/10mL

3）使用上の注意

①溶血防止

24G より細い注射針を用いて輸注ポンプで加圧して輸血すると，溶血を起こす危険性がある．その場合は輸血速度を遅くする．

②長時間を要する輸血

血液バッグ開封後は 6 時間以内に輸血を完了し，残余分は破棄する．1 回量の輸血をするのに 6 時間を超える場合には，使用血液を無菌的に分割して輸血する．未使用の分割分は使用時まで 2 〜 6℃で保存する．

B．血小板輸血

1）使用指針

①全身状態が安定しており出血症状がない場合は，血小板数が 2 万〜 3 万 /μL 未満の場合に，血小板濃厚液の投与を考慮する．なお，早産児で生後数日以内の児はより高い血小板数を維持する．

②新生児同種免疫性血小板減少症（neonatal alloimmune thrombocytopenia）

の場合は，血小板数が 3 万 /μL 未満の場合に，血小板濃厚液の投与を考慮する．
③生後 1 週間以内の極低出生体重児の場合，出血症状を認める児の場合，または，侵襲的処置を行う場合には，血小板数を 5 万 /μL 以上に維持する．
④播種性血管内凝固の場合，または大手術を受ける場合，血小板数を 5 万〜 10 万 /μL に維持する．

C．新鮮凍結血漿
1）使用指針
①凝固因子の補充

　ビタミン K の投与にもかかわらず，PT および / または APTT の著明な延長があり，出血症状を認めるか，侵襲的処置を行う場合．

②循環血液量の 1/2 を超える赤血球液輸血時

③ Upshaw-Schulman 症候群（先天性血栓性血小板減少性紫斑病）

2）投与方法
　①と②に対しては，10 〜 20mL/kg 以上を必要に応じて 12 〜 24 時間ごとに繰り返し投与する．

　③に関しては，10mL/kg 以上を 2 〜 3 週間ごとに繰り返し投与する．

3）その他
　新生児多血症に対する部分交換輸血には，従来，新鮮凍結血漿が使用されてきたが，ほとんどの場合は生理食塩液で代替可能である．

2 交換輸血

1）適応
①高ビリルビン血症

②重症貧血

2）使用製剤
　①に対しては，溶血の原因によって使用する血液が異なる（表 1）．

　②に対しては，表 1 の血液型不適合がない場合と同様の血液で交換輸血を行う．

3）交換輸血量とスピード
　①に対しては，循環血液量の 2 倍の 160 〜 180mL/kg を目標とする．現在，動脈から瀉血して静脈から輸血する 2-way 法が主流で，その場合は 80 〜 100mL/kg/ 時で行うことが可能であるが，ビリルビンの除去率を高めたければ，交換スピードを遅くするか，途中で休息を入れる．

表1 交換輸血に使用する血液製剤

	血液型	血液の種類
血液型不適合がない場合	ABO 同型 Rh 同型	赤血球濃厚液：FF（P：血小板）＝4：2（：1）の混合血*1
Rh 不適合	ABO 同型 Rh（−）	赤血球濃厚液：FF（P：血小板）＝4：2（：1）の混合血*1
ABO 不適合	O 型赤血球＋AB 型血漿	合成血*2

*1 早産児では混合血に血小板を加えることが望ましい
*2 合成血が作成できなければ混合血または O 型血液
混合血と合成血の違い：混合血は組み合わせる赤血球は洗浄されていないが，混合血で使用されている O 型赤血球は洗浄されている

②に対しては，体内での慢性貧血でうっ血性心不全を呈している場合や急速に Hb 値を上昇させなければならない場合は交換輸血を行う．

4）10%グルコン酸 Ca 投与

クエン酸血を使用する場合は，低 Ca 血症予防のため，正期産児では 100mL，早産児では 50mL の交換輸血ごとにそれぞれ 1mL，0.5mL の 8.5%グルコン酸 Ca 製剤を投与する．投与の際は等量の蒸留水で希釈する．投与前後にルート内を生理食塩液 1mL で洗浄する．急速に投与すると徐脈・心停止をきたすことがあるので，心電図でモニターしながらゆっくり投与する．

参考文献

1) 厚生労働省医薬・生活衛生局. 血液製剤の使用指針. https://www.mhlw.go.jp/file/06-Seisakujouhou-11120000-Iyakushokuhinkyoku/0000161115.pdf

〈細野茂春〉

84 未熟児貧血：治療開始のタイミングと実際

K 血液疾患管理のコツ

POINT

- 治療対象：早産児，特に極低出生体重児（超低出生体重児を含む）
- 治療開始時期：
  ①エリスロポエチン補充：
  　（在胎32週未満の児）日齢8以降で皮膚が安定した時点
  　（在胎32週以上の児）ヘモグロビン値≦12g/dL
  ②鉄剤補充：経腸栄養100mL/kg/日を超えた時点
  ③赤血球濃厚液輸血：貧血の程度が強い場合に考慮
- 治療終了時期：
  ①エリスロポエチン補充：ヘマトクリット＞30％または修正36週0日を目安とする．
  ②鉄剤補充：少なくとも生後6カ月までは内服を継続し，その後は個々の鉄欠乏状態に応じて検討する．

1 概念

　未熟児貧血は早産児に認められる貧血で，在胎32週未満で出生した児に多く認められる．正期産児を含むすべての新生児は生理的貧血を呈するが，早産児ではその傾向が強い（図1）．未熟児貧血は，生後4〜8週に発症する早期未熟児貧血と生後12週ごろから発症する晩期未熟児貧血とに分類される．

2 病態生理

　早期未熟児貧血の発症には，①出生後に子宮内と比べて酸素濃度が高い環境にさらされるため赤血球の産生が抑えられること，②出生後の著しい体重増加に応じたヘモグロビン（Hb）の産生が追いつかないこと，③エリスロポエチン産生反応

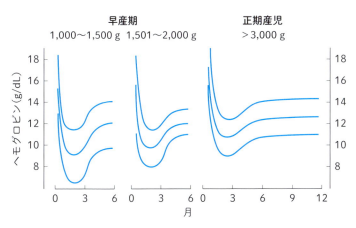

図1 早産児と正期産児における出生後のヘモグロビン値の変化
(Dallman PR. Ann Rev Med. 1981; 32: 143-60)

の不良,④採血による失血などが関与する.一方,晩期未熟児貧血の発症には貯蔵鉄の絶対量不足が関与する.

3 診断

溶血性貧血,出血性貧血および遺伝性骨髄不全症などの貧血をきたす疾患を除外して診断する.

4 治療

A.エリスロポエチン補充療法

胎児の主要なエリスロポエチン産生臓器は肝臓で,腎臓由来のエリスロポエチンに比べて低酸素状態に対する感受性が1/10であるため,低酸素状態下であってもエリスロポエチン産生能が低い[1].主要なエリスロポエチン産生臓器が肝臓から腎臓へ移行するのは,修正30週以降であるとされている[1].以上の理由で,早産児ではエリスロポエチン産生不良による未熟児貧血が生じやすい.

在胎32週未満の児では,日齢8以降で皮膚所見が安定すればエリスロポエチン補充療法を開始する.未熟児貧血のリスクが低い在胎32週以上の児においては,Hb値12g/dL以下で,エリスロポエチン補充療法開始を考慮する.最新のコクランレビューでは,生後早期(日齢7まで)にエリスロポエチン補充療法を開始した児は,生後8日以降に開始した児と比べて有意に未熟児網膜症のリス

クが増加したと報告されている[2]．このため，現時点では生後早期からのエリスロポエチン補充療法は推奨されない．

本邦では，遺伝子組み換えヒトエリスロポエチン製剤（エポエチンアルファ）が使用されている．エポエチンアルファ 200 単位/kg/回を週 2 回皮下注射する．副作用は，血圧上昇，一過性血小板増多症，一過性好中球減少症，肝機能異常，早産児骨減少症などである．少なくとも週 1 回はヘマトクリット（Hct）毛細管を用いた Hct 値の評価を行う．また，2 週間ごとに血算および生化学検査を実施し，Hb/Hct 値とともに血小板および好中球数の評価，さらに肝機能および骨代謝を評価する．Hct＞30％または修正 36 週 0 日を目安にエリスロポエチン補充療法の中止を検討する．

B．鉄剤補充療法

妊娠後期に母体から胎児への鉄の移行は急速に増加する．Lorenz らは，在胎週数が進むにつれて臍帯血のフェリチン値は上昇することを報告している[3]．早産児では，母体からの鉄の移行が少ないため，出生時より貯蔵鉄が不足している．早産児は急激な成長に伴う鉄需要に対して，貯蔵鉄不足および経腸栄養からの供給不足から鉄欠乏性貧血を生じやすいため，鉄剤補充療法を考慮する必要がある．

鉄剤補充療法は，経腸栄養が 100 mL/kg/日を超えた時点で開始する．本邦では，溶性ピロリン酸第二鉄（インクレミン®シロップ）が一般的に用いられている．鉄投与量は 2〜6 mg/kg/日（インクレミン®シロップとして，0.3〜1 mL/kg/日）である．副作用として消化器症状（嘔吐，便秘など）があるため，鉄投与量 3 mg/kg/日より開始し，消化器症状の出現がなければ 6 mg/kg/日まで増量する．

本邦のガイドラインでは，離乳食が確立するまでは鉄剤補充を行うことが提案されている[4]．ヨーロッパ小児消化器肝臓栄養学会では，生後 6 カ月未満で出生体重 1,800 g 以下の児に対する鉄剤補充が推奨されている[5]．以上より，少なくとも生後 6 カ月までは鉄剤補充を継続し，その後は個々の鉄欠乏状態に応じて，終了時期を検討するのがよいと考えている．

鉄剤補充療法中は，定期的に末梢血一般，Hb/Hct，MCV の評価とともに，血清フェリチンおよび血清鉄を測定し鉄過剰がないかモニタリングを行う．血清フェリチン値＞300 ng/mL の場合は，投与量の減量または一時中断を検討する．血清鉄が低値であるにもかかわらず血清フェリチン値の上昇を認めた場合には，感染症や炎症などの影響で貯蔵鉄量とは無関係に血清フェリチン値が上昇していることがあるため十分な鑑別を要する．

C．赤血球濃厚液輸血

エリスロポエチンおよび鉄剤の補充療法が主体となるが，貧血の程度が強い場合には，赤血球濃厚液輸血を施行する．詳細は，「83．輸血療法のタイミングと実際」を参照のこと．

参考文献

1) Juul S. Erythropoiesis and the approach to anemia in premature infants. J Matern Fetal Neonatal Med. 2012; 25 (Suppl 5): 97-9.
2) Aher SM, Ohlsson A. Early versus late erythropoietin for preventing red blood cell transfusion in preterm and/or low birth weight infants. Cochrane Database Syst Rev. 2020; 2: CD004865.
3) Lorenz L, Peter A, Poets CF, et al. A review of cord blood concentrations of iron status parameters to define reference ranges for preterm infants. Neonatology. 2013; 104: 194-202.
4) 板橋家頭夫, 落合正行, 川口千晴, 他. 新生児に対する鉄剤投与のガイドライン 2017 —早産児・低出生体重児の重症貧血予防と神経発達と成長の向上を目的として. 日本新生児成育医学会雑誌. 2019; 31: 159-85.
5) Domellöf M, Braegger C, Campoy C, et al. Iron requirements of infants and toddlers. J Pediatr Gastroenterol Nutr. 2014; 58: 119-29.

〈齋藤可奈〉

85 一過性異常骨髄増殖症：診断と治療の実際

K 血液疾患管理のコツ

POINT

- **診断**：Down症候群の診断もしくは疑われる生後3カ月以内の児で末梢血中に芽球の出現や肝脾腫などを認めた際に一過性異常骨髄増殖症（transient abnormal myelopoiesis: TAM）を疑う．骨髄検査は必須ではない．
- **予後不良因子**：白血球数100,000/μL以上，直接ビリルビンや肝逸脱酵素の上昇，早産児，胸腹水，出血傾向．
- **治療**：多くの症例で生後3カ月以内に自然治癒するため，慎重な経過観察を行う．上記の予後不良因子が1つでもある場合は少量シタラビン療法，交換輸血，全身ステロイド投与などを考慮する．
- **フォローアップ**：TAMに罹患した患者の20％程度が4歳ごろまでにDown症候群に伴う骨髄性白血病（myeloid leukemia associated with Down syndrome: ML-DS）を発症するため，TAM治癒後も定期的な血液検査の評価が必要である．

1 一過性異常骨髄増殖症（TAM）について

　TAMはDown症候群もしくはモザイク型Down症候群の児で未熟な血液細胞（芽球）が末梢血，肝臓，脾臓，骨髄などの臓器で一過性に増殖する疾患である．その頻度はDown症候群の児のうち約5～10％である．病態は，①21番染色体上に存在する赤血球・巨核球系転写因子であるGATA1遺伝子の変異と，②21番染色体を3本認める状態であるトリソミー21により，胎児肝で巨核芽球/赤芽球の前駆細胞や造血細胞が増殖することによる．

2 頻度

Down 症候群の児の約 4 〜 10％が TAM を発症する．モザイク型 Down 症候群は TAM の 7 〜 16％とされる．

3 臨床症状

無症状の児から重篤な症状を示す児までさまざまである．主な症状を**表 1**[1]に示す．

頻度は少ないが，胎児水腫，肝線維症，腎不全などが認められることもある．

4 診断

現時点では，統一された診断基準は定まっていない．

胎児診断例や出生後の身体所見から Down 症候群が疑われる児に対しては，

表1 GATA1 遺伝子陽性および陰性の Down 症候群の新生児の臨床像

臨床症状	TAM [*1] (%) GATA1 変異（+）	Silent TAM [*2] (%) GATA1 変異（+）	Down 症候群 (%) GATA1 変異（−）
肝腫大	40	<5	4
脾腫	30	<1	<1
皮疹	11	<1	<1
心囊液/胸水	9	<1	<1
黄疸	70	60	50 〜 60
肝逸脱酵素上昇	25	<10	<10
凝固異常	10 〜 25	〜 5	〜 5
血小板減少（<10 万/μL）	50	50	50
白血球増多（>26,000/μL）	〜 50	10	10 〜 15
貧血（<13 g/dL）	5 〜 10	<5	1 〜 5

TAM: transient abnormal myelopoiesis
[*1] 末梢血芽球数>10％で1つ以上の GATA1 変異を認める症例
[*2] 末梢血芽球数≦10％で1つ以上の GATA1 変異を認める症例
(Bhatnagar N, et al. Curr Hematol Malig Rep. 2016; 11: 333-41 [1])

必ず末梢血検査で全血球数の確認と塗抹標本の目視での確認が必要である．TAM患者の白血球数は30,000〜50,000/μL程度の増多を認め，100,000/μL以上を認める症例もある．

可能であれば，フローサイトメトリーによる細胞表面マーカーの確認も行うことが望ましい．

GATA1変異の解析は日本小児白血病リンパ腫研究グループ（Japanese Pediatric Leukemia/Lymphoma Study Group: JPLSG）の中央診断施設である弘前大学小児科で行われている．

骨髄検査は必ずしも必要ではない．なぜなら髄外造血が主であり，骨髄よりも末梢血で芽球の割合が高いためである．

5 治療

TAMの新生児の多くは治療を必要とせず，生後3カ月以内に自然軽快する．しかし，白血球数100,000/μL以上，直接ビリルビン（≧5mg/dL）や肝逸脱酵素の上昇，早産児，胸腹水，出血傾向は予後不良因子とされており，そのような因子をもった症例における死亡率は20％程度である．

我が国ではJPLSGにおいて前方視的観察研究であるTAM-10研究が行われた．この研究では167例が登録され，多変量解析で独立した予後不良因子として白血球数高値（100,000/μL以上）と全身浮腫が明らかにされた[2]．167例中52例に少量シタラビン療法（1〜1.5 mg/kgを1日1回，1時間の点滴静注，中央値: 6日間）が行われており，白血球数100,000/μL以上の症例で有意に死亡率が低下したと報告されている．少量シタラビン療法の副作用として血球減少やビリルビン値の上昇が半数以上に認められたが，副作用による死亡例は報告されていない．一方，全身浮腫を認める症例に対する少量シタラビン療法の効果は限定的であった．以上の結果を受けて，現在，白血球数100,000/μL以上の症例に対する少量シタラビン療法による前方視的治療介入試験（TAM-18）が行われている．少量シタラビン療法を行う場合は小児血液腫瘍領域を専門にしている医師に相談をすることが望ましい．

その他の治療法として全身ステロイド投与や交換輸血が挙げられる．全身浮腫や腹水などを認める症例は高サイトカイン血症の関与が考えられることから，プレドニゾロン1〜2mg/kg/日が投与されることが多い．白血球増多症による臓器障害を認める症例や著明な黄疸を認める症例に対しては交換輸血を考慮する．

白血球数が多い症例では腫瘍崩壊症候群のリスクがあるため，十分な輸液と尿酸の代謝や排泄亢進のためにアロプリノールやラスブリカーゼの投与を考慮する．必要に応じて，輸血や凝固線溶因子の補充を行う．

6 フォローアップについて

TAM を罹患した患者の 20％程度が 4 歳ごろまでに Down 症候群に伴う骨髄性白血病（ML-DS）に進展する．そのほとんどが急性巨核芽球性白血病（acute megakaryoblastic leukemia：AMKL）である．発症年齢の中央値は 1 ～ 1.8 歳と報告されている[3]．

以上より，4 歳まで 3 カ月ごとに全血球数の確認と塗抹標本の目視を行う必要がある．

参考文献
1) Bhatnagar N, Nizery L, Tunstall O, et al. Transient abonormal myelopoiesis and AML in Down syndrome: an update. Curr Hematol Malig Rep. 2016; 11: 333-41.
2) Yamato G, Deguchi T, Terui K, et al. Predictive factors for the development of leukemia in patients with transient abnormal myelopoiesis and Down syndorome. Leukemia. 2021; 35: 1480-4.
3) Kosmidou A, Tragiannidis A, Gavriilaki E. Myeloid leukemia of Down syndrome. Cancer; 2023; 15: 3265.

〈大塚康平〉

K 血液疾患管理のコツ

86 新生児同種免疫血小板減少症：診断と治療の実際

> **POINT**
> - 血小板膜上に発現する抗原に対する抗体の産生によって発症する．
> - 出生時から発症し，血小板減少は出生後にさらに減少する．
> - 母児のヒト血小板抗原およびヒト白血球クラスⅠ抗原に対する抗体検査を実施する．
> - 免疫性血小板減少性紫斑病の母体より出生した児の治療に準じる．
> - 迅速な診断と治療開始が，頭蓋内出血などの重症な合併症の予防につながる．

1 概念

　新生児同種免疫血小板減少症（neonatal alloimmune thrombocytopenia：NAIT）は，ヒト血小板抗原（human platelet antigen：HPA）やヒト白血球クラスⅠ抗原（human leukocyte antigen-class Ⅰ：HLA-Ⅰ）などの母児間不適合によって生じる血小板減少症で，出生時より発症する疾患である．NAITは重篤な頭蓋内出血を合併する可能性があるため，診断と治療を並行して行うことが重要である．

2 病態生理

　血小板膜上にはHPAと，白血球膜上にも存在するHLA-Ⅰなどが発現している．これらが母児間で異なる場合，児血が母体血に混入すると，児のHPAやHLA-Ⅰに対するIgG抗体が産生される．これらのIgG抗体は，胎盤を介して児に移行して児の血小板と結合する．その結果，感作された血小板は網内系で破壊されてNAITを発症する．脾機能は出生後に成熟するため，血小板数は出生後3日目頃にさらに減少する[1]．NAITは第1子から発症し，妊娠回数を重ねるごとに

抗体価も上昇するため，第2子以降の方が重症化しやすい[2]．HPAにはサブタイプがあり，その頻度は人種によって異なる．アジア人ではHPA-4bが，白人ではHPA-1aの頻度が高い．HPA-2bは血小板輸血不応症として重要であるが，NAITの原因になることはない．HPA-3の抗原性は低いが，いったん抗体が産生されると頭蓋内出血などの重篤な合併症を呈することがある[1]．HPA-5bは血小板膜上に発現する抗原量が少ないため，NAITを発症する頻度は低い[1,3]．

経産婦の約30％に抗HLA抗体が検出されるといわれているが，HLA-I単独でNAITを発症する頻度は低い．その理由は，HLA-I抗体が胎盤に発現しているHLA抗原と結合するため，HLA-I抗体が児に移行しにくいためであると考えられている[3]．

HPAやHLA-I以外に，血小板膜上に発現しているCD36に対するCD36抗体も，NAITの原因になり得る．CD36抗体はNak[a]抗体とも呼ばれている．CD36欠損者に対する輸血により生じたCD36抗体が児に移行してNAITを発症する．

3 血小板減少の定義と主な鑑別診断

新生児の血小板減少の定義は，15万/μLとされている．一般的に，血小板数が5万/μL未満に減少すると出血傾向が認められる．血小板輸血の適応は，2万〜3万/μL以下とされている．

血小板減少を認めた場合には，その機序が「破壊亢進」によるものか「産生障害」によるものかを鑑別する（表1）．破壊亢進による血小板減少は，さらに免疫性と非免疫性とに分類される．**表1に示したような非免疫性による血小板減少が否定され，さらに母体に基礎疾患がなく血小板減少のみを認める場合には，NAITを鑑別診断の1つに入れて迅速に検査を進める．**

4 NAITの診断方法

以下に診断に必要な項目を記載する．

　①母体血清中のHPA抗体
　②母体血清中のHLA抗体
　③児の血清中のHPA抗体
　④児の血清中のHLA抗体
　※上記の検査は，有料で日本赤十字社に依頼可能である．当院では，輸血室

表1 新生児血小板減少症の主な鑑別疾患

機序	疾患名
血小板破壊亢進	1. 免疫性 　1) 免疫性血小板減少性紫斑病の母体より出生した児 　2) 全身性エリテマトーデスの母体より出生した児 　3) 新生児同種免疫性血小板減少 (NAIT) 2. 非免疫性 　1) 新生児仮死 　2) 新生児寒冷障害 　3) 低体温療法中 　4) 感染症 　5) 播種性血管内凝固症候群 　6) 血球貪食リンパ組織球症 　7) Kasabach-Merritt 症候群 　8) Upshaw-Schulman 症候群
血小板産生障害	1) 一過性骨髄異常増殖症 2) 先天性白血病 3) Wiscott-Aldrich 症候群 4) Fanconi 貧血

NAIT: neonatal alloimmune thrombocytopenia

が検体提出を担っており，上記の検査の申請書も輸血室が管理している．対応は各病院で異なるのであらかじめ確認しておくとよい．最低検体量は抗体で 500μL，抗原タイピングは 5mL 程度となるが，抗原については患児の血小板数次第なので最低検体量でも測定困難な場合もある．

臨床的に NAIT を疑うが，抗体が検出されない場合には，母親血清と児または父親の血小板との direct cross-match を行うことも有用である[2]．HLA 抗体は NAIT を発症する可能性は低いため，HPA 抗体検査を優先すべきである．

5 治療

NAIT に特有の治療方針に関するフローチャートは存在しないため，治療は妊娠合併特発性血小板減少性紫斑病診療の参照ガイド[5]に準ずる．

　①免疫グロブリン製剤の投与：1g/kg/dose を投与する．投与速度は，使用する製剤の添付文書に従う．

　②副腎皮質ステロイド投与：ヒドロコルチゾンコハク酸エステルナトリウム 2mg/kg/dose を分 1〜2 で投与する．

　→①，②は症状に合わせて反復投与可能である．

③血小板輸血：血小板数 3 万 /μL 未満の場合に考慮する．

NAIT の原因が HPA 抗体，HLA 抗体，CD36 抗体のいずれであっても，血小板輸血不応になる可能性があるため，適合血小板製剤を用いることが望ましい．しかし，実際には適合輸血を探すことは容易ではなく時間もかかるため，輸血のタイミングを逃さないことが重要である．

6 NAIT の合併症と予後

NAIT は，頭蓋内出血を起こす重症例から血小板減少のみの軽症例まで多岐にわたる[6]．NAIT が疑われる場合には速やかに鑑別診断を行い，並行して治療を開始して合併症を予防することが最優先される．また，第 1 子が NAIT の場合，第 2 子以降は症状が増悪する可能性が高いため[2]，出生前から産科医・小児科医で分娩方法や出生後の対応を検討しておく必要がある．両親への事前の説明も重要である．頭蓋内出血などの重篤な合併症を予防できれば，予後は良好な疾患である．

参考文献

1) 大戸 斉. 新生児同種免疫性血小板減少（neonatal alloimmune thrombocytopenia, NAIT）. 日小児血液学会誌. 2003; 17: 418-21.
2) Bussel JB, Zabusky MR, Berkowitz RL, et al. Fetal alloimmune thrombocytopenia. N Engl J Med. 1997; 337: 22-6.
3) 冨山佳昭. 抗血小板抗体の検出とその臨床的意義. Japanese Journal of Transfusion and Cell Therapy. 2018; 64: 681-7.
4) 西久保俊也. 出血性疾患. 周産期医学必修知識 第 9 版. 周産期医学. 2021; 51（増刊号）: 769-74.
5) 宮川義隆, 柏木浩和, 高蓋寿郎, 他. 妊娠合併特発性血小板減少性紫斑病診療の参照ガイド. 臨床血液. 2014; 55: 934-47.
6) 飯野美穂, 井上 進, 二上由紀. 本邦における新生児血小板減少症の集計調査. Japanese Journal of Transfusion and Cell Therapy. 2010; 56: 508-14.

〈落合成紀〉

87 免疫性血小板減少症の母体より出生した児:管理と治療の実際

K 血液疾患管理のコツ

POINT

- 免疫性血小板減少症の母体より出生した児は,血小板低下によって出血症状を呈することがある.頻度は少ないが,頭蓋内出血を合併した場合は予後不良である.
- 前児の血小板数と次児の血小板数には相関があるため,分娩歴がある免疫性血小板減少症合併妊娠では,前児の血小板数の情報を得ておくことが非常に重要となる.
- 免疫性血小板減少症の母体より出生した児では,出生時に臍帯血または児の末梢血で血算,血液像を確認し上昇傾向を認めるまで連日評価する.
- 血小板数3万/μL未満で免疫グロブリン大量療法や副腎皮質ステロイド療法を開始し,血小板濃厚液の輸血を考慮する.重篤な出血時は,血小板数5万/μL以上を維持するように輸血する.

1 病態

免疫性血小板減少症(immune thrombocytopenia: ITP)は血小板関連抗体(platelet associated IgG: PAIgG)と呼ばれる自己抗体が血小板と結合し,破壊が亢進するため血小板数が減少する疾患である.以前は「特発性血小板減少性紫斑病」とも呼ばれていたが,免疫学的機序が解明され,必ずしも紫斑が出現するとは限らないとの観点から,近年は免疫性血小板減少症との呼称に統一されている.ITP合併妊娠では,PAIgGが血液胎盤関門を通過し,胎児および新生児の体内で血小板と結合して脾臓での血小板破壊が亢進されることで血小板減少をきたし,出血傾向を認める.

妊娠中に15万/μL以下の血小板減少をきたすものは5〜10%程度とされて

おり，本疾患はそのうち約5%にあたり，0.2%の頻度である[1]．PAIgGは本疾患で高値を示すが特異的ではないため，他の血小板減少症をきたす疾患を除外することによって診断される．

2 妊娠中，分娩時の管理

妊娠中は血小板数3万～5万/μL以上を目標に管理を行い，分娩時には経腟分娩の場合は血小板数5万/μL以上，区域麻酔による麻酔分娩や帝王切開術であれば8万/μL以上となるように免疫グロブリン大量療法や副腎皮質ステロイド投与，必要に応じて血小板輸血を行う[1,2]．

分娩様式と児の出血症状には有意な相関関係はないとされているため分娩時期や分娩様式は産科的適応で選択されるが，一般的に機械分娩・吸引分娩は避けるべきであるとされている．

Helicobacter pylori 陽性ITPの場合には，除菌成功例の約半数で血小板数が増加するため，妊娠前に除菌を試みる．妊娠中の脾臓摘出術は流産の危険性が高いため避けた方がよいが，止むを得ない場合には妊娠中期に実施を考慮する[2]．

3 血小板減少のリスク因子と主な臨床症状

児の血小板数は，母体の血小板数やPAIgG値とは無関係で，前児の血小板数と次児の血小板数が，唯一よい相関関係にあることが知られている[1]．したがって，分娩歴があるITP合併妊娠では，前児の血小板数の情報を得ておくことが非常に重要となる．

本症の血小板数は10万/μL未満に低下し，出血に伴う症状（紫斑，口腔内などの粘膜出血，頭血腫，消化管出血，頭蓋内出血など）を呈する[1,2]．血小板数が3万/μL未満の場合は出血傾向が増強され，血小板数が2万/μL未満になると生命を脅かす重篤な出血症状をきたすリスクが上昇する．出血症状で最も重篤な合併症は頭蓋内出血で，生後72時間以内に発生することが多い．頻度は1%以下であるが，半数程度で死亡，あるいは重篤な神経学的後障害を残す予後不良な合併症である[3]．

4 出生後の管理

出生後2～3日間は血小板数が低下傾向となるが，以降は自然に回復する[2]．血小板減少の最低値（nadir）は出生した児の約10%で5万/μL以下となる．

母体にITPの既往がある場合，全例出生時に臍帯血または児の末梢血で血算および血液像を確認することが推奨されている．児血で評価する場合には，凝血による偽性血小板減少を防ぐため，足底採血ではなく静脈採血で行うことが望ましい．

　臍帯血または出生時の血小板数が15万/μL以下を認める場合には連日評価を行い，nadirより上昇傾向を確認できるまで評価を続ける．当院では血小板数が5万/μL未満の場合には採血に加えて頭部エコーによる頭蓋内出血の有無を確認するようにしている．

　ITP合併妊娠の場合，母体がステロイドや免疫グロブリン治療中であっても授乳制限は必要としない．しかしながら，アザチオプリンをはじめとするその他の免疫抑制薬やトロンボポエチン受容体作動薬などにおいては乳汁中への移行が示唆されているため，授乳婦にあたっては投与を避けることが望ましいとされている[1]．

5 治療

　臍帯血または児の末梢血において血小板数3万/μL未満となった場合，第一選択として免疫グロブリン大量療法（1〜2g/kg/回）を行う．出血症状の進行がみられる場合は反復投与も可能である．第二選択として副腎皮質ステロイド（プレドニゾロンとして2mg/kg/日）を血小板数が回復するまで投与する．投与期間については明確な決まりはないが，一般的には2週間程度で改善することが多い．上記の治療に加えて血小板濃厚液の輸血も考慮する．重篤な出血時には，血小板数5万/μL以上を目標に10〜20mL/kg/回，2mL/kg/時以下の速度で血小板濃厚液の輸血を行う[2]．

📖 参考文献

1) 安達知子. 特発性血小板減少性紫斑病合併妊娠. In: 日本産婦人科・新生児血液学会, 編. 産婦人科・新生児領域の血液疾患診療の手引き. 東京: メジカルビュー社; 2017. p.13-9.
2) 宮川義隆, 柏木浩和, 高蓋寿朗, 他. 妊娠合併特発性血小板減少性紫斑病診療の参照ガイド. 臨床血液. 2014; 55: 934-47.
3) Payne SD, Resnik R, Moore TR, et al. Maternal characteristics and risk of severe neonatal thrombocytopenia and intracranial hemorrhage in pregnancies complicated by autoimmune thrombocytopenia. Am J Obstet Gynecol. 1997;177: 149-55.

〈川村大揮〉

88 眼底検査の適応と注意点

L 未熟児網膜症管理のコツ

POINT

- **眼底検査を必要とする児**：在胎週数34週未満または出生体重1,800g未満が目安．
- **初回眼底検査依頼のタイミング**：在胎27週未満で出生なら，修正29週後半〜30週0日．在胎27週以上で出生なら，生後3週より．
- **眼底検査前処置**：ミルクや注腸栄養の制限．散瞳薬点眼を診察の1時間ほど前から開始．

1 眼底検査の適応と時期

　未熟児網膜症（retinopathy of prematurity：ROP）は後天性の網膜血管発育異常であり，自然治癒例も多い一方，進行すると網膜剝離をきたして失明に至る可能性のある疾患である．本邦において2015年の出生児に関する多施設研究で，ROPの治療を要する割合は約3割とされており，適切な眼科的評価が必須である[1]．ROPの有無，進行の判断には眼底検査が必要であるが，早産児がみなROPを発症するわけではなく，まずスクリーニングの対象となるか判断する．

　本邦では，在胎週数34週未満または出生体重1,800g以下の早産児が対象の目安となる[2]．ただそれ以外でも，分娩や出生時の状況，酸素投与期間，感染などからハイリスクと判断する場合には眼底検査の対象と判断する．

　ROPを発症する児であっても，出生時の眼底は未熟眼底でありROPは発症していない．そのため，出生後早期の眼底検査で得られる情報は乏しく，また患児に負担を強いることになる．一方で眼底検査の遅れによりROPの治療が手遅れになる可能性がある．そのため，適切な初回の眼底検査時期についての検討が必要であるが，本邦では清田らが，663例の対象をもとに，在胎27週未満で出生なら修正29週後半〜30週0日，在胎27週以上で出生なら生後3週より初回の

眼底検査を勧めている[3]．全身状態によっては，眼底検査が困難な場合もあるが，全身状態が悪いとROPも重症となる可能性があり，その際には眼科医師と相談する必要がある．

2 眼底検査の実際

眼科診察の負担によって嘔吐や誤嚥が生じる可能性があり，検査前はミルクの摂取制限が望ましい．眼底を詳細に観察するためには散瞳している必要があり，検査の1時間ほど前より，ミドリン®P（0.5%トロピカミド＋0.5%フェニレフリン塩酸塩）などの散瞳薬を点眼する．十分な散瞳効果を得るためには，間隔を5分以上空けて数回点眼する．散瞳後の副作用として，腹部膨満や血圧上昇，頻脈，眼瞼蒼白がある．

患児の体動は眼底検査時間延長に直結する．頭部の固定のみならず体躯も固定することが重要であり，介助者は写真のようにタオルで患児を巻いて，腕で体躯を押さえ，手で頭部を固定すると安定しやすい（図1）．検査中，無呼吸発作や徐脈を呈することがあり，患児の全身状態によっては新生児科医師が付き添うことが望ましい．

眼底所見は，眼科医師の判断に加え，眼底カメラにより客観的な評価が可能であるが，撮影により検査時間が長くなるというデメリットもある．ROPの撮影に適したカメラは高価であり備えていない施設も多いが，最近はスマートフォンによる撮影も可能になっており，そのデータの情報管理が院内で徹底されていれ

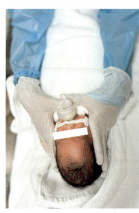

図1 眼底検査時の抑制

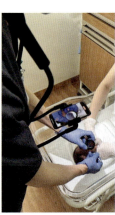

図2 スマートフォンによる眼底検査

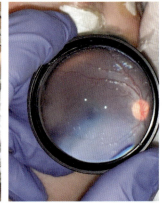

図3 スマートフォンで撮影された眼底

ば有用である[4]（図2, 3）．

3 未熟児網膜症の国際分類

　活動期ROPの状態の把握には国際分類が用いられ，2021年に改訂された[5]．分類には病変の位置と病期に加え，増悪兆候所見であるplus diseaseの有無で示される．位置についてはzone ⅠからⅢまであり，zone Ⅰの方が網膜血管の伸長が短く未熟性が強い．病期はstage 1, 2, 3, 4A, 4B, 5A, 5B, 5Cに分けられ，stage 4は部分網膜剥離，stage 5は網膜全剥離を示し重症である．ROPに対する治療適応についてはplus diseaseの有無が重要になり，以降の網膜光凝固術や抗VEGF療法の内容を参照していただきたい．また，段階的な病期を経ず，急激に進行する劇症型のROPが存在し，それはaggressive ROP（A-ROP）と称される．

4 新生児科医師に知っておいてもらいたいこと

- ROPについて担当医より保護者にあらかじめ少しでも説明されていると，眼科医師より保護者に病状説明が必要になった際も円滑に進む．
- 上記の通りROPは後天発症であるため，初回の診察時期についてはポイントを参照していただきたい．
- 眼底検査は，ミルク制限や散瞳薬の副作用も患児の負担となるため，検査時間はあらかじめ眼科医師と相談の上決定しておいた方が望ましい．
- 典型的なROPはstage 1, 2, 3と順に進行し，概ね週単位での経過診療で済む．しかし，A-ROPは数日で急に悪化する場合があり，その際は速やかに眼科治療ができるように保護者への説明や準備が必要になる．

参考文献

1) Miyazawa T, Arahori H, Ohnishi S, et al. Mortality and morbidity of extremely low birth weight infants in Japan, 2015. Pediatr Int. 2023; 65: e15493.
2) 植村恭夫. 未熟児網膜症の診断および治療基準に関する研究, 厚生省特別研究費補助金, 昭和49年度研究報告. 日本の眼科. 1975; 46: 553-9.
3) 清田眞理子, 平岡美依奈, 渡辺とよ子. 未熟児網膜症の初回検査時期の検討. 日本眼科学会雑誌. 2010; 114: 356-61.
4) 三根 正. 小児診療におけるスマートフォンの活用. 眼科グラフィック. 2016; 5: 426-30.
5) Chiang MF, Quinn GE, Fielder AR, et al. International Classification of Retinopathy of Prematurity, Third Edition. Ophthalmology. 2021; 128: e51-68.

〈中川喜博〉

L 未熟児網膜症管理のコツ

89 網膜光凝固術の適応と実際

> **POINT**
> - 我が国が世界に先駆けて行ってきた治療法であり，網膜剥離への進行予防に有効である．
> - 抗VEGF抗体薬硝子体注射と比べて，治療時間が長い（片眼数10分）．
> - 抗VEGF抗体薬硝子体注射と比べて，将来屈折異常（特に近視）をきたしやすい．
> - 抗VEGF抗体薬硝子体注射と併用されることもある．

1 網膜光凝固術の歴史

　活動期の未熟児網膜症（retinopathy of prematurity: ROP）に対する光凝固術は，1968年永田らにより有効性が示された[1]．米国では冷凍凝固治療による研究が進められたが，冷凍凝固術後は瘢痕形成も強く，最終的に光凝固術が広く普及した．網膜剥離予防につながる治療として長年重要な位置にあるが，近年は抗VEGF（vascular endothelial growth factor）抗体薬硝子体注射（抗VEGF療法）による治療の出現に伴い，網膜光凝固術の施行例は減少傾向にあると思われる．網膜光凝固術と次項で述べる抗VEGF療法との違いについては，簡潔に比較した表1を参照していただきたい．

2 網膜光凝固術の適応

　現在の初回治療適応はEarly Treatment for ROP study（ETROP study）の基準に沿って行われており，適応病期を以下に列記する[2]．

　　① Zone Ⅰ, any stage ROP with plus disease
　　② Zone Ⅰ, stage 3 ROP with or without plus disease
　　③ Zone Ⅱ, stage 2 or 3 ROP with plus disease

表1 網膜光凝固術と抗VEGF療法の比較

	網膜光凝固術	抗VEGF療法
治療の歴史	長い	短い
治療時間	長い	短い
治療手段	眼内視認性が影響	眼内視認性が不良でも可能
治療効果	比較的ゆっくりで再燃は多くない	短期間で効果がみられるが,数カ月後ぐらいに再燃しやすい
診察回数	少ない	多い
短期的な合併症	感染の心配はない	白内障,細菌性眼内炎の可能性
長期的な合併症	屈折異常,網膜瘢痕,白内障	未知の眼および全身合併症がある可能性

　以上の所見を認めた場合,72時間以内に治療を開始することが推奨されている.ただし,劇症型であるaggressive ROPについては,診断がつき次第光凝固術を開始する.片眼治療に数10分を要するので,許容できる全身状態かどうかの確認が必要である.また,抗VEGF療法後の再燃に対して,あるいは硝子体手術前の活動性低下を目的として網膜光凝固術を行うことも多い.

3 網膜光凝固術の実際

　ROPの増悪に関わる眼内のVEGF産生場所である網膜無血管野を凝固により破壊する治療である.できるだけ散瞳した状態で行う方が照射しやすい.そのため,治療開始の1時間ほど前より散瞳薬の点眼を開始する(前項「眼底検査の適応と実際」を参照).

　局所麻酔だけでは体動により照射がしづらいため,鎮静薬や鎮痛薬の静脈投与,あるいは全身麻酔が必要となるので新生児科医師と方針を相談して決めておく.

　照射数は片眼数100発から多いと1,000発を超え,治療時間は術者の技量にも大きく左右される.

4 網膜光凝固の合併症,長期予後

　抗VEGF療法に比べると治療時間が長いため,全身性の負担はかかりやすい.短期的(数日～1週間)には角膜浮腫が生じて視認性が低下し,網膜血管の拡張や蛇行が強くなって,一見悪化したように見受けられることがあるが,その後は週ごとに効果が出てくるのが一般的である.術後炎症の緩和のため,ステロイド点眼やアトロピン点眼が用いられることがある.再増殖は抗VEGF療法より

も頻度は少ないが，生じた場合は追加凝固が可能である．追加凝固以外に，抗VEGF療法や硝子体手術が治療の選択肢となることもある．

　ROPとして緩解が得られても，長期的な合併症として，屈折異常，白内障，裂孔原性網膜剥離を生じることがあり，継続して眼科診療が必要である．特に近視や乱視といった屈折異常は就学前に顕著に生じることも珍しくなく，照射数が多いほど屈折異常は強くなる傾向にある[3]．また，抗VEGF療法で治療を受けたROP児の方が光凝固術治療例よりも屈折異常は少ないということが知られている[4]．

5 新生児科医師に知っておいてもらいたいこと

　網膜光凝固術は歴史ある効果的な治療であるが，近年は抗VEGF療法による治療が選択されることが多くなっている．そのため，今後ROPに対する網膜光凝固術の技術が継承されず，施行困難となる施設が増加する可能性がある．両治療法の使い分けについて現在は明確な指針はなく，両方が必要になる例もある．

参考文献

1) 永田　誠, 小林　裕, 福田　潤, 他. 未熟児網膜症の光凝固による治療. 臨床眼科. 1968; 22: 419-27.
2) Early Treatment For Retinopathy Of Prematurity Cooperative Group. Revised indications for the treatment of retinopathy of prematurity: results of the early treatment for retinopathy of prematurity randomized trial. Arch Ophthalmol. 2003; 121: 1684-94.
3) Matsumura S, Matsumoto T, Katayama Y, et al. Risk factors for early-onset high myopia after treatment for retinopathy of prematurity. Jpn J Ophthalmol. 2022; 66: 386-93.
4) Ortiz-Seller A, Martorell P, Barranco H, et al. Comparison of different agents and doses of anti-vascular endothelial growth factors（aflibercept, bevacizumab, conbercept, ranibizumab）versus laser for retinopathy of prematurity: A network meta-analysis. Surv Ophthalmol. 2024; 69: 585-605.

〈中川喜博〉

90 抗VEGF抗体薬硝子体内注射投与（抗VEGF療法）の適応と実際

L 未熟児網膜症管理のコツ

POINT

- 未熟児網膜症（retinopathy of prematurity：ROP）は眼内の血管内皮増殖因子（vascular endothelial growth factor：VEGF）が上昇する疾患である．
- 網膜光凝固術と抗VEGF抗体薬硝子体内注射投与（抗VEGF療法）の使い分けに関する明確なガイドラインは現在ない（どちらを選ぶのか，単独療法なのか併用療法なのか）．
- 網膜光凝固術に比べて治療時間は短いが，水晶体損傷や感染（細菌性眼内炎）を生じる可能性がある．
- 注射の数カ月後に再燃する例が少なくないため，網膜光凝固術に比べて診察回数が多くなる．
- 現在保険診療として使用可能な薬剤は，ルセンティス®（ラニビズマブ）とアイリーア®（アフリベルセプト）であるが，前者の方が再燃率は高く，再投与までの期間が短いが，全身性のVEGF抑制の程度は軽い．

1 抗VEGF療法の歴史

ROPの進行に眼内のVEGF分泌や血清VEGF濃度上昇が関連していることが知られるようになり，VEGFのモノクローナル抗体であるベバシズマブ（アバスチン®）によるROPの治療に向けた研究が進められた．その代表となる多施設前向きランダム化比較試験がBEAT-ROP studyであり，zone I ROPに対する治療として網膜光凝固術より再燃率が低いことが示された[1]．本邦でもその治療効果より，オフラベルでベバシズマブの硝子体注射が行われるようになった．その後，同じ抗VEGF抗体薬であるラニビズマブによる治療効果がRAINBOW studyで示されたことで，本邦で2019年11月にルセンティス®（ラニビズマブ）が使用承認となった[2]．その後，アイリーア®（アフリベルセプト）もFIREFLEYE studyで治療効果が示され，2022年9月に使用承認となった[3]．

したがって，現在保険適応としてROPに使用可能な抗VEGF抗体薬は，ルセンティス®とアイリーア®のみである．補足であるが，ルセンティス®は2009年より，アイリーア®は2012年より加齢黄斑変性症の硝子体注射治療薬として成人に対して汎用されている薬剤である．それぞれ10年経ってROPに対して適応が拡大した．

2 抗VEGF療法の適応

「未熟児網膜症に対する抗VEGF療法の手引き（第2版）」に記載されているが，概ね前項の網膜光凝固術の適応基準と同様である[4]．ただ，"zone Ⅱ stage 2 with plus disease"については，網膜光凝固術の適応であるが，ルセンティス®の使用については評価が定まっていない．

前眼部や中間透光体の混濁のために眼底の視認性が悪い場合は，網膜光凝固術を行うのが困難であるため，抗VEGF療法の方がよい適応となる．網膜光凝固術との比較については，前項を参考にしていただきたい．

劇症型であるaggressive-ROPについては，病勢が強い病態であるため，抗VEGF療法と網膜光凝固術のどちらも必要となる可能性が高くなる．

3 抗VEGF抗体薬硝子体注射の実際

前述の適応と同様に「未熟児網膜症に対する抗VEGF療法の手引き（第2版）」に詳細に手順が記載されている[4]．適切な眼部の消毒後，角膜輪部（黒目と白目の境界）から1.0〜1.5mm離れた位置より硝子体腔に薬剤を注入する（図1）．

治療が必要なROP児の眼球は小さく，また眼球全体の容積の中で水晶体の占める割合が成人より大きく，眼内へ注射投与する際に水晶体を損傷してしまう可能性がある．もし損傷した場合は外傷性白内障となり，水晶体再建術（白内障手術）が必要になる．中には直接水晶体を損傷してないにもかかわらず白内障をきたす例が報告されており，薬剤毒性が関連している可能性も示唆されている．また，注射は31〜34ゲージと細い針を用いて行うが，その処置とともに眼内に細菌が持ち込まれ，稀に感染（細菌性眼内炎）を起こすことがある．眼内の感染は網膜の強い炎症や壊死につながり，早急な硝子体手術が必要になる．治療が奏

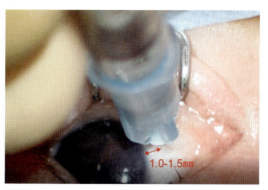

図1 硝子体内注射時の写真

効しても視力予後に大きく影響が残る可能性があり，避けたい合併症であるが，近年報告が相次いでいる．これらは網膜光凝固術にはない合併症であり，保護者に対する治療の説明の際にも重要な点である．

　合併症のリスク軽減には，前述の手引きに沿った適切な眼部の消毒と，体動の抑制が必要である．体動については，必要に応じて新生児科医師の管理のもとで薬剤投与による鎮静や鎮痛を行う．

4 再燃

　網膜光凝固術に比べると，治療効果が維持できずにまた増悪する再燃例が多く，眼底所見として plus disease（増悪兆候）の再出現に注目する．再燃率は，アフリベルセプトは2割程度なのに対し，ラニビズマブは報告によりばらつきが大きいが半数程度と高率であった．また，再燃もしくは再治療の時期は，アフリベルセプトは硝子体内注射後平均約3カ月に対し，ラニビズマブは約2カ月である．そのため，アフリベルセプトの方が治療効果は高いと考えられるが，再燃までの期間が長く，患児の退院時期を決める上で影響が出やすくなる．また網膜光凝固術に比べると，再燃のリスクが高いため眼科診察の回数も多くなる．

　再燃時の対応についても明確な指針はなく，抗 VEGF 抗体薬（薬剤変更も可）注射の追加や網膜光凝固術などは改めて保護者と相談して決定する．

5 長期予後

　網膜光凝固術に比べると治療の歴史は浅く，長期的な安全性は未確立である．網膜には，周辺部無血管領域（persistent avascular retina: PAR）が残存する

ことがあり，将来の構造的機能的異常の有無については明らかになっていない．
　また，眼内に投与した薬剤は全身性に移行し，ラニビズマブに比べアフリベルセプトの方が血清VEGF濃度の低下期間が長いことが知られている[5,6]．そのため，臓器や身体，精神の発達に影響が出ないかどうか検証が続けられている．

6 新生児科医師に知っておいてもらいたいこと

- 治療を要すROPに対して，網膜光凝固術と抗VEGF療法をどのように行うのかの明確な基準はなく，各施設の設備や眼科医師の技量の影響を受ける．
- 網膜光凝固術は手術の1つに分類されるが，硝子体注射は処置に過ぎず薬価も高いため，診療報酬として両者に大きな差がある．
- 合併症として最も注意が必要な細菌性眼内炎は注射後4日前後の発症例が多く，その時期の眼科診察が勧められる．
- 本邦で承認されてまだ5年程度であり，眼局所以外の全身性に薬剤の影響が生じるのかどうかは不明な部分がある．

参考文献

1) Mintz-Hittner HA, Kennedy KA, Chuang AZ; BEAT-ROP Cooperative Group. Efficacy of intravitreal bevacizumab for stage 3+ retinopathy of prematurity. N Engl J Med. 2011; 364: 603-15.
2) Stahl A, Lepore D, Fielder A, et al. Ranibizumab versus laser therapy for the treatment of very low birthweight infants with retinopathy of prematurity (RAINBOW): an open-label randomised controlled trial. Lancet. 2019; 394: 1551-9.
3) Stahl A, Sukgen EA, Wu WC, et al; FIREFLEYE Study Group. Effect of intravitreal aflibercept vs laser photocoagulation on treatment success of retinopathy of prematurity: the FIREFLEYE randomized clinical trial. JAMA. 2022; 328: 348-59.
4) 寺﨑浩子, 東　範行, 北岡　隆, 他; 未熟児網膜症眼科管理対策委員会. 未熟児網膜症に対する抗VEGF療法の手引き（第2版）. 日眼会誌. 2023; 127: 570-8.
5) Zhou Y, Jiang Y, Bai Y, et al. Vascular endothelial growth factor plasma levels before and after treatment of retinopathy of prematurity with ranibizumab. Graefes Arch Clin Exp Ophthalmol. 2016; 254: 31-6.
6) Huang CY, Lien R, Wang NK, et al. Changes in systemic vascular endothelial growth factor levels after intravitreal injection of aflibercept in infants with retinopathy of prematurity. Graefes Arch Clin Exp Ophthalmol. 2018; 256: 479-87.

〈中川喜博〉

L 未熟児網膜症管理のコツ

91 硝子体手術の適応と実際

POINT

- 未熟児網膜症（retinopathy of prematurity：ROP）の進行に伴って出現する網膜剝離を対象とする外科的治療である．
- 手術対応可能な施設が限られているため，医療機関同士の円滑な連携が必要である．
- Stage 5での術後成績は良好ではなく，その前のstage 4での手術が望ましい．
- 水晶体摘出が併施された場合は，強い遠視の状態となり，視機能の発達に影響が出やすくなる（屈折異常弱視）．

1 硝子体手術の適応

　ROPの最新の病期分類はInternational Classification of Retinopathy of Prematurity（ICROP）3で，その中で部分網膜剝離を伴うstage 4A, 4Bと，全網膜剝離のstage 5A, 5B, 5Cが硝子体手術適応に相当する[1]．Stageの進行とともに術後成績は不良となる傾向にあるため，stage 4AもしくはstdDesc 4Bの時点での手術が勧められる[2]．しかし，ROPの硝子体手術に対応できる施設は全国でも限られており，転院に要する距離的あるいは時間的な問題や患児の全身状態によっては，網膜剝離の出現後に速やかに手術ができないことも多い．特にaggressive ROPは，早期の硝子体手術の有効性が示されているが，手術に適した期間は1週間程度と考えられており，より円滑な連携が必須である[3]．

　ROPの活動性が高い場合，術後の出血や強い炎症のリスクが高くなるため，術前に病勢を抑えるために，網膜光凝固術や抗VEGF抗体薬注射が行われることがある．

2 硝子体手術の実際

　全身麻酔下で行われる．早産児であった症例が対象となるため，新生児や乳児の麻酔に精通した医師による管理が望ましい．麻酔の導入後は，体動が抑制されていることを利用し，詳細な検眼鏡検査，前眼部・眼底写真撮影による術前評価を行った後に，眼部の消毒を行い手術の準備を進める．

　現在の硝子体手術の主流は，MIVS（micro incision vitrectomy）と称される低侵襲硝子体手術であり，3〜4カ所の0.5mm程度の小切開創にトロカールを挿入して行う（図1）．

　ROPに伴う網膜剥離は，成人の多くでみられる裂孔原性網膜剥離とは異なり，牽引性網膜剥離である．硝子体の増殖性変化により，網膜との癒着が強く網膜が引っ張られて（牽引されて）生じる．そのため手術は，網膜復位のために牽引している硝子体を切除することが目的である（図2）．

　成人の硝子体手術では，白内障手術（水晶体再建術）を併施することが多いが，視機能が完成していない小児の場合，水晶体除去は強い遠視を生じるため，視力の発育に不利である．したがって，できるだけ水晶体を温存した硝子体手術が望ましいが，stage 4でも硝子体の増殖組織が水晶体後面に存在する場合は水晶体切除をやむを得ず行う．その場合，成人のように眼内レンズの挿入ができず，屈折異常弱視予防として，早期に眼鏡やコンタクトレンズの装用を開始することがある．

　十分に硝子体の牽引が解除されると網膜は次第に復位に向かうが，stage 5に

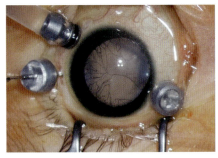

図1　硝子体手術時の前眼部写真
3カ所トロカールが設置されている．

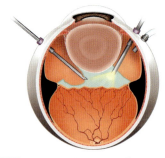

図2　硝子体手術のイメージ
網膜剥離（黒），牽引している硝子体（薄緑），硝子体カッター（左側の挿入器具）．

おいては復位を得るのが困難な場合も多く，視力予後も決して良好ではない．しかし，光覚弁や手動弁が得られると概日リズムの把握に役立つと考えられる．

網膜に裂孔が形成された場合，眼内はSF$_6$ガスやシリコーンオイルを充填して手術を終える．SF$_6$ガスは自然に吸収されて消失するが，シリコーンオイルは術後の状態に合わせて抜去術が必要となる．

3 硝子体手術の術後合併症と長期予後

剥離した網膜が復位しない，あるいは再度剥がれた場合は再手術を検討する．網膜の復位が得られても，視力の発達には限界がある．視力初回手術時がstage 4の例では，8割以上の網膜復位率が得られるようになっているが，術後視力はstage 4Aで0.03〜0.3, stage 4Bで0.01〜0.1程度である．Stage 5における復位率は, stage 5Aで88％, stage 5Bで39％との報告があるが，視力は光覚弁や手動弁（光や物の動きがわかる程度）にとどまる[4,5]．

水晶体切除を並施すると強い遠視の状態となり，屈折異常弱視となるリスクが高くなるため，早期に眼鏡使用などが必要になる．水晶体を温存できた例では，近い将来白内障をきたす可能性があるが，Iwahashiらは，108眼のROPに対する水晶体温存硝子体手術後に，白内障手術をしないで済む割合は術後5年で92.4％，術後10年で89.0％であったと報告している[6]．5〜6歳以上の年齢になると，白内障手術を行うことになっても眼内レンズを挿入することで遠視矯正が可能であるため，屈折異常弱視予防の対応もしやすくなる．

4 新生児科医師に知っておいてもらいたいこと

- 網膜剥離の出現は，視力予後に大きく影響する．
- 病状によっては，硝子体手術が可能な施設に転院するのに時間的な猶予がないことがある．そのため，転院が可能な全身状態であるかを判断し，可能であれば速やかに受け入れ先に全身状態について情報を供与し，搬送方法や家族の移動手段などを調整していく必要がある．その際，各種耐性菌の保菌状態の伝達も重要である．

📖 参考文献

1) Chiang MF, Quinn GE, Fielder AR, et al. International Classification of Retinopathy of Prematurity, Third Edition. Ophthalmology. 2021; 128: e51-68.
2) Kusaka S. Current concepts and techniques of vitrectomy for retinopathy of prematu-

rity. Taiwan J Ophthalmol. 2018; 8: 216-21.
3) Azuma N, Ishikawa K, Hama Y, et al. Early vitreous surgery for aggressive posterior retinopathy of prematurity. Am J Ophthalmol. 2006; 142: 636-43.
4) Mano F, Iwahashi C, Kuniyoshi K, et al. Structural outcome after surgery for stage 5 retinopathy of prematurity based on the new international classification: ICROP 3. Retina. 2022; 42: 1950-7.
5) Rajan RP, Kannan NB, Sen S, et al. Clinico-demographic profile and outcomes of 25-gauge vitrectomy in advanced stage 5 retinopathy of prematurity. Graefes Arch Clin Exp Ophthalmol. 2021; 259: 1695-701.
6) Iwahashi C, Tachibana K, Oga T, et al. Incidence and factors of postoperative lens opacity after lens-sparing vitrectomy for retinopathy of prematurity. Ophthalmol Retina. 2021; 5: 1139-45.

〈中川喜博,　日下俊次〉

92 心エコー：Stress-Velocity 関係 —評価と循環管理の実際

M 検査・手技の適応とコツ

POINT

- 血圧値と心エコー所見から後負荷に対する左室機能，至適血圧を評価できる．
- 超低出生体重児が生後の血圧上昇時にきたしうる肺出血や脳室内出血の予防に活用できる．
- Stress-Velocity関係の横軸は左室の後負荷を反映する収縮末期左室壁応力（ESWS），縦軸は左室ポンプ機能の反映する心拍補正左室平均円周短縮速度（mVcfc）である．
- Stress-Velocity 関係で，ESWSが低くmVcfc が低い場合には強心治療を検討する．
- ESWS が高くmVcfc が低い，もしくはESWSの上昇とともにmVcfc の低下がある場合には減負荷療法を検討する．

1 計測のコツ

A．収縮末期左室壁応力（ESWS）

収縮末期左室壁応力（ESWS）は M モードにおける左室の大きさと壁厚，血圧値から求められる（図1）．血圧が上昇するにつれて，後負荷が高まると左室が拡大して左室壁が薄くなり，ESWS は増加する．

ESWS算出に必要な収縮末期血圧として観血的動脈血圧測定で収縮期および拡張期血圧を求め，血圧波形の dicrotic notch が収縮期および拡張期血圧の何％になるかを求めて算出する（図1）．しかし，収縮末期血圧と平均血圧との違いは1〜2であり，臨床的には Pes に平均血圧値を代入することで概算できる．

血圧の要因が大きいので，体格や日齢で標準値は異なる．当初の報告では，極低出生体重児では生後 24 時間以降に上昇することや，ESWS が $60g/cm^2$ を超え

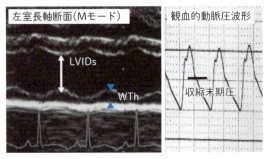

図1 収縮末期左室壁応力（ESWS）の計測法
ESWS (g/cm^2) = 1.35×LVIDs×Pes/ {4×WTh (1＋WTh/LVIDs)}
(LVIDs: 収縮末期左室内径, Pes: 収縮末期血圧（もしくは平均血圧），
WTh: 収縮末期左室後壁厚)

る場合に肺出血や脳室内出血が多い可能性を報告した[1]．その上で，超低出生体重児では，45g/cm^2 以上の場合，もしくは 45g/cm^2 未満であっても ESWS が上昇傾向で心ポンプ機能が低下している場合に減負荷療法の適応を考慮している[2,3]．カテコラミンや容量注入療法などの強心・昇圧治療が減り，脳室内出血や肺出血をほぼ予防できるようになった[2,3]．

B．心拍補正左室平均円周短縮速度（mVcfc）

左室駆出率（LVEF）や左室内径短縮率（LVFS）は左室の仕事量を評価しているが，心拍補正左室平均円周短縮速度（mVcfc）は心拍数も加味して，左室の時間あたりの仕事量（仕事効率）を評価している．LVEFの左室内径の変化に加えて，心拍数と左室駆出時間（LVET）から算出される（図2）．

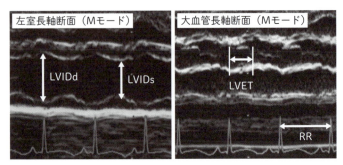

図2 心拍補正左室平均円周短縮速度（mVcfc）の計測法
mVcfc (circ/秒) = {(LVIDd-LVIDs)/ LVIDd} ×RR$^{1/2}$ / LVET
(LVIDd: 拡張末期左室内径, LVIDs: 収縮末期左室内径, RR: RR 間隔,
LVET: 左室駆出時間)

mVcfc は LVEF や LVFS と同様に，動脈管開存や僧帽弁逆流がある場合はその影響を受けて上昇しうるため，動脈管開存や僧帽弁逆流などの程度を踏まえて評価することが必要である．mVcfc 0.8circ/秒未満を低下と考える．

2 Stress-Velocity 関係の評価の実際

Stress-Velocity 関係の横軸は左室後負荷を反映する収縮末期左室壁応力（ESWS），縦軸は左室ポンプ機能の反映する心拍補正左室平均円周短縮速度（mVcfc）である（図3）．

超低出生体重児では，生後 24 時間にかけて血圧が上昇する．肺血管抵抗が低下し，右室の後負荷が軽減して左室が拡張しやすくなり，左室に前負荷がかかり始めるために拍出量が増える．血圧上昇で後負荷増大に伴う心ポンプ不全が顕在化しないかを Stress-Velocity 関係を含めた心エコー検査で評価する．

3 Stress-Velocity 関係の解釈と対応

血圧の上昇にかかわらず LVEF が 50％未満に低下している時は「後負荷過剰に伴う心ポンプ不全」を疑い，ESWS に注目する．超低出生体重児の Stress-Ve-

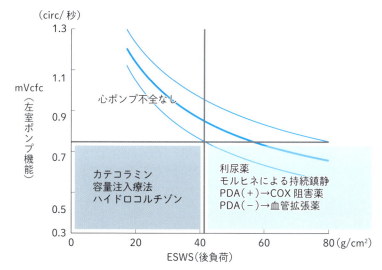

図3 Stress-Velocity 関係
横軸：収縮末期左室壁応力（ESWS），縦軸：心拍補正左室平均円周短縮速度（mVcfc）．極低出生体重児の生後 3 日間の標準域を± 1SD で示している．

locity 関係で，後負荷の高い心ポンプ不全である ESWS が 45g/cm^2 以上で mVcfc 0.8circ/秒未満の Stress-Velocity 関係における右下領域，あるいは ESWS が 45g/cm^2 未満であっても，ESWS の上昇に伴い mVcfc が低下傾向にある場合に「後負荷増大に伴う心ポンプ不全」と診断し，後負荷不整合（アフターロードミスマッチ）と考えられる症状や合併症が生じないように循環管理の調節を検討する[2,3].

「後負荷過剰に伴う心ポンプ不全」ではモルヒネによる持続鎮静，利尿薬などによる減負荷療法の適応と考える（**図3**）．鎮静や利尿薬によっても Stress-Velocity 関係で ESWS 低下，mVcfc 上昇が認められない場合には，未熟児動脈管開存症の血流量がわずかであれば，血管拡張薬の投与を検討する．当院では，血管拡張薬としてニトログリセリンを投与している[2,3]．ニトログリセリン 0.3μg/kg/分で開始し，効果をみながら漸増する[2,3]．

ESWS の上昇に伴い mVcfc が低下傾向で少なからず動脈管シャント血流量があるなら，インドメタシンやイブプロフェンといった COX 阻害薬の投与を検討する（**図3**）．

参考文献

1) 豊島勝昭, 川滝元良, 佐藤義朗, 他. 極低出生体重児における左室壁応力・心筋短縮速度の経時的変化と肺出血・脳室内出血・脳室周囲白質軟化症の関連性について. 日本未熟児新生児学会雑誌. 2002; 14: 153-60.
2) 豊島勝昭, 渡辺達也, 川滝元良, 他. Stress-Velocity 関係を指標として循環管理した在胎 23, 24 週の超早産児の検討. 周産期・新生児学会誌. 2005; 41: 535-42.
3) Toyoshima K, Kawataki M, Ohyama M, et al. Tailor-made circulatory management based on the stress-velocity relationship in preterm infants. J Formos Med Assoc. 2013; 112: 510-7.

〈豊島勝昭〉

93 M 検査・手技の適応とコツ

心エコー：左房容積係数（LAVI）
—評価と循環管理の実際

> **POINT**
> - 成人循環器診療において左房容積は心不全の重症度評価や予後予測などに有用とされる心エコー指標である．
> - 左房容積は未熟児動脈管開存症の重症度評価や手術予測に応用できる．
> - 新生児医療においては四腔断面のarea-length法を用いた左房容積を体重で除した値を左房容積係数（LAVI）として提案した．
> - LAVIの増加は，未熟児動脈管開存症や先天性心疾患に伴う肺血流量増加や左室ポンプ不全に伴う左房圧の上昇を反映する．肺うっ血の要因分析や肺出血の予測に有用である．

1 計測のコツ

　新生児医療においてこれまで活用されていた左房拡大を評価する心エコー指標として，Mモード法を活用した左房径/大動脈径比（LA/Ao）があるが，LA/Aoは左房の左右方向の径のみの計測であり，左房の頭尾方向や前後方向の拡大は評価できない．左房容積係数（LAVI）はMモードを用いず，断層エコーから直接算出できる心エコー指標である．成人循環器診療において左房容積は心不全の重症度評価や予後予測などに有用とされる心エコー指標である．未熟児動脈管開存症が重症化すると四腔断面で左房拡大が特徴的所見となる（図1）．我々は，体重差の大きい新生児医療において体重補正したLAVIは未熟児動脈管開存症の左房拡大を心エコー検査で定量化して重症度評価できる心エコー指標であることを報告した[1]．

2 計測方法（図2, 3）

- 四腔断面で，僧帽弁の開閉を確認でき，左房が大きくみえるように描出する．

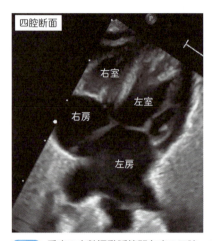

図1 重症の未熟児動脈管開存症の四腔断面増加

著明な左房拡大と肺静脈拡張を認める．

- 左房の動きをみながら動画を止め，左房が最大容積になるフレームにおいて，僧帽弁の可動していない根元の部分（hinge 部）から，肺静脈を含まず，左房の後壁，卵円孔の心房中隔の欠損部も含めて左房を丸くトレースして左房面積を計測する（図2）．

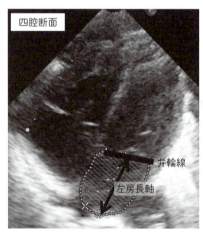

図2 左房容積の計測方法

○：僧帽弁の hinge 部分．左房面積と左房長径を計測する．

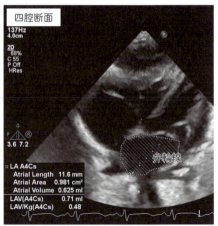

図3 LAVI の計測値

Area-length 法で算出される左房容積（LAV）を体重で除する．

- 僧帽弁の2つの hinge 部（弁輪線）の中間点から左房後壁までの左房長径を計測する．
- 体格補正として左房容積（LAV）を体重で除した値を左房容積係数（LAVI）とする．LAVI の算出方法（area-length 法）[1] は

$$\text{LAVI (mL/kg)} = 8/3\pi \times [(左房面積)^2 / 左房長径] \div 体重$$
$$(= 0.85 \times [(左房面積)^2 / 左房長径] \div 体重)$$

である（図3）．

- 未熟児動脈管開存症が重症化すると肺静脈が拡大するので，四腔断面で左房後壁をどこまで含むか迷うことがある．肺静脈を含めて過大評価していると思える時は，二腔断面でも測定する．二腔断面は肺静脈の合流がない分描出しづらいが，描出できればより正確な左房容積が計測できる．二腔断面では左心耳を含めずに計測することに留意する．

A. LAVI の評価の実際

極低出生体重児の生後3日間，動脈管開存症の結紮術前後における LAVI は 0.59（0.43～0.75）mL/kg で，動脈管結紮予測カットオフ値は 0.95mL/kg であり，AUC 0.98，感度 100％，特異度 92％と報告した[1]．本邦の多施設研究においても LAVI は LA/Ao より未熟児動脈管開存症の手術予測能は優れていた[2]．

当院で動脈管の閉鎖した超低出生体重児（日齢14）の LAVI は 0.71 ± 0.23mL/kg，未熟児動脈管開存症の手術を施行した41人では LAVI は 1.73 ± 0.49mL/kg と左房拡大を認めていた[3]．

B. LAVI の解釈と対応

左房拡大がある場合は左室の前負荷，後負荷，心筋傷害などの左房拡大の成因を考察する必要がある．LAVI が 1mL/kg を超える場合は，肺血流量増加に伴う前負荷過剰や，後負荷過剰に伴う左室ポンプ不全・左房圧上昇を疑い，肺うっ血に伴う呼吸障害や肺出血に注意する．

左房の拡大には限界があり，左房拡大が進むと容積はそれ以上は変化せず，左房が拡大したまま収縮しないようになる．左房容積係数の拡大がある場合には左房の縮み方にも注目することが肺出血のリスクを予見することにつながる可能性がある．

卵円孔が大きい場合は心房間短絡のために左房容積は大きくなりづらいが，卵円孔が小さい場合には左房容積は拡大しやすく，縮みづらいため，左房圧が上昇

しやすく肺うっ血や肺出血のリスクがあると考える．

参考文献

1) Toyoshima K, Masutani S, Senzaki H, et al. Left atrial volume is superior to the ratio of the left atrium to aorta diameter for assessment of the severity of patent ductus arteriosus in extremely low birth weight infants. Circ J. 2014; 78: 1701-9.
2) Toyoshima K, Isayama T, Kobayashi T, et al; Patent ductus arteriosus, Left Atrial Size Evaluation in preterm infants（PLASE）study group investigators. What echocardiographic indices are predictive of patent ductus arteriosus surgical closure in early preterm infants? A prospective multicenter cohort study. J Cardiol. 2019; 74: 512-8.
3) Toyoshima K, Aoki H, Noguchi T, et al. Biventricular function in preterm infants with patent ductus arteriosus ligation: A three-dimensional echocardiographic study. Pediatr Res. 2024 Apr 13. Epub ahead of print.

〈豊島勝昭〉

94 頭部エコー：内大脳静脈血流 ─評価と循環管理の実際

M 検査・手技の適応とコツ

POINT

- 内大脳静脈の評価は，大泉門から超音波検査のカラードプラ法にて血流波形を測定することで比較的簡単に測定できる．
- 内大脳静脈の血流波形の揺らぎと脳室内出血の関連が報告されている．
- 内大脳静脈の血流波形にhigh gradeな揺らぎを認める場合には，児に刺激を与える処置やケアはより慎重に行う必要がある．
- 内大脳静脈の評価が早産児の急性期管理において未熟児動脈管開存症や血圧コントロールなど循環管理の判断として役立つ可能性がある．

1 なぜ内大脳静脈を評価するのか

　新生児領域では大泉門などより超音波検査にて簡単に脳血流を評価することができることから，脳動脈の評価を中心に循環管理の指標として用いられてきた．カラードプラ法にて測定した収縮期最大血流速度と拡張期末血流速度からresistance index（RI）を算出する方法などは前大脳動脈（anterior cerebral artery：ACA）を中心に新生児仮死に伴う低酸素性虚血性脳症や早産児の晩期循環不全の評価などで用いられている．その一方で脳動脈のRIや血流速度の経時的な評価が早産児の脳室内出血（intraventricular hemorrhage：IVH）の予防につながるかどうかについては現在のところ明らかになっていない[1]．脳灌流静脈圧の上昇が早産児のIVHの誘因の1つといわれていることから，近年，国内を中心に脳静脈の評価が注目されている．しかし，IVHの好発部位である左右の上衣下静脈や脈絡叢静脈の血流波形を超音波検査にて評価することは難しい．そのため，これらの脳静脈が流れ込む左右の内大脳静脈（internal cerebral vein：ICV）を評価することで，中心静脈圧や胸腔内圧の上昇，静脈うっ滞などが影響している可能性がある脳静脈の血流波形の変化を捉えることができる．

2 内大脳静脈の血流波形の評価方法

大泉門からアプローチし，正中矢状断面にて脳梁や透明中隔腔を描出するとカラードプラ法により脳梁に沿い弧を描く ACA が描出され，脳梁膨大部の下に ICV の血流が描出される（**図1**）．生後早期の早産児などでは ICV の測定では流速が 2～5cm/秒程度と遅く，脳動脈の測定よりも流速のスケールを下げて測定することで描出が可能となる場合もある．この ICV の血流波形は通常定常流であるが超低出生体重児や超早産児の急性期管理において心ポンプ不全をきたした症例で心房収縮と一致すると考えられる静脈血流パターンの揺らぎを認めることがあることが報告されている[2]．また，ICV の血流波形を揺らぎの程度が強くなるにつれて grade 0 から grade 3 の 4 段階に分類し，high grade（grade 2～3）な揺らぎを認めた超低出生体重児では明らかな循環不全などを認めていないものの，IVH の合併率が高まることが報告されている[3]（**図2**）．ICV に high grade の揺らぎを認める前に，心臓に近い静脈である直静脈洞（straight sinus：SS）や大大脳静脈（great cerebral vein：GCV）においても high grade な強い揺らぎを認めることが多いことから，これらの脳静脈の測定は ICV の揺らぎの予測にもつながる可能性がある[4]．High grade な揺らぎを初めて認めた場合，それ以前の low grade な血流波形であった時と比べて，血圧の上昇や動脈管開存症の悪化を認めることが多いことから，定期的な超音波検査による ICV の評価に加え，血圧上昇時や心雑音聴収時に ICV を評価することで ICV の血流波形の変化

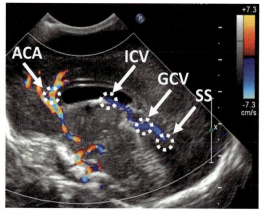

図1 脳血流の描出（矢状断面）

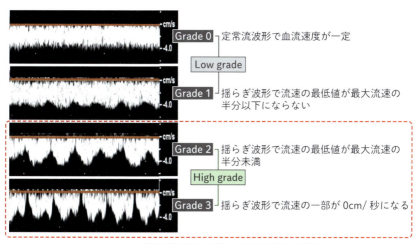

High grade な揺らぎを認めた時に IVH のリスクが高まる

図2 内大脳静脈の血流評価（揺らぎ波形の分類）

を早めに捉えることが可能となる[5]．観血的動脈圧測定を行う児では血圧の変化を捉えやすいことから，ICV の揺らぎの変化も捉えやすい．

3 内大脳静脈の揺らぎと IVH 予防

　超早産児の急性期などの IVH の好発時期に ICV の high grade な揺らぎを認めた場合は心臓超音波検査を行い，心ポンプ不全や動脈管開存症などの循環動態の変化がないかを評価する．明らかな循環動態の変化がない場合でも，IVH のリスクとなる要因を避け，普段よりもミニマルハンドリングを意識したケアが必要となる．胸腔内圧の上昇などを認めていないかなど，胸部 X 線所見や呼吸器設定の評価も行いたい．体位変化や浣腸など児に刺激を与える処置は優先度を十分検討した上で行うべきである．血圧の上昇を伴った ICV の high grade な揺らぎを認めた児に対して血圧を下げ，high grade な揺らぎを防ぐことで IVH の予防につなげる試みも行われている．早産児の IVH は生後早期に起こり，90％が生後 72 時間以内に発症するといわれてきたが，適切な新生児蘇生法の普及や生後早期の呼吸循環管理の変化に伴い，IVH の発症時期が変化している施設も多い．急性期管理において ICV の high grade な揺らぎを認めた児や呼吸循環が不安定であった児では急性期離脱と判断したのちの処置や体位変換時などに IVH をきたす児も見受けられる．それらの児では ICV の評価に加え，GCV や SS の血流

波形も low grade な揺らぎであること確認することで，安心して侵襲的なケアを進めていくことができる．

参考文献

1) Camfferman FA, de Goederen R, Govaert P, et al. Diagnostic and predictive value of Doppler ultrasound for evaluation of the brain circulation in preterm infants: a systematic review. Pediatr Res. 2020; 87: 50-8.
2) 豊島勝昭, 金井祐二, 小谷　牧, 他. 脳保護を目指した在胎 25 週未満の超低出生体重児の至適血圧の検討. 日本周産期・新生児医学会雑誌. 2009; 45: 1201-4.
3) Ikeda T, Amizuka T, Ito Y, et al. Changes in the perfusion waveform of the internal cerebral vein and intraventricular hemorrhage in the acute management of extremely low-birth-weight infants. Eur J Pediatr. 2015; 174: 331-8.
4) Ikeda T, Ito Y, Mikami R, et al. Fluctuations in internal cerebral vein and central side veins of preterm infants. Pediatr Int. 2021; 63: 1319-26.
5) Ikeda T, Ito Y, Mikami R, et al. Hemodynamics of infants with strong fluctuations of internal cerebral vein. Pediatr Int. 2019; 61: 475-81.

〈池田智文〉

95 M 検査・手技の適応とコツ

aEEG 装着と解釈の実際

POINT

- **検査の適応**：中枢神経障害が疑われる時や全身状態不良時に装着する．
- **電極の装着部位**：1チャネルであれば左右に1カ所ずつ，2チャネルであれば左右対称に装着する．
- **電極装着維持のコツ・アーチファクト対策**：電極と皮膚をペーストでやさしく合わせて装着し，電極装着部位の皮膚損傷に注意を払う．電極コードをなるべく束ねて，他のモニターのコード類と交差させない．
- **結果の解釈**：背景活動や新生児発作時の変化，つまりサイクリングの有無や最小振幅値の変化を評価する．

1 aEEG 概説[1]

　aEEG（amplitude-integrated EEG）は単純な圧縮脳波ではなく，アーチファクトを減弱させるためのフィルターなどさまざまな加工をして脳波を圧縮表示している．一般的には横軸は1時間あたり6cm，縦軸は最小振幅値を強調するため0〜10μVを整数，10〜100μVを対数で表示した半対数目盛表示である．脳波の構成成分（振幅，周波数，連続性）の中で，振幅に特化して俯瞰的に脳機能をモニタリングするものである．

2 検査の適応

　さまざまな利用法があるが，①HIE児や全身状態不良児のリアルタイムな脳機能抑制の評価・予後予測，②新生児発作の診断・治療効果判定，がメインである．早産児の脳成熟評価なども可能である．慣れ親しんでいないと装着に時間がかかるため，日頃から装着閾値を下げておくことが慣れるコツである．NICU全体でaEEGを維持・評価する雰囲気づくりが重要である．

3 電極の装着部位

aEEG は脳波モニタリングであり，通常脳波よりも電極数を減らすことが多い．国際 10-20 法に基づいて，左右前頭部・中心部・後頭部・側頭部（Fp1, Fp2, C3, C4, O1, O2, T3, T4）に装着する．通常 1 チャネルであれば左右に 1 カ所ずつ C3-C4 や Fp1-Fp2，2 チャネルであれば左右対称に Fp1-C3 と Fp2-C4 や Fp1-T3 と Fp2-T4 などに装着する．装着電極数が多い方が当然新生児発作捕捉率は上がり，また中心部や側頭部を含んだチャネルで捕捉率が高い[2]．

4 電極装着維持のコツ・アーチファクト対策

当院では皮膚損傷を防ぐために研磨剤は使用せず，清潔なコットンなどで汚れを優しく除去したのちに，電極ペーストを児の皮膚と電極それぞれにこんもりつける．力を入れて接着せず，電極と皮膚をペーストでやさしく合わせるイメージで装着する．8～12 時間ごとに皮膚損傷がないか電極装着部位を目視で確認する．心電図や交流，人工呼吸器など電子機器類の影響，体動，電極外れ・不安定，周囲の動きなどのアーチファクト混入を減らすことは正確な判読に不可欠な要素である．完全に除去することは困難だが，ちょっとした工夫で軽減は可能である．

- 電極コードを束ねてまとめタオルなどで抑える．他モニターのコード類と交差させず最下部に配置する．
- 児の頭近くに他の機器を置かない．特に輸液ポンプを児の頭や電極箱から遠ざけることは効果的である．
- 有効なアース（接地）を確保する．
- 脳波の電源をパソコン類と異なるコンセントからとる．
- HFO による頭の振動や呼吸，心電図などの影響は，頭の位置やポジショニングを調節してアーチファクト混入を避ける．

5 結果の解釈（図 1, 2）

判読時には，①最小振幅値：aEEG トレースの下端，②最大振幅値：aEEG トレースの上端，③バンド幅：最小振幅値から最大振幅値までの厚み，④サイクリング（sleep-wake cycling と記載している本もある）：最小振幅値が周期的（40～60 分程度）にサインカーブ状に揺らぐ，を確認するが，極論すれば，①最小振幅値と④サイクリングを評価できればよい．正期産児の正常 aEEG パターン

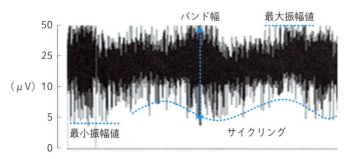

図1 正期産児 aEEG パターン判読の基礎知識

(Kidokoro H, et al. J Perinatol. 2012; 32: 565-9 より改変)

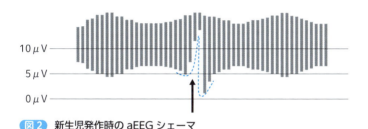

図2 新生児発作時の aEEG シェーマ

（連続性正常電位パターン〔CNV: continuous normal voltage〕）は最大振幅値 25μV 程度，最小振幅値が 5μV 以上でサイクリングを呈するものである．文字で理解しようとすると難しいので，成書でいくつか実際の記録をみておくことが望ましい．

異常パターンは背景活動異常（脳機能抑制の評価）と突発的な異常（新生児発作）の 2 つを覚えておく．

A．背景活動異常

1）非連続性正常電位パターン（DNV: discontinuous normal voltage）

脳機能軽度低下．最大振幅値は正常範囲，最小振幅値が 5μV を下回る．サイクリングの有無は問わない．

2）バーストサプレッションパターン（BS: burst-suppression）

最小振幅値はより低下（0～1μV）し，サイクリングは認めない．最大振幅値が 25μV を上回るバーストが多く（100 回以上 / 時間）aEEG 密度の濃いものをBS＋，少ないもの（100 回以下 / 時間）を BS−，と表記する．

3） 持続低電位パターン（CLV：continuous low voltage）
バースト部は稀にしか認めず，最大振幅値も持続的に5μV周辺から低値を示す．
4） 平坦活動パターン（FT：flat trace）
最大振幅値も限りなく0に近い（0〜1μV）．活動を認めない．

さまざまな報告があるが，低体温療法を施行された HIE 児において aEEG の背景活動およびサイクリングの所見の推移は予後予測ツールとなる[3]．たとえば低体温療法未施行例では生後 24 時間までに，低体温療法施行例では生後 48 時間までに aEEG 所見が回復すれば予後良好との報告[4]もある．

B．新生児発作時の aEEG

スパズムとミオクロニー発作を除く新生児発作は，aEEG で「最小振幅値の一過性の上昇」を呈する．aEEG で最小振幅値の上昇を認めた後，つまり新生児発作を呈した後は脳波活動が短時間抑制されることがあり，最小振幅値が一時的に下がる傾向にある．aEEG の特性上，短時間の発作や振幅の低い発作の評価は難しい．また体動や処置などの影響によるアーチファクトを新生児発作と間違って判定しないように，aEEG の限界を理解した上で，判読に迷う場合は必ず通常脳波や可能であれば VTR を確認することが重要である．

参考文献

1) Kidokoro H, Kubota T, Hayakawa M, et al. Neonatal seizure identification on reduced channel EEG. Arch Dis Child Fetal Neonatal Ed. 2013; 98: F359-61.
2) 杉山裕一朗, 鈴木健史, 久保田哲夫, aEEG. In: 奥村彰久, 他編. 新 誰でも読める新生児脳波. 東京: 診断と治療社; 2019. p.175-210.
3) Meder U, Cseko AJ, Szakacs L, et al. Longitudinal analysis of amplitude-integrated electroencephalography for outcome prediction in hypoxic-ischemic encephalopathy. J Pediatr. 2022; 246: 19-25.
4) Thoresen M, Hellström-Westas L, Liu X, et al. Effect of hypothermia on amplitude-integrated electroencephalogram in infants with asphyxia. Pediatrics. 2010; 126: e131-9.

〈久保田哲夫〉

96 喉頭気管気管支ファイバー検査（broncho fiberscopy：BF）の適応と実際

M 検査・手技の適応とコツ

POINT

- **BFの有用性**：BFは気道病変の診断に最も有用な検査である．鼻腔から区域気管支までの気道を連続的，リアルタイムに観察することができるため，呼吸や啼泣などで変形する気道の観察に優れている．
- **BFの適応**：喘鳴，低酸素発作，哺乳時のムセ，他の疾患で説明のつかない努力呼吸などは気道病変を疑わせるサインである．抜管困難や呼吸管理から離脱できない場合にも気道病変を合併していることがある．気管挿管中の肺病変に由来しないと思われる低酸素血症，徐脈に対してもBFが有効なことがある．
- **BFのポイント**：検査中の安全や適切な評価のために，酸素投与や気道確保などの気道管理を行う専従者がいることが重要である．過度の啼泣や体動は狭窄や軟化の過小・過大評価となりえるため，適切な鎮静も重要である．

1 NICUにおけるBFの有用性[1]

BFは気道病変が疑われる際に最も有用な検査である．胸部CTなどの画像検査も行われるが，被曝の問題や，画像撮影の瞬間のみの評価であり確定診断に至らないこともある点に注意が必要である．BFではリアルタイムに観察することができるため，呼吸や啼泣などで変形する気道の観察に優れている．さまざまな太さや処置孔付きなど種類の豊富な細径軟性内視鏡が開発されており（最小径は1.4mm）(図1)，超低出生体重児においても行うことができる．熟達した術者であれば，成熟児の気道病変スクリーニングであれば鼻腔から区域気管支まで概ね5分以内には検査を終了できる．

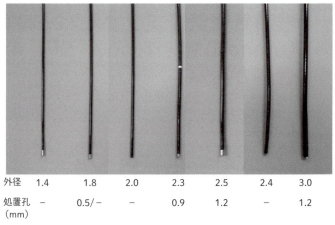

図1 喉頭気管気管支ファイバー

外径　1.4　1.8　2.0　2.3　2.5　2.4　3.0
処置孔　－　0.5/－　－　0.9　1.2　－　1.2
(mm)

2　BFの適応とBFでわかること[1]

　喘鳴，低酸素発作，哺乳時のムセ，他の疾患で説明のつかない努力呼吸などは気道病変を疑わせるサインであり，BFの適応となる．抜管困難や呼吸管理から離脱できない場合にも気道病変を合併していることがあり，BFが必要となることが少なくない．近年では，早産児の慢性肺疾患に合併する気道病変（CLD-AD）が注目されている．これらの適応では，気道病変スクリーニングとして，鼻腔から区域気管支まですべての観察を行う．症状がある場合は，どこかに気道病変があることが多い．気道病変の診断がついた場合は，治療経過評価のために定期的にBFを行う．

　気管挿管中に，肺出血や原因の特定できない低酸素血症や徐脈などを認めた際も挿管チューブからBFを行う．出血点の推定，気管肉芽や挿管チューブの気管壁あたりの診断ができ，チューブの位置調整などの対応ができることがある．気管切開管理の児でも，気道のスクリーニングとして有症状時以外に定期的に行う．

3　検査の実際

A．検査前準備

　図2に検査時の模式図を示す．検者，頭部側に位置し気道管理を行う者，児の体動を制御する者，検査の記録をとる者で行う．体動制御のためにタオルで巻き，気道確保用のタオルによる肩枕の上に寝かせる．末梢静脈路を確保し，SpO$_2$

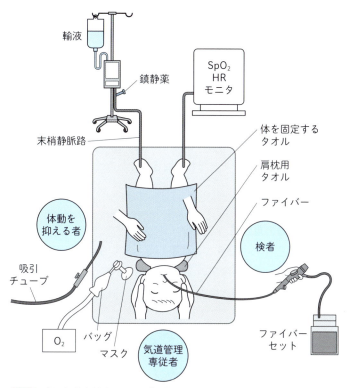

図2 喉頭気管気管支ファイバー検査の様子

と心拍モニタを装着する．，検査中のフリーフロー酸素投与や緊急時のマスクバッグ用のアンビューバッグ，吸引チューブを用意する．

B．検査実施

　前投薬として気道分泌物抑制と検査に伴う徐脈予防にアトロピン硫酸塩を投与する．鎮静薬はミダゾラムを投与している[2]．気道管理の専従者は患者の頭部側に位置し，頂部後屈にて気道を確保しフリーフロー酸素投与を行い，児の状態やモニタを注視する．検者は検査を行うことに専念し，鼻腔からファイバーを入れて区域気管支まで連続的に観察していく．鼻腔から順番に観察し，異常構造物の有無，狭窄や軟化所見などを述べていく．気道病変があった場合，治療効果を確認するために経鼻持続陽圧下に内視鏡で観察を行うことがあり，直視下で狭窄や軟化が解除される圧の設定を確認できる．検査の合併症には一過性の低酸素血症や内視鏡による気道の機械的損傷があるが，後者は新生児領域ではあまりみられ

ない．低酸素血症がみられた際は，検査を進めず気道確保の確認，酸素投与量の増量，自発呼吸の促しなどで対応する．症状が強い場合は検査を中断し内視鏡を抜いてマスクバッグをすることもあるが稀である．低酸素血症は，最も気道が狭く技術的に難易度の高い声門通過時が多い．

C．検査後管理

検査終了後は室内気管理でモニタ監視を継続し，必要時は酸素投与や経鼻持続気道陽圧を行う．児がしっかり覚醒した後に哺乳の確認を行い，末梢静脈路を抜去する．検査終了から点滴抜去まで数時間程度であることが一般的である．

4 検査のポイント

A．気道管理専従者の重要性

検査や鎮静管理を1人で行うことは難しく，どちらも中途半端になってしまう可能性もある．手術時の麻酔医のようなイメージで，鎮静管理を担う気道管理の専従者を置くことで，検者は検査に専念できる．

B．鎮静の重要性

気道病変は，ある程度の鎮静がされていないと評価が難しい．啼泣や努責が強いと，正常児でも気道の軟化や狭窄があるようにみえてしまうことや，啼泣の影響として狭窄が過小評価されることが少なくない．非鎮静で行い気道病変なしとなっていた症例で，鎮静下に再検したところ気道病変の診断になることは少なくない．鎮静により，低酸素発作などが起こりやすい睡眠時に近い状況を再現し観察できるという利点もある．

参考文献

1) 長谷川久弥. 気管支鏡検査. In: 長谷川久弥, 編. 新生児呼吸管理ハンドブック. 1版. 東京: 東京医学社; 2021. p.132-40.
2) 山田洋輔. 喉頭気管気管支ファイバー. In: 草川 功, 編. 安心・安全な子どもの鎮静・鎮痛. 1版. 東京: 中外医学社; 2023. p.168-72.

〈山田洋輔〉

97 胎便関連性腸閉塞症：ガストログラフィン注腸の適応と実際

M 検査・手技の適応とコツ

POINT

- FGRのある超低出生体重児に多い．
- 数回のグリセリン浣腸に抵抗性のケースが対象となる．
- 4倍程度に希釈したガストログラフィンを透視下に注腸し，拡張部まで到達することを目指す．
- 搬送リスクを考慮して，ベッドサイドでのポータブルX線撮影を利用することも有用である．

　胎便関連性腸閉塞症（meconium related ileus: MRI）とは，腸管の蠕動運動障害による胎便の過剰な粘稠化により胎便排泄遅延を伴う機能的腸閉塞症を呈する．複数回のグリセリン浣腸に反応しないものはガストログラフィン注腸を必要とする[1]．超低出生体重児（extremely low-birth weight infant: ELBWI）のうちで特に胎児発育不全（fetal growth restriction: FGR）の児に多く，消化管穿孔の原因となる．ガストログラフィン注腸や胃内投与による保存治療が奏効することが多く，改善しない場合には外科手術となる．

1 ガストログラフィンの作用機序

- 浸透圧差による水分の漏出
- 刺激による蠕動亢進
- 界面活性剤（polysorbate）による胎便栓と腸管粘膜間の剥離
  ※ガストログラフィンの浸透圧：1,700mOsm/L →生理食塩水の約9倍．4倍希釈でも460mOsm/Lと高浸透圧

2 ガストログラフィン注腸実施のポイント（図1）

A．行うタイミング
多くは生後数日以内，浣腸にても胎便の排泄が不十分で腸管拡張増悪時．

B．造影剤
ガストログラフィンを蒸留水で3～5倍に希釈したものを使用する．

C．使用チューブ
当科では，6Fr balloon カテーテルを使用し，肛門外で膨らませた balloon を肛門に押し当てることで圧を保ちつつ注入している．6～8Fr ネラトンカテーテルに先端から1～2cm の部位にストッパーを作成して肛門に押し当てる[2] など．

D．実施場所・実施法
従来透視下に低圧でゆっくり注入し拡張腸管や胎便が存在する部位まで到達することを確認することを目標とする．ELBWI の透視室までの移動や体温変化などのストレスは頭蓋内出血などのリスクになり得る．また，気管挿管中の児では，計画外抜管の危険性も高い．近年ポータブル X 線で連続的に撮像・確認することが可能となり，リアルタイムに確認しながら注入可能となった[3]．当科でもま

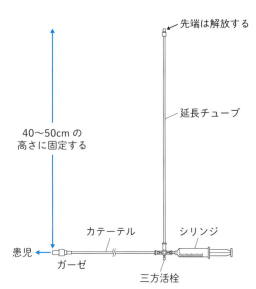

図1 腸管内に過剰な圧がかからない工夫

(中原さおり, 他. 日本小児放射線学会雑誌. 2017; 33: 14-8[3])

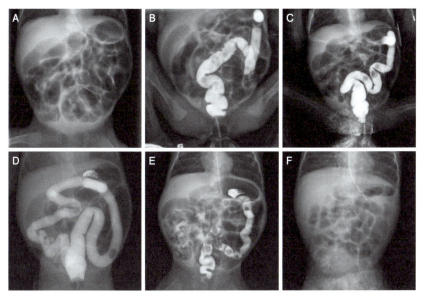

図2 当科で施行した症例
A：日齢 3 の X 線にて著明な腸管拡張を認めたが直腸内ガスを認めなかったため，B：同日 4 倍希釈ガストログラフィン 15mL/kg/ 回にてベッドサイドで注腸施行．造影剤は脾彎曲まで進み，胎便栓を思わせる類円形の陰影欠損を認めた．2 日後再度行うも同位置より進まず，胃内投与も併用したが改善せず．C, D：透視下に 3 回目の注腸施行．やや拡張した回腸末端まで造影剤が到達した．E：同日造影剤とともに多量の胎便が排泄された後の X 線像．F：数日後の完全に腸閉塞が解消され哺乳可能となった際の X 線像．

ずはベッドサイドでポータブル連続撮像下に実施するが，胎便まで未到達で効果不十分の際は，後述するガストログラフィン胃内投与と同時に行う"はさみうち"を行ったり，新生児科医師管理のもとで透視下に，より積極的な注入を試みることもある（図 2）．

E．造影剤注入量

直接透視下に行う際は造影剤の先進部の様子と注入時の圧抵抗を参考に，拡張腸管や胎便が存在する部位に到達するまで行うことが多く，注入量は規定しない[4]．ベッドサイドで行う場合は，10 〜 15mL/kg/ 回の量を目安に行ったり，より安全な管理として，注入カテーテルに三方活栓をつけて 30 〜 50cmH$_2$O 以上にならないように管理する方法なども行われている[3]．

3 ガストログラフィン注腸時の注意点[2]

A. 消化管穿孔
上記のような細心の注意を払う．直腸内で balloon を膨らませて造影剤の漏れを完全に遮断しない方がよい．

B. 低体温
透視室の室温の低さや，濡れた造影剤の気化熱による．十分な加温・保温のもとで行う．

C. 脱水
高浸透圧のガストログラフィンにより腸管内に水分が漏出することによる．十分な輸液を補う．

📖 参考文献

1) 窪田昭男, 川原央好, 奥山宏臣, 他. Meconium-related ileus の組織と病態. 小児外科. 2006; 38: 609-14.
2) 大野耕一. ガストログラフィン投与（注腸と胃内投与）. With NEO 秋季増刊. 2019; 141-4.
3) 中原さおり. 当院における胎便関連腸閉塞解除の工夫— NICU 内で透視下のようなガストログラフィン注腸が可能に. 日本小児放射線学会雑誌. 2017; 33: 14-8.
4) 大橋研介, 池田太郎, 井上幹也, 他. 下部消化管造影—胎便関連性腸閉塞症に対するガストログラフィン注腸—. 周産期医学. 2012; 42: 1603-6.

〈森　昌玄〉

98 胎便関連性腸閉塞症：ガストログラフィン胃内投与と開腹手術

M 検査・手技の適応とコツ

POINT

- **適応**：ガストログラフィン胃内投与は，主に注腸単独で効果不十分な際に併用する"はさみうち"として行われる．
- **注意**：浸透圧の高いガストログラフィンを胃内投与して誤嚥した場合，重篤な肺水腫を発症するリスクがある．
- **手術適応**：保存治療（グリセリン浣腸・ガストログラフィン注腸/胃内投与）反応不良例，消化管穿孔例．
- **術式**：腸管の拡張部もしくは穿孔部に腸瘻を造設する．

1 予防的 / 早期投与としての胃内投与

胎便関連性腸閉塞の治療はグリセリン浣腸 / ガストログラフィン注腸であるが，
① 全身状態の安定しない低出生体重児を透視室に搬送するリスク
② （ベッドサイドで）非透視下に注腸造影する場合の消化管穿孔のリスク
③ 症状が進行してから治療反応性が低下する傾向

などから，予防的もしくは症状出現早期から胃内投与を行って効果的であったとの報告[1]や，注腸や手術になる頻度を低下させたり，注腸実施時期を遅らせることが可能（出生直後は頭蓋内出血・肺出血のリスクが高いため）[2]などの報告がある．

一方で，胃内投与に際しては，嘔吐による誤嚥が最大の問題である．実施時には下部腸管の拡張があり胃内停滞傾向のことも多く，嘔吐・誤嚥は十分に起こりうる．その際，高浸透圧であるため重篤な肺水腫を発症するリスクがある[3]．

- **投与法**：4倍（3～5倍）希釈ガストログラフィンを1～4mL/kg 経鼻胃管より注入する．効果が得られるまで毎日1～2回繰り返す[1]などの報告があるが，プロトコールは未確立である．

2 "はさみうち" としての胃内投与

　ガストログラフィン注腸造影で効果不十分の際に，胃内投与を併用する"はさみうち"法の有用性が報告されている[4,5]．この場合も嘔吐・誤嚥による肺炎や肺水腫のリスクを十分に考慮する必要がある．グリセリン浣腸・ガストログラフィン注腸・ガストログラフィン胃内投与（はさみうち）までの保存的治療を慎重に繰り返すことで軽快することが多く，手術を要するケースはほとんどない．

3 手術について

- 手術適応：保存治療への反応不良例，消化管穿孔例．
- 術式：腸瘻造設部の口側・肛門側内の胎便を十分に排除した上で，非穿孔例では拡張部に，穿孔例では穿孔部もしくはその口側にループ式腸瘻を造設する．腸管切開による胎便の排除再縫合や，穿孔部切除の上での一期的吻合は閉塞症状遷延や縫合不全リスクもあり推奨されない．
- 穿孔例は手術実施症例の中でも死亡率が高く予後不良である．しかし，穿孔の診断（X線上のfree airの存在，注腸造影時の造影剤の漏出など）は実際には容易でないことも多い．そこで明らかな穿孔所見を認める前に，どの段階で手術適応とするかが重要である．一例として，保存治療開始72時間経過後でも明らかな改善傾向を認めない場合，などの基準が施設ごとに設けられていることが多い．

📖 参考文献

1) 寺田明佳, 市場博幸, 郡山　健, 他. 極低出生体重児の胎便関連性腸閉塞症に対するガストログラフィン胃内投与の効果. 日本未熟児新生児学会雑誌. 2007; 19: 85-8.
2) 山本正仁, 豊島勝昭, 渡邉真平, 他. 超低出生体重児の胎便関連性腸閉塞症の予防を目指した, 塩酸モルヒネ持続静注症例における胃内ガストログラフィン注入の効果について. 日本周産期・新生児医学会雑誌. 2015; 51: 1199-203.
3) 河野達夫. 寺田明佳 他 論文「極低出生体重児の胎便関連性腸閉塞症に対するガストログラフィン胃内投与の効果」について（Letter to the Editor）. 日本未熟児新生児学会雑誌. 2008; 20: 156.
4) 藤谷しのぶ, 三浦文宏, 水谷佳世, 他. 当院で経験した胎便関連性腸閉塞4症例における検討. 日本未熟児新生児学会雑誌. 2007; 19: 70-5.
5) 富田美佳, 戸谷悟司, 大曽根義輝, 他. 胎便性腸閉塞を発症した超低出生体重児に対するガストログラフィン"はさみうち"療法. 日本周産期・新生児医学会雑誌. 2006; 42; 506.

〈森　昌玄〉

M 検査・手技の適応とコツ

99 染色体検査・遺伝子検査の適応と保護者への説明の実際

POINT

- 先天異常（奇形）を複数認める時は，染色体や遺伝子が関連した疾患も検討する．
- 身体所見をとる際は，全身をよく観察し，適切な用語を用いて記載するように努める．
- 検査や説明のタイミングは，疾患の特性，保護者の心情も考慮し，総合的に検討する．
- 説明の際は，用いる用語や言い方に注意を払う．
- 児とその保護者をサポートし，児の診療において児・保護者とともに歩んでいく立場であることを心に留めて診療にあたる．

1 染色体検査や遺伝子検査を考慮する状況

　何らかの先天異常（奇形）を複数認める時，染色体異常や遺伝子変異を有している可能性がある．ただ，先天異常の原因としては「不明」が最多であるので，染色体検査や遺伝子検査で原因の特定に至らないこともある点も理解しておく．

2 身体所見のとり方で注意する点

　身体所見をとる際，顔貌，手や足も含め全身をよく観察する．生後早期は浮腫のため顔貌の所見がわかりづらい場合や，全身状態が安定していないこともあるため，必要に応じて診察を繰り返し，検討する．また，所見として，odd looking（何となく変わった顔つき）という表現も使用されるが，できれば用語を用いて記載するように努力する．用語を用いて記載すると他の医療者とも共有できるため有用である．形態異常の記載に用いる用語として，「国際基準に基づく小奇形アトラス」が参考となり，日本小児遺伝学会ホームページのリンクから参照

できる[1].

3 鑑別診断はどのように考えていくか

　症状と身体所見の組み合わせから総合的に考えていく．Down症候群を例にとると，先天性心疾患があり，顔貌の特徴として眼瞼裂斜上，内眼角贅皮があり，手掌に単一屈曲線がある，筋緊張が低下している，という所見を集め，その所見から総合的に検討し，Down症候群を考える，という流れである．

　鑑別診断の探索方法として，「Smith's Recognizable Patterns of Human Malformation」[2]の巻末，オンラインでの検索ツールとしてSyndrome finder[3]，Phenomizer[4]，PubCaseFinder[5]などがある．また，遺伝学的な内容を含む疾患の詳細を調べる際には，OMIM®[6]，GeneReviews®[7]，GeneReviews日本語版[8]などがオンラインで利用可能である．

4 説明や検査のタイミング，説明する際に配慮すること

　何らかの疾患が疑われた段階で，その疾患の説明をして検査をすることとなるが，保護者にとっては，「突然の知らせ」である．ショックや，保護者にとっては未知である疾患に対する恐怖，混乱が生じるかもしれない．比較的早期に合併症の検索を要する場合など，生後早い段階で説明を要することもある．保護者の心情を慮るあまりに説明が遅れてしまうのも望ましくない．検査や説明のタイミングに関しては，疾患の特性，保護者の心情も考慮し，総合的に検討する必要がある．初回の説明は，その後の児や疾患の受容にも影響を及ぼす可能性があり，真摯にかつ支持的な姿勢で臨むように心がける．また，初回の説明時は，保護者のショックが大きく，多くの内容を説明することが難しい場合がある．保護者は「頭が真っ白になり，説明内容をよく覚えていない」ということも多い．状況が許せば説明の機会を複数回設け，保護者の愛着形成や受容，混乱する心情に配慮しながら段階的に説明を進めていく．また，看護師，心理士などの多職種と連携し，保護者の理解や愛着形成，受容をサポートしていくことが重要である．他，染色体や遺伝子が関連する疾患では，必要に応じて臨床遺伝専門医や認定遺伝カウンセラー®などの遺伝医療部門とも連携し，遺伝カウンセリングの機会を設けるのもよい．

　次に，保護者へ診断の意義を正確に伝えることも重要である．『正確な診断は，すべての子どもへの医療，かつ家族へのサポートのスタートになる．最も重要な

診断の意義は，子どもの見通しをもっての治療や健康管理が可能となることである』[9]．なぜその疾患が疑われるのか，診断する意義について丁寧に説明する．

　説明の際は，使用する言葉にも気をつける．医学用語としての「異常」「奇形」「変異」といった言葉は，保護者にとってはわかりづらく，悪い印象をもち，つらい気持ちになる可能性がある．「○○の奇形がある」→「○○という特徴がある」，「染色体異常」→「染色体の変化」，「遺伝子変異」→「遺伝子の変化」のような言い換えが必要である．また，「悪い」「異常」のような不安を増強させる表現や，「残念ながら……」のような価値観が入る言い方，「〜の疾患になってしまった」のような否定的な言い方も避ける．『先天異常症候群のキーになる顔貌の診察や説明は，家族にとって抵抗があることが多い．「顔が異常なので……」「顔貌の異常があるから染色体の検査をしましょう」ではなく，「顔は親と似るけれど，症候群によっては，その症候群に共通な頭部顔面部の特徴がある」ことを伝えながら，診察の意味や診断の参考になることを説明する必要がある』[9]．

　最後に，我々は児とその保護者をサポートし，児の診療において児・保護者とともに歩んでいく立場であることを心に留めて診療にあたることが大切である．

参考文献

1) 日本小児遺伝学会. 国際基準に基づく小奇形アトラス 形態異常の記載法—写真と用語の解説. https://plaza.umin.ac.jp/p-genet/atlas/
2) Jones KL, Jones MC, del Campo M. Smith's Recognizable Patterns of Human Malformation. 8th ed. Philadelphia: Elsevier; 2022.
3) UR-DBMS/Syndrome Finder. https://syndromefinder.ncchd.go.jp/
4) Phenomizer. https://compbio.charite.de/phenomizer/
5) PubCaseFinder. https://pubcasefinder.dbcls.jp/?lang=ja
6) OMIM. https://www.omim.org/
7) GeneReviews. https://www.ncbi.nlm.nih.gov/books/NBK1116/
8) GeneReviews 日本語版. http://grj.umin.jp
9) 臨床遺伝専門医制度委員会, 監修. 臨床遺伝専門医テキスト③ 各論Ⅱ 臨床遺伝学小児領域. 東京: 診断と治療社; 2021. p.16-7.

〈運﨑　愛〉

M 検査・手技の適応とコツ

100 胎盤血輸血

> **POINT**
> - 適応：我が国では原則早産児に対して行うことを推奨している．
> - 効果：退院前死亡の減少と輸血率および総輸血量の減少が期待される．
> - 方法：臍帯遅延結紮と臍帯ミルキングに大別される．

1 定義と手技

A. 定義

胎盤血輸血（placental transfusion）は，胎盤および臍帯に残存している血液を出生直後に胎盤側から児側に輸血する手技である．

B. 手技

手技は臍帯遅延結紮と臍帯ミルキングに大別される．

1）臍帯遅延結紮（delayed cord clamping）

図1に輸血量に影響する因子を示す．輸血量に最も影響を与える因子は，出生後から臍帯結紮までのタイミングである．臍帯血管が完全に収縮して臍帯血流が途絶するまでには個人差がある．早産児では蘇生の実施により十分な時間臍帯結紮を遅らせることができないことから，研究によっては15秒以上を臍帯の遅延結紮としているものがあるが，一般的には，早産児では30秒以上，正期産児では60秒以降に臍帯を結紮することを臍帯遅延結紮と定義することが多い．ただこの場合も蘇生を必要とする児は研究対象から除外ししているので，最近の研究では移動式蘇生台が開発され蘇生を行いながら十分な時間結紮を遅らせる方法も検討されている．

2）臍帯ミルキング（umbilical cord milking）

臍帯ミルキングも，臍帯を結紮切離せずに行う複数回ミルキングと臍帯結紮後に1回行うミルキングに大別される．

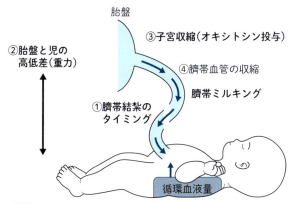

図1 胎盤血輸血量に影響を与える因子
太字は輸血量を増やす因子.

①臍帯結紮前臍帯ミルキング（intact cord milking）[1]

　臍帯結紮を切離せずに臍帯を約30cm, 2秒程度で3〜4回胎盤側から児側に向かってミルキングする方法である．ミルキングが終了した時点で児側の臍帯圧迫を解除すると児側から血液の逆流が起こり, 効果的に輸血することができない. また2回目以降にミルキングする場合は臍帯血管内に血液の充満が十分にされていることを確認して行う必要がある.

②臍帯結紮後ミルキング（cut cord milking）[2]

　臍帯を結紮切離して臍帯をつり上げた状態で児を蘇生台に移動させた後, 臍帯の捻転を解除した上でミルキングを行う. 臍帯の捻転は左捻転（反時計回り）が多く, その場合は時計回りで捻転を解除する. 約30cm, 2秒程度でミルキングを行い, 血液の逆流が生じないように臍基部で結紮する. 確実にミルキングが行われれば, 臍帯血管が虚脱して臍が青色から白色となる. 蘇生と並行してミルキングができるのでよりゆっくりとしたスピードでミルキングができる利点がある.

2 適応と期待される効果

A. 適応

　国際蘇生連絡協議会（ILCOR）やWorld Health Organizationから推奨されており, これらの推奨では正期産児を含むすべての児を対象としている. 一方, 我が国では人種的に高ビリルビン血症の頻度が高いためヘモグロビン濃度の上昇に伴う光療法の頻度が増加することが危惧されること, また, 1か月児, 4か月

児健康診査の体制が整っていて医療へのアクセスが容易であることから貧血の早期発見・治療が可能であるため，正期産児では胎盤血輸血は推奨せず，早産児のみで推奨としている．具体的には在胎 24 週から 28 週の児では cut cord milking を推奨している[3]．

2021 年の ILCOR から発表された Consensus on Science and Treatment Recommendation での在胎週数別の胎盤血輸血の推奨は以下の通りである[4]．出生後ただちに蘇生を必要としない在胎 34 週未満の新生児では，臍帯クランプを少なくとも 30 秒間の延期を推奨する．出生後ただちに蘇生を必要としない在胎週数 28 週 0 日から 33 週 6 日で出生した乳児では，臍帯クランプを延期する合理的な代替案として，intact cord milking を推奨する．在胎週数 28 週未満の新生児に対しては intact cord milking を行わないことを推奨する．ただちに蘇生が必要な妊娠 34 週未満の乳児では，臍帯管理に関して推奨を行うには証拠が不十分である．また，多くの研究で除外基準とされている母体，胎児，胎盤の状態（特に，多胎，先天異常，胎盤異常，同種免疫，胎児貧血，胎児機能不全，および母体の病気）に対する臍帯管理に関する推奨を行うための証拠も不十分である．すなわち，CoSTR 2021 では蘇生を必要とする児に関しての明確な推奨は示されていない．

B．効果

2023 年 6 月までに行われた早産児の研究 47 件，6,094 人について，出生から臍帯結紮までの時間を 15 秒以上 45 秒未満，45 秒以上 120 秒未満，120 秒以上の 3 群と臍帯結紮前の臍帯ミルキングを介入としてシステマティックレビューと個々の参加者データのネットワークメタ解析が行われた．退院前死亡率，すべてのグレードを含む頭蓋内出血の頻度と輸血率がアウトカムとして示されている．

早産児では 120 秒以上の臍帯遅延結紮で退院前死亡の減少（オッズ比〔OR〕95％信用区間〔credible interval: CrI〕0.31〔0.11-0.80〕）が認められたが，intact cord milking では退院前死亡率に有意差は認められなかった．すべてのグレードを含む頭蓋内出血の頻度には胎盤血輸血の効果は認められなかった．輸血率に関しては臍帯遅延結紮と intact cord milking で輸血率の減少が認められている[5]．

参考文献

1) Hosono S, Mugishima H, Fujita H, et al. Umbilical cord milking reduces the need for red cell transfusions and improves neonatal adaptation in infants born at less than 29 weeks' gestation: a randomised controlled trial. Arch Dis Child Fetal Neonatal Ed. 2008; 93: F14-9.
2) Hosono S, Mugishima H, Takahashi S, et al. One-time umbilical cord milking after cord cutting has same effectiveness as multiple-time umbilical cord milking in infants born at <29 weeks of gestation: a retrospective study. J Perinatol. 2015; 35: 590-4.
3) 細野茂春. 早産児の蘇生. In: 細野茂春, 監修. 日本版救急蘇生ガイドライン 2020 に基づいた新生児蘇生法テキスト. 4 版. 東京: メジカルビュー社; 2021. p.138-40.
4) Wyckoff MH, Singletary EM, Soar J, et al; Collaborators. 2021 International Consensus on Cardiopulmonary Resuscitation and Emergency Cardiovascular Care Science With Treatment Recommendations: Summary From the Basic Life Support; Advanced Life Support; Neonatal Life Support; Education, Implementation, and Teams; First Aid Task Forces; and the COVID-19 Working Group. Circulation. 2022; 145: e645-721.
5) Seidler AL, Libesman S, Hunter KE, et al; iCOMP Collaborators. Short, medium, and long deferral of umbilical cord clamping compared with umbilical cord milking and immediate clamping at preterm birth: a systematic review and network meta-analysis with individual participant data. Lancet. 2023; 402: 2223-34. Erratum in: Lancet. 2023; 402: 2196.

〈細野茂春〉

索引

あ行

アシクロビル	294
アシルカルニチン分析	277
アセトアミノフェン	141
圧上限アラーム	118
アテトーゼ・ジストニア型	236
アミノ酸製剤	195
アルファカルシドール	255
アレルゲン特異的リンパ球刺激試験	207, 208
移行抗体	297
意識障害	196
胃食道逆流	186
胃食道逆流症	186, 190
一回拍出量	160
一過性異常骨髄増殖症	312
一過性糖尿病	274
一酸化窒素吸入療法	169, 172
遺伝カウンセリング	364
遺伝子検査	363
イブプロフェン	141
インドメタシン	141
運動機能障害	240
エアロゾル感染	21
永続性糖尿病	274
壊死性腸炎	31, 44
エタノールロック療法	194
エポプロステノール	167
エリスロポエチン補充療法	309
黄疸	265
オーシスト	280
オートトリガー	82
オルプリノン	162, 166
オンマイヤリザバー	221

か行

外気温	62
外性器異常	261
開放型保育器	5
加温加湿	72
ガストログラフィン胃内投与	361
ガストログラフィン注腸	357
活性型ビタミンD	255
カテーテル関連血流感染症	193
カテーテル治療	154
カニューレ計画外抜去	140
カニューレ交換	140
カルグルミン酸	278
カルニチン	196
カルペリチド	166
感覚過敏	244
換気不全	88
カンジダ	27
監視培養	22
関節可動域訓練	237
感染経路別予防策	21
感染症発生動向調査	296
眼底検査	323
肝脾腫	276
気管切開カニューレ	138
気管切開孔	139
気管切開術	137
気管肉芽	354
気胸	177
気道病変	353
急性腎障害	180
巨赤芽球性貧血	195
筋緊張亢進	236
筋弛緩薬	237
空気感染	21
経口アシクロビル抑制療法	294

経口食物負荷試験	207
痙縮	236, 241
痙性麻痺	228
経胎盤感染	296
経腸栄養不耐	52
経腸栄養法	193
痙直型	236
経鼻空腸カテーテル	190
経表皮水分蒸散量	2
血液浄化療法	278
血管エラスタンス	161, 165
血管拡張薬	160, 168
血管透過性亢進	259
血小板輸血	305
血清カルシウム	255
血清抗体価	297
血清リン	255
血中アミノ酸分析	277
結露	72
抗ADHD薬	245
抗VEGF療法	326, 329
高インスリン血性低血糖症	271
交換輸血	265, 306
抗痙縮薬	237
抗けいれん薬	105
高血糖	273
好酸球性消化管疾患	208
甲状腺刺激ホルモン	250
抗精神病薬	245
抗体スクリーニング	288, 300
好中球減少	291
喉頭気管気管支ファイバー検査	353
高二酸化炭素療法	185
抗発作薬	225
呼吸管理	58
呼吸窮迫症候群	64, 176
固縮	236
骨吸収	253
骨減少	253
骨代謝	196, 254
コット	13
後乳	35

後負荷	165
不整合	149

さ行

サーボコントロール	6
細菌性眼内炎	330
臍帯結紮後ミルキング	367
臍帯結紮前ミルキング	367
臍帯遅延結紮	213, 366
臍帯ミルキング	213, 366
在宅酸素療法	129, 135
在宅人工呼吸療法	133
在宅中心静脈栄養	194
在宅モニタリング	131, 136
左室拡張終末期径	142
左房径/大動脈径	142
左房容積	142
左房容積係数	341
サポート圧	86
ジアゾキシド	272
視床下部-下垂体-甲状腺系	248
姿勢異常	240
持続的腎代替療法	180
自閉スペクトラム症	243
脂肪酸カルシウム結石	52
脂肪乳剤	195, 199
シャントバルブ	222
収縮性	166
収縮末期左室壁応力	
	100, 161, 164, 337
修正年齢	244
重炭酸ロック	191
手指衛生	24
手指消毒	24
循環管理	58
循環不全	257
上衣下出血	220
消化管アレルギー	208
消化管蠕動抑制	101
消化管粘膜障害	143
上気道閉塞症	137
症候性感染症	290

症候性低血糖	271
症候性動脈管開存症	151
硝子体手術	333
小腸移植	200
小腸機能不全関連肝機能障害	202
少量シタラビン療法	314
シルデナフィル	126, 168
心エコー	145, 337, 341
真菌	27
心筋症	276
神経内視鏡	222
神経発達症	243
腎結石	196
人工肺サーファクタント	64, 69
腎障害	143
新生児・乳児食物蛋白誘発胃腸症	207
新生児遷延性肺高血圧症	168, 172, 176
新生児聴覚スクリーニング	289
新生児同種免疫血小板減少症	316
新生児搬送用救急車	56
新生児ヘルペス	292
新生児発作	223, 352
新生児マススクリーニング	247, 263, 276
新鮮凍結血漿	306
心臓カテーテル検査	127
シンバイオティクス	45, 198
心拍出量	160
心拍補正左室平均円周短縮速度	100, 161, 338
水頭症	219
頭蓋骨縫合線	221
ステロイド全身投与	122
スピラマイシン	281
性器ヘルペス	293
声帯損傷	70
性分化疾患	261
赤血球製剤	304
赤血球濃厚液輸血	311
接触感染	21
染色体検査	363

前大脳動脈	345
先天異常	363
先天性横隔膜ヘルニア	177
先天性サイトメガロウイルス感染症	288
先天性トキソプラズマ症	280
先天性風疹症候群	284
先天梅毒	296
前負荷	164
潜伏梅毒	298
喘鳴	354
早期授乳	31
早期梅毒	298
早産児一過性低サイロキシン血症	250
早産児骨代謝性疾患	253
相対的副腎不全	122, 257
組織シスト	281

た行

ターミネーション感度	85
ダイアフラム式	92
体液過多	180
体温維持	58
胎児発育不全	357
代謝救急	276
代謝スクリーニング	278
大大脳静脈	346
胎内発育不全	297
胎盤血輸血	366
胎便関連性腸閉塞症	357, 361
胎便吸引症候群	176
単純ヘルペスウイルス	292
胆石	195
短腸症候群	193, 198, 202
チオペンタール	100
チタンクリップ	156
窒素ガス	182
知的発達症	243
注意欠如多動症	243
中心静脈カテーテル	194
腸管不全関連肝障害	193
超早期授乳	38

腸内細菌叢	44
直静脈洞	346
治療開始前の検体	277
鎮静	102
鎮痛	102
低カルシウム血症	195
低血糖	143, 270
低酸素吸入療法	183
低酸素性虚血性脳症	232
低酸素発作	354
低出生／極低出生体重児	243
低体温療法	7, 232
低ナトリウム血症	258
ディベロップメンタルケア	11
デキサメタゾン	124
鉄欠乏性貧血	195
鉄剤補充療法	310
テデュグルチド	199
電極装着維持	350
電磁干渉試験	61
天然型（貯蔵型）ビタミンD	256
電力	56, 61
頭囲拡大	221
動静脈奇形	220
頭部エコー	345
動脈管閉鎖	156
トキソプラズマ	280
ドクターヘリ	60
ドナーミルク	37, 40
ドパミン	100, 162
ドブタミン	162
努力呼吸	354

な行

内視鏡下動脈管閉鎖術	154
内視鏡カメラ	155
内大脳静脈	345
二次性副甲状腺機能亢進状態	253
日本母乳バンク協会	41
入院時体温	1
尿中 Ca/Cre 比	255
尿中有機酸分析	277

尿閉	101
熱喪失	2, 10
脳圧亢進症状	221
脳血管奇形障害	220
脳室拡大	217, 220
脳室周囲白質軟化症	228
脳室ドレーン	221
脳室内出血	141, 211, 216, 220, 345
脳室-腹腔シャント	221
脳静脈瘤	220
脳性麻痺	236, 240
脳動脈瘤	220
脳波モニタリング	224, 350

は行

胚芽細胞	220
背景活動異常	351
肺血管拡張薬	125, 166
肺血流増加型先天性心疾患	183
肺高血圧症	168
梅毒トレポネーマ	296
発達障害者支援センター	245
パラセタモール	143
バルガンシクロビル	290
バルビツール酸誘導体	105
晩期循環不全	257
皮下死腔	222
光療法	265
非侵襲的呼吸管理	69
ピストン方式	87
ビタミンD	196, 254
ビタミンK欠乏症	220
ビタミンK補充	221
ビタミンカクテル	278
左肺動脈拡張末期速度	142
ピッコロオクルーダー	157
ヒトT細胞白血病ウイルス1型	300
ヒト血小板抗原	316
ヒト白血球クラス抗原	316
ヒトミルクオリゴ糖	31
ヒドロコルチゾン	100, 123, 259
飛沫感染	21

標準予防策	20, 299
表皮ブドウ球菌	221
微量元素	196
ファミリーセンタードケア	36
ファモチジン	188
フィードバック機構	248
フェニル酪酸ナトリウム	278
フェノバルビタール	100
フェノバルビタールナトリウム	105
フェンタニルクエン酸塩	102
負荷条件	160
ブドウ糖ゲル剤	271
ブルーベリーマフィン様発疹	286
フルコナゾール	29
フルタイド	120
フルチカゾン	120
プレバイオティクス	45, 198
プロバイオティクス	45, 198
噴門形成術	190
ペアレントトレーニング	245
平均血圧	161
閉鎖型保育器	9
閉鎖腔	62
ペニシリン耐性	298
ベンジルペニシリンカリウム	298
ベンジルペニシリンベンザチン	298
ボイルの法則	62
防災ヘリ	60
ボセンタン	168
ボツリヌス治療	241
母乳感染	302
母乳強化物質	48, 52
母乳バンク	37, 40, 54
母乳保存期間	35

ま行

マイクロバブルテスト	64
マニュアルコントロール	6
慢性肺疾患	52, 122, 125
—に合併する気道病変	354
—に合併する肺高血圧症	168
—に伴う肺高血圧	125

未熟児動脈管開存症	145, 148, 151, 154, 157, 163, 166, 214
治療ガイドライン	145
未熟児貧血	308
未熟児網膜症	52, 323, 326, 329, 333
国際分類	325
ミリスロール®	166
ミルクアレルギー	207
ミルリノン	162, 166
無症候性感染	290
免疫グロブリン療法	265, 321
免疫性血小板減少症	320
網膜剥離	334
網膜光凝固術	326
モサプリドクエン酸	188

や行

| 葉酸欠乏性貧血 | 195 |
| 容量損傷 | 69 |

ら行

ラジアントウォーマー	3
卵円孔	142
リアルタイム PCR 法	294
六君子湯	188
リハビリテーション	230
冷凍母乳	34
レボチロキシンナトリウム	250

A

A/C (assist-control ventilation)	82
ADHD	243
aEEG	349
AKI (acute kidney injury)	180
ALST	208
area-length 法	343
ASD	243

B

bacterial translocation	200
BiPAP	113
biphasic CPAP	113

broncho fiberscopy　353

C

CD36	317
CDH	177
CLD (chronic lung disease)	122, 125
診療ガイドライン	122
CLD-AD	354
CLD-PH	125, 168
CRBSI (catheter related blood stream infection)	193, 200
critical sample	277
CRRT (continuous renal replacement therapy)	180
CRS (congenital rubella syndrome)	284
cut cord milking	367
CVC	194
cyclic TPN	194

D

D型乳酸アシドーシス	196
delayed cord clamping	366
DID (disorder of intellectual development)	243
Down症候群に伴う骨髄性白血病	315

E

ECMO	176
EDチューブ	190
Edi (electrical activity of the diaphragm)	95
EHMD	52
ELT (ethanol-lock therapy)	194
EN (enteral nutrition)	193
ESWS	337

F

FGR (fetal growth restriction)	357
fluid overload	180
FTA-ABS	297

G

GABA受容体	105
GATA1遺伝子	312
GER	186
GERD (gastroesophageal reflux disease)	186, 190
GLP-2アナログ製剤	199

H

H_2ブロッカー	188, 198
HFOV (high frequency oscillatory ventilation)	87, 91
HFNC (high-flow nasal cannula)	107
HIE	232
HLA	316
HMO	31
HMS-1	48
HMS-2	48
HMV (home mechanical ventilation)	133
HOT (home oxygen therapy)	129, 135
HPA	316
HPN (home parenteral nutrition)	194

I

IFALD (intestinal failure-associated liver disease)	193, 199, 202
IMV	80
INSURE法	64
intact cord milking	367
intact PTH	254

L

L-T4 (levothyroxine sodium)	250
LAVI	341

M

MAS	176
MEF (minimal enteral feeding)	31
modified Sarnat スコア	233
MRI (meconium related ileus)	357
MRSA	26
mVcfc	101, 161, 338

N

NAIT	316
Nak^a	317
naso-jejunal feeding catheter	190
NAVA レベル	95
NBS	247
NCPAP (nasal continuous positive airway pressure)	107, 110
NDD (neurodevelopmental disorder)	243
NIPPV (nasal intermittent positive pressure ventilation)	108, 115
NIV-NAVA	117
NO 吸入療法	169
non-thyroidal illness syndrome	248
not doing well	276
NPPV	115
NPV	115

O

25OHD	255
Omegaven®	195, 199, 203

P

PAIgG	320
PDA	145
permissive hypotension	160
PH	168
PI カテーテル	194
PLCS (post-ligation cardiac syndrome)	149, 152
PPHN	168, 176
PPI	198
PSV (pressure support ventilation)	84
PTH	253

R

RDS (respiratory distress syndrome)	64, 177
ROP (retinopathy of prematurity)	323, 326, 329, 333
RPR	297

S

SBS (short bowel syndrome)	193
SIMV	76, 80
SIMV-VG	76
SiPAP	113
SMOFlipid®	205
SpO$_2$ 連続モニタリング	131, 136
STEP	200
stress-velocity 関係	101, 339
SV (stroke volume)	89

T

TAM (transient abnormal myelopoiesis)	312
target SpO$_2$	130
termination sensitivity	85
THOP (transient hypothyroxinemia of prematurity)	250
TPHA	297
TPLA	297
% TRP	255
TSH	250
TSH 遅発上昇型先天性甲状腺機能低下症	247

U

umbilical cord milking	366

V

VATS-PDA	154

VEGF 329
ventricular index 217
volutrauma 69

W

white matter injury of prematurity
228
WISC-V 245

NICU 100 のコツ　　　　　　　　　©

発　行　2024 年 11 月 5 日　1 版 1 刷

編著者　　内　山　　温
　　　　　うち　やま　　あつし

発行者　　株式会社　　中 外 医 学 社
　　　　　代表取締役　　青　木　　滋

　　　　　〒 162-0805　東京都新宿区矢来町 62
　　　　　電　　話　　(03) 3268-2701 (代)
　　　　　振替口座　　00190-1-98814 番

印刷・製本 / 三和印刷(株)　　＜ RM・HU ＞
ISBN978-4-498-14598-6　　　Printed in Japan

JCOPY ＜(社)出版者著作権管理機構 委託出版物＞

本書の無断複製は著作権法上での例外を除き禁じられています。
複製される場合は、そのつど事前に、(社)出版者著作権管理機構
(電話 03-5244-5088, FAX 03-5244-5089, e-mail: info@jcopy.
or.jp) の許諾を得てください。